Kohlhammer

## Rat + Hilfe

Fundiertes Wissen für Betroffene, Eltern und Angehörige –
Medizinische und psychologische Ratgeber bei Kohlhammer

Eine Übersicht aller lieferbaren und im Buchhandel angekündigten Ratgeber aus unserem Programm finden Sie unter:

 https://shop.kohlhammer.de/rat+hilfe

## Die Autorinnen

**Prof. Dr. med. Anke Rohde**
Fachärztin für Psychiatrie und Psychotherapie
Universitätsprofessorin für Gynäkologische Psychosomatik,
Universität Bonn
www.rohde-bonn.de

**Prof. Dr. med. Christof Schaefer**
Facharzt für Pädiatrie
Pharmakovigilanz- und Beratungszentrum für Embryonaltoxikologie,
Charité-Universitätsmedizin Berlin
www.embryotox.de

**Dr. phil. Dipl.-Psych. Almut Dorn**
Psychologische Psychotherapeutin
Praxis für Gynäkologische Psychosomatik, Hamburg
www.almutdorn.de

**Prof. Dr. med. Sarah Kittel-Schneider**
Fachärztin für Psychiatrie und Psychotherapie
Chair of the Departement of Psychiatry and Neurobehavioural Science,
University College Cork, Cork, Irland
www.ucc.ie/en/psychiatry/people

Anke Rohde
Christof Schaefer
Almut Dorn
Sarah Kittel-Schneider

# Mutter werden mit psychischer Erkrankung

Von Kinderwunsch bis Elternschaft

Verlag W. Kohlhammer

Dieses Werk einschließlich aller seiner Teile ist urheberrechtlich geschützt. Jede Verwendung außerhalb der engen Grenzen des Urheberrechts ist ohne Zustimmung des Verlags unzulässig und strafbar. Das gilt insbesondere für Vervielfältigungen, Übersetzungen und für die Einspeicherung und Verarbeitung in elektronischen Systemen.

Pharmakologische Daten verändern sich ständig. Verlag und Autoren tragen dafür Sorge, dass alle gemachten Angaben dem derzeitigen Wissensstand entsprechen. Eine Haftung hierfür kann jedoch nicht übernommen werden. Es empfiehlt sich, die Angaben anhand des Beipackzettels und der entsprechenden Fachinformationen zu überprüfen. Aufgrund der Auswahl häufig angewendeter Arzneimittel besteht kein Anspruch auf Vollständigkeit.

Die Wiedergabe von Warenbezeichnungen, Handelsnamen und sonstigen Kennzeichen berechtigt nicht zu der Annahme, dass diese frei benutzt werden dürfen. Vielmehr kann es sich auch dann um eingetragene Warenzeichen oder sonstige geschützte Kennzeichen handeln, wenn sie nicht eigens als solche gekennzeichnet sind.

Es konnten nicht alle Rechtsinhaber von Abbildungen ermittelt werden. Sollte dem Verlag gegenüber der Nachweis der Rechtsinhaberschaft geführt werden, wird das branchenübliche Honorar nachträglich gezahlt.

Dieses Werk enthält Hinweise/Links zu externen Websites Dritter, auf deren Inhalt der Verlag keinen Einfluss hat und die der Haftung der jeweiligen Seitenanbieter oder -betreiber unterliegen. Zum Zeitpunkt der Verlinkung wurden die externen Websites auf mögliche Rechtsverstöße überprüft und dabei keine Rechtsverletzung festgestellt. Ohne konkrete Hinweise auf eine solche Rechtsverletzung ist eine permanente inhaltliche Kontrolle der verlinkten Seiten nicht zumutbar. Sollten jedoch Rechtsverletzungen bekannt werden, werden die betroffenen externen Links soweit möglich unverzüglich entfernt.

1. Auflage 2024

Alle Rechte vorbehalten
© W. Kohlhammer GmbH, Stuttgart
Gesamtherstellung: W. Kohlhammer GmbH, Stuttgart

Print:
ISBN 978-3-17-043063-1

E-Book-Formate:
pdf:   ISBN 978-3-17-043064-8
epub:  ISBN 978-3-17-043065-5

# Inhalt

| | | |
|---|---|---|
| **Vorwort** | | **15** |
| **1** | **Einleitung und Begriffsklärung** | **19** |
| | Ihr Wegweiser durch dieses Buch | 19 |
| | Themenübersicht | 20 |
| | Krankheitsbilder stehen im Mittelpunkt und nicht formelle Diagnosen | 21 |
| | »Die Ärztin/der Arzt« – Das Thema Gendern | 22 |
| | Häufig verwendete Begriffe vorab erklärt | 23 |
| | Pränatal, präpartal, peripartal, postpartal, postnatal | 23 |
| | Wochenbettdepression, Wochenbettpsychose | 25 |
| | Babyblues | 26 |
| | Erkrankung oder Störung | 27 |
| | Krankheitsepisode, Krankheitsphase, rezidivierende Erkrankung | 28 |
| | Chronifizierung, therapieresistent, schwierig zu behandeln | 28 |
| **2** | **Psychische Erkrankung und Schwangerschaft** | **30** |
| | Einflussfaktoren auf die psychische Erkrankung | 31 |
| | Rückfallrisiko in der Schwangerschaft, nach der Entbindung | 32 |
| | Risiko der Vererbung einer psychischen Erkrankung | 34 |
| | Herausforderung Mutterschaft | 35 |
| | Die Väter nicht vergessen | 37 |

| 3 | **Familienplanung ganz konkret** ........................ | **40** |
|---|---|---|
| | Familienplanung allgemein ................................. | 41 |
| | Die Entscheidungsfindung gut gestalten ................. | 42 |
| | Hormone, Zyklus, Empfängnisverhütung ................. | 44 |
| |     Hormonbestimmung, Zyklusbeobachtung ......... | 45 |
| |     Empfängnisverhütung .............................. | 46 |
| |     Empfängnisfähigkeit abklären lassen ............... | 48 |
| | Speziell bei psychischer Problematik ..................... | 48 |
| |     Auswirkungen der psychischen Erkrankung ........ | 50 |
| |     Mutterschaft und psychische Stabilität ............. | 51 |
| |     Auswirkungen der Psychopharmaka auf das Kind .. | 53 |
| |     Schwangerschaftsvorsorge und Hebamme .......... | 53 |
| |     Planung der Entbindung ........................... | 54 |
| |     Informationssammlung zur Vorgeschichte ......... | 54 |
| |     Sondersituation Kinderwunschbehandlung ......... | 55 |
| |     Sondersituation alleinerziehend ................... | 56 |
| | | |
| 4 | **Nutzen-Risiko-Abwägung bei der Behandlung** ........ | **58** |
| | Psychopharmaka .......................................... | 59 |
| |     Antidepressiva .................................... | 61 |
| |     Antipsychotika .................................... | 66 |
| |     Beruhigungsmittel und Schlafmittel ............... | 69 |
| |     Stimmungsstabilisatoren .......................... | 70 |
| |     Nebenwirkungen von Psychopharmaka ........... | 72 |
| |     Untersuchungen bei Medikamenteneinnahme ..... | 72 |
| |     Was sind eigentlich Kontraindikationen? .......... | 73 |
| |     Psychopharmaka in der Schwangerschaft? ......... | 75 |
| | Psychotherapie ........................................... | 87 |
| |     Qualifikationswege in der Psychotherapie ......... | 88 |
| |     Welche Psychotherapeutin ist geeignet? ........... | 89 |
| |     Psychotherapieverfahren als Kassenleistung ........ | 89 |
| |     Psychoedukation .................................. | 91 |
| |     Entspannungstraining ............................. | 92 |
| |     Analytische Psychotherapie (Psychoanalyse) ....... | 92 |
| |     Tiefenpsychologisch fundierte Psychotherapie ..... | 93 |

Verhaltenstherapie und kognitive
Verhaltenstherapie (KVT) ......................... 94
Neue problemorientierte Konzepte in der
Verhaltenstherapie ............................... 97
Systemische Therapie, Familientherapie ........... 100
Traumatherapie ................................... 101
Hypnotherapie .................................... 102
Körperorientierte Psychotherapie ................. 103
Digitale Gesundheitsanwendungen (DiGA) ........ 104
Weitere Therapiemöglichkeiten ......................... 105
Lichttherapie ..................................... 106
Transkranielle Magnetstimulation ................. 107
Elektrokrampftherapie ............................ 108

## 5 Schwangerschaftsvorsorge ............................ 110
Vorsorge nach den Mutterschaftsrichtlinien .............. 110
Weiterführende Ultraschalluntersuchungen ............... 111
Schwangerschaftsabbruch bei Auffälligkeiten? ............ 114

## 6 Geburtsplanung ...................................... 115
Zunächst das Organisatorische ........................... 116
Keine falsche Scham ............................... 117
Vorbesprechung organisieren ...................... 117
Den Partner einbeziehen .......................... 118
Informationen frühzeitig sammeln ................. 118
Informationen an alle Beteiligten weitergeben ..... 119
Checkliste für die persönliche Geburtsplanung ........... 120
Hebammenbetreuung ..................................... 123
Hebammenbetreuung rechtzeitig organisieren ...... 124
Beleghebamme .................................... 124
Familienhebamme ................................. 125
Einzel-Geburtsvorbereitung ....................... 126
Die Entbindung ......................................... 126
Neugeborenen-Intensivstation, Perinatalzentrum ... 127
Geburtshaus, Hausgeburt, hebammengeleiteter
Kreißsaal ........................................ 128

| | |
|---|---|
| Art der Entbindung | 128 |
| PDA und Schmerzmedikation | 129 |
| Stillen oder nicht? | 130 |
| Rund um die Entbindung aus psychiatrischer Sicht | 131 |
|     Medikamente vor der Entbindung reduzieren? | 131 |
|     Postpartale Prophylaxe? | 132 |
|     Anpassung von Stimmungsstabilisatoren nach der Entbindung | 138 |
|     Bedarfsmedikation um die Zeit der Geburt herum | 138 |
|     Medikamente regelmäßig weiternehmen | 139 |
|     Ausreichend Medikamente mit in die Klinik nehmen | 139 |
|     Auf Frühwarnzeichen achten | 140 |
|     Mit der Psychiaterin einen Notfallplan festlegen | 140 |
|     Psychiatrische Weiterbehandlung nach der Entbindung | 142 |
| Umgebungsbedingungen planen | 143 |
|     Stressreduktion, Reizabschirmung | 143 |
|     Etwas mehr Zeit für die Anpassung an die neue Situation? | 144 |
|     Mitaufnahme des Partners | 145 |
|     Elternzeit des Partners | 146 |
|     Unterstützung organisieren | 146 |

**7 Stillen**     **149**

| | |
|---|---|
| Auch beim Stillen gilt die Nutzen-Risiko-Abwägung | 150 |
| Vorplanung des Stillens | 152 |
| Wann und wie ist Abstillen sinnvoll? | 153 |
| Spezielle Fragen zum Stillen | 155 |
|     Nur kurzzeitig stillen oder zufüttern? | 155 |
|     Hat auch abgepumpte Muttermilch positive Effekte? | 155 |
|     Sollte man bestimmte Stillzeiten einhalten? | 156 |
|     Worauf muss man bei Medikamenteneinnahme beim Kind achten? | 156 |
|     Muttermilch auch für frühgeborene Kinder? | 157 |

| 8 | **Unterstützungsmöglichkeiten** | **158** |
|---|---|---|
| | Professionelle Hilfe – Beratungsstellen, Frühe Hilfen und Co. | 159 |
| | Beratungsstellen | 159 |
| | Medizinische Versorgung, Perinatalzentren | 161 |
| | Hebammen und Geburtsbegleitung | 163 |
| | Stillberatung | 164 |
| | Haushaltshilfe | 164 |
| | Frühe Hilfen | 165 |
| | Schreibaby-Ambulanz | 166 |
| | Elterntelefon | 167 |
| | Jugendamt | 167 |
| | Unterstützung in Familie und sozialem Umfeld | 168 |
| | Elternzeit, Partnermonate und mehr | 168 |
| | Unterstützung aus dem Familien- und Freundeskreis | 168 |
| | Ehrenamtliche Hilfe | 169 |
| | Selbsthilfegruppe Schatten & Licht e. V. | 170 |
| | Abgestufte Möglichkeiten der Behandlung | 171 |
| | Ambulante Behandlung, Spezialsprechstunden | 171 |
| | Teilstationäre, tagesklinische Behandlung mit und ohne Kind | 172 |
| | Vollstationäre Behandlung mit und ohne Kind | 173 |
| | Stationsäquivalente psychiatrische Behandlung (StäB) | 173 |
| | Reha-Behandlung, Mutter-Kind-Kur | 174 |
| | Bindungs- und Interaktionsverhalten zum Kind stärken | 175 |
| | Feinfühligkeit kann man lernen bzw. verbessern | 176 |
| | Fehlende Muttergefühle als Krankheitssymptom | 177 |
| | Frühintervention und Behandlung bei Bindungsstörungen | 178 |
| | Eltern-Kind-Kurse | 178 |
| | »Gut genug« ist ausreichend! | 178 |
| 9 | **Selbsthilfestrategien** | **180** |
| | Die eigenen Ressourcen nutzen | 182 |

Strategien zur Entspannung ............................... 183
    Progressive Muskelentspannung (PME) nach
    Jacobson ........................................... 185
    Autogenes Training (AT) ......................... 186
    Imaginationsverfahren, Fantasiereisen .............. 187
    Meditation ........................................ 189
    Yoga, aktive Entspannung......................... 189
    Wichtige Hinweise zu Entspannungsverfahren ..... 190
Strategien der Achtsamkeit ............................... 191
    Body-Scan ......................................... 192
    Atem-Meditation .................................. 193
Selbsthilfestrategien bei Depressivität ..................... 194
    Das Bild der Waage ............................... 195
    Bewegung, Sport, Luft und Licht ................. 197
    Kontakt und Berührung .......................... 197
    Aktivitäten und Pausen ........................... 198
    Ablenkung, Zeitvertreib........................... 199
    Akzeptanz......................................... 201
Selbsthilfestrategien bei Angstsymptomen ................. 202
    Den Teufelskreis der Angst verstehen .............. 203
    Entschleunigtes Atmen ............................ 205
    Alle fünf Sinne einsetzen ......................... 206
    Die Angst hereinbitten ............................ 207
    Gedankenstopp (nicht nur bei Ängsten) ........... 209
    Grübelstuhl und Grübelzeit ....................... 209
    Innerer Ort der Ruhe ............................. 210
Selbsthilfestrategien bei Zwangssymptomen ................ 211
    Zwangsgedanken keine Macht geben .............. 213
    Zwangshandlungen verhindern ................... 215
    Ganz speziell: die Angst vor Infektionen .......... 216
    Ganz speziell: die Angst, dem Baby zu schaden .... 217
Selbsthilfestrategien bei traumatischen Erinnerungen ..... 221
    Reden hilft........................................ 223
    Schreiben hilft auch .............................. 224
    Tresortechnik ..................................... 225
    Bildschirmtechnik ................................ 226

| | | |
|---|---|---|
| | Innere Helfer ................................... | 228 |
| | Selbstwirksamkeit stärken ........................ | 228 |
| | Selbsthilfestrategien bei Schlafstörungen ................ | 230 |
| | Schlafhygiene ................................... | 231 |
| | Pflanzliche Einschlafhilfen ........................ | 232 |
| | Keine Angst vor Schlaflosigkeit .................... | 233 |
| **10** | **Besonderheiten bei den verschiedenen Erkrankungen** ......................................... | **235** |
| | Depressionen ............................................. | 236 |
| | Die typische depressive Episode .................... | 239 |
| | Familienplanung bei Depressionen ................ | 239 |
| | Depression und Schwangerschaft................... | 240 |
| | Behandlung in der Schwangerschaft ............... | 240 |
| | Absetzen oder Umstellen der Medikation? ......... | 241 |
| | Schwangerschaftsvorsorge, Geburtsplanung ........ | 242 |
| | Depression und Stillen ............................ | 242 |
| | Bipolare Erkrankungen ................................... | 243 |
| | Familienplanung bei bipolarer Störung ............ | 245 |
| | Bipolare Störung und Schwangerschaft ............ | 245 |
| | Behandlung in der Schwangerschaft ............... | 246 |
| | Absetzen oder Umstellen der Medikation? ......... | 247 |
| | Schwangerschaftsvorsorge, Geburtsplanung ........ | 248 |
| | Bipolare Störung und Stillen ...................... | 248 |
| | Psychosen ................................................ | 249 |
| | Familienplanung bei Psychosen ................... | 252 |
| | Psychosen und Schwangerschaft .................. | 253 |
| | Behandlung in der Schwangerschaft ............... | 254 |
| | Absetzen oder Umstellen der Medikation? ......... | 254 |
| | Schwangerschaftsvorsorge, Geburtsplanung ........ | 255 |
| | Psychosen und Stillen ............................ | 256 |
| | Angsterkrankungen ....................................... | 257 |
| | Familienplanung bei Angststörungen .............. | 259 |
| | Angststörungen und Schwangerschaft.............. | 259 |
| | Behandlung in der Schwangerschaft ............... | 260 |
| | Absetzen oder Umstellen der Medikation? ......... | 261 |

| | |
|---|---:|
| Schwangerschaftsvorsorge, Geburtsplanung | 262 |
| Angststörungen und Stillen | 263 |
| Zwangserkrankungen | 263 |
|     Familienplanung bei Zwangserkrankungen | 264 |
|     Zwangserkrankung und Schwangerschaft | 265 |
|     Behandlung in der Schwangerschaft | 266 |
|     Absetzen oder Umstellen der Medikation? | 266 |
|     Schwangerschaftsvorsorge, Geburtsplanung | 267 |
|     Zwangserkrankung und Stillen | 268 |
| Essstörungen | 268 |
|     Familienplanung bei Essstörungen | 269 |
|     Essstörung und Schwangerschaft | 269 |
|     Behandlung in der Schwangerschaft | 270 |
|     Absetzen oder Umstellung der Medikation? | 271 |
|     Schwangerschaftsvorsorge, Geburtsplanung | 271 |
|     Essstörungen und Stillen | 271 |
| Emotional instabile Persönlichkeit, Borderline-Störung | 272 |
|     Familienplanung bei emotionaler Instabilität | 272 |
|     Emotionale Instabilität und Schwangerschaft | 273 |
|     Behandlung in der Schwangerschaft | 273 |
|     Absetzen oder Umstellen der Medikation? | 274 |
|     Schwangerschaftsvorsorge, Geburtsplanung | 275 |
|     Emotionale Instabilität und Stillen | 276 |
| Posttraumatische Belastungsstörung (PTBS) und andere Traumafolgestörungen | 276 |
|     Familienplanung bei Traumatisierung | 277 |
|     PTBS und Schwangerschaft | 278 |
|     Behandlung in der Schwangerschaft | 279 |
|     Absetzen oder Umstellen der Medikation? | 279 |
|     Schwangerschaftsvorsorge, Geburtsplanung | 279 |
|     PTBS und Stillen | 280 |
|     Sondersituation dissoziative Persönlichkeit, multiple Persönlichkeit | 281 |
| ADHS und ADS | 282 |
|     Familienplanung bei ADHS | 283 |
|     ADHS und Schwangerschaft | 284 |

| | |
|---|---|
| Behandlung in der Schwangerschaft ............... | 284 |
| Absetzen oder Umstellen der Medikation? ......... | 285 |
| Schwangerschaftsvorsorge, Geburtsplanung ........ | 285 |
| ADHS und Stillen ............................... | 286 |
| Substanzkonsum, Abhängigkeit .......................... | 286 |
| Zigaretten und E-Zigaretten ...................... | 287 |
| Alkohol ........................................... | 288 |
| Beruhigungs- und Schlafmittel .................... | 289 |
| Schmerzmittel ................................... | 290 |
| Opiate und opioidhaltige Schmerzmittel ........... | 290 |
| Heroin und Heroin-Substitution ................... | 291 |
| Cannabis und Cannabinoide ....................... | 292 |
| Illegale Amphetamine (Speed, Pep) ................ | 293 |
| Methamphetamin (Crystal Meth) .................. | 293 |
| MDMA (Ecstasy) ................................. | 294 |
| Kokain und Crack ................................ | 294 |
| Familienplanung bei Substanzkonsum bzw. Abhängigkeit ...................................... | 295 |
| Schwangerschaft bei Substanzkonsum bzw. Abhängigkeit ...................................... | 295 |
| Schwangerschaftsvorsorge, Geburtsplanung ........ | 296 |
| Stillen bei Substanzkonsum bzw. Abhängigkeit .... | 296 |
| Psychische Erkrankungen mit körperlichen Beschwerden im Vordergrund ..................................... | 297 |
| Somatoforme Störungen ......................... | 297 |
| Dissoziative Krampfanfälle ....................... | 298 |
| Autismus-Spektrum-Störungen ........................... | 299 |

**11 Weiterführende Literatur und Links** .................. **301**
Rund um Schwangerschaft und Entbindung .............. 301
Besondere Situationen ..................................... 304
Psychische Erkrankungen allgemein ...................... 307

# Vorwort

Auch Frauen mit psychischen Erkrankungen werden Mütter, haben aber einen besonderen Beratungsbedarf. Nicht nur die Sorgen wegen einer eventuell einzunehmenden Medikation spielen eine Rolle, sondern auch andere Fragen stellen sich: Wie schaffe ich es mit meiner Erkrankung, eine gute Mutter zu werden und eine stabile Bindung zu meinem Kind aufzubauen? Was muss ich in der Schwangerschaft und rund um die Geburt beachten? Welche Unterstützungsmöglichkeiten stehen mir zur Verfügung? Und nicht zuletzt: Was kann ich selbst tun, um meinen Wunsch nach einer glücklichen Familie Realität werden zu lassen? Ebenso wie bei einer geplanten Schwangerschaft tauchen diese Gedanken auch bei einer ungeplanten Schwangerschaft auf, dann aber oftmals noch drängender, weil viel weniger Zeit für Überlegungen und Planungen besteht.

Diesen und vielen anderen Fragen soll in diesem Buch nachgegangen werden. Ein weiteres Ziel ist es, mit etlichen Vorurteilen aufzuräumen: So etwa mit der über lange Zeit, manchmal sogar von Ärzten vertretenen Einstellung, dass psychisch erkrankte Frauen generell auf Kinder verzichten sollten. Diese Meinungen sind erfreulicherweise in den letzten Jahrzehnten selten geworden, was mit der Verbesserung der Behandlungsmöglichkeiten und einem größeren Bewusstsein in Medizin und Psychologie bzw. in der Gesellschaft für das Selbstbestimmungsrecht, die Autonomie also, erkrankter Menschen zu tun hat. Auch hinsichtlich der Medikamente haben wir viel hinzugelernt und wissen mittlerweile, dass es kein »absolutes Nein« dafür gibt, wenn eine Frau schwanger ist bzw. werden will. Die Fälle, in denen Frauen einen Rückfall ihrer Erkrankung erleiden, weil alle Medikamente mit der Kinderwunschplanung oder sofort mit Eintreten der Schwangerschaft abgesetzt wurden, werden immer seltener – auch wenn es sie immer noch gibt.

Da viele psychische Erkrankungen, wie etwa Depressionen, Psychosen und Angsterkrankungen, typischerweise im jungen bis mittleren Erwachsenenalter erstmals auftreten, sind Frauen oft bereits erkrankt, bevor sie sich mit der Familienplanung beschäftigen. Schaut man sich die Häufigkeiten der behandlungsbedürftigen psychischen Störungen an, dann wird deutlich, dass das Thema, mit dem wir uns hier beschäftigen, viele Millionen Frauen und ihre Partner betrifft; entsprechende Unsicherheiten sind weit verbreitet. Viele Betroffene machen leider noch immer alle diese Fragen mit sich allein aus, weil sie fürchten, in der Familie oder im Freundes- und Kollegenkreis mitleidig angesehen zu werden oder sogar auf Unverständnis zu stoßen, wenn sie offen über ihre Erkrankung und die daraus entstehenden Probleme sprechen.

Alle diese Aspekte haben uns – die Autorinnen und den Autor dieses Buches – bewogen, unsere jeweiligen langjährigen Erfahrungen zusammenzutragen. Wir können vielleicht nicht alle Ihre Fragen beantworten, aber zumindest einen wichtigen Teil davon. Wir alle haben uns während unserer bisherigen beruflichen Tätigkeit intensiv dem Thema »Psychische Erkrankung und Schwangerschaft« gewidmet. Anke Rohde als Psychiaterin und Psychotherapeutin und langjährige Leiterin der Gynäkologischen Psychosomatik an der Universitätsfrauenklinik Bonn. Christof Schaefer als Kinderarzt und langjähriger Leiter von »Embryotox« an der Charité-Universitätsmedizin Berlin. Almut Dorn als psychologische Verhaltenstherapeutin mit eigener psychotherapeutischer Praxis für Gynäkologische Psychosomatik in Hamburg. Und Sarah Kittel-Schneider als Psychiaterin und Psychotherapeutin an den Universitätskliniken Frankfurt und Würzburg mit vielfältigen Behandlungserfahrungen und wissenschaftlichen Aktivitäten zum Thema.

In diesen Tätigkeiten haben wir in den zurückliegenden Jahren jeweils viele hundert Frauen mit psychischer Erkrankung im Rahmen ihrer Kinderwunschplanung bzw. in der Schwangerschaft persönlich beraten und betreut.

Aus der täglichen Beschäftigung mit der Problematik wissen wir sehr genau, dass betroffene Frauen und ihre Angehörigen nicht immer die professionelle Unterstützung finden, die sie sich wünschen; auf ihre Fragen bekommen sie nicht immer eine fundierte Antwort. Der vorliegende

Ratgeber versucht, möglichst viele dieser Fragen zu beantworten, sofern dies allgemein und losgelöst vom Einzelfall möglich ist.

Und wir wollen Sie ermutigen: Werden Sie zur Expertin für Ihre Erkrankung!

Anke Rohde, Christof Schaefer, Almut Dorn, Sarah Kittel-Schneider
Herbst 2023

# 1   Einleitung und Begriffsklärung

> **Inhalt kurzgefasst**
>
> Dieses Kapitel soll Ihnen als Leserin bzw. Leser einerseits helfen, sich im Buch zurechtzufinden. Andererseits sollen Sie nachvollziehen können, warum und in welchem Sinne wir bestimmte Begriffe verwenden, und zwar sowohl rund um Schwangerschaft und Entbindung als auch bezogen auf psychische Erkrankungen allgemein.

## Ihr Wegweiser durch dieses Buch

> **Inhalt kurzgefasst**
>
> Sie finden einen Überblick über die Themen des Buches sowie Erläuterungen, warum wir auf den Gebrauch der formellen ICD-Diagnosen verzichten und in welcher Form wir gendern.

Betroffene, Angehörige oder auch Personen, die aus beruflichen Gründen mit dem Thema befasst sind, haben unterschiedliche Interessen, wenn Sie dieses Buch lesen. Die einzelnen Kapitel sollen deshalb auf die verschiedenen Bedürfnisse eingehen, ohne dass beim Lesen eine bestimmte Reihenfolge eingehalten werden muss. Jedes Kapitel ist inhaltlich so angelegt, dass es für sich allein und damit unabhängig von den weiteren Kapiteln verständlich ist.

## Themenübersicht

Nach allgemeinen Ausführungen zu psychischen Erkrankungen und deren Einflüssen auf Schwangerschaft und Entbindung und umgekehrt folgen Ausführungen zur Familienplanung und zu wichtigen, dabei zu berücksichtigenden Aspekten. Dann folgt ein ausführliches Kapitel zu den verschiedenen Behandlungsstrategien, die bei psychischen Erkrankungen eingesetzt werden, vor allem zum Einsatz von Psychopharmaka, also Medikamenten, die zur Behandlung psychischer Erkrankungen verwendet werden. Dieses Thema ist im Zusammenhang mit Kinderwunsch und Schwangerschaft für Betroffene oftmals mit besonders vielen Ängsten und einem großen Informationsbedürfnis verbunden. Die verschiedenen psychotherapeutischen Verfahren und alternative Behandlungsmöglichkeiten werden ebenfalls beschrieben, bevor eine Vielzahl von Selbsthilfestrategien bei den verschiedenen psychischen Problemen Ihnen als Werkzeuge an die Hand gegeben wird, mit denen sie selbst zu Ihrer psychischen Stabilität beitragen können. Weitere Kapitel widmen sich der Schwangerenvorsorge, dem Stillen und Unterstützungsmöglichkeiten, vor allem rund um die Entbindung. Aus unserer Sicht besonders wichtig sind die Kapitel, in denen es um die Geburtsplanung bei Bestehen einer psychischen Problematik geht und um die Besonderheiten bei den jeweiligen Erkrankungen. Diese Ausführungen sollen Sie darauf aufmerksam machen, dass es große Unterschiede zwischen den verschiedenen Störungsbildern gibt und dass eine sehr persönliche, auf Ihre Bedürfnisse zugeschnittene Vorplanung besonders empfehlenswert ist. Die abschließenden Hinweise auf weiterführende Literatur und Internetlinks können verständlicherweise nicht vollständig sein, helfen Ihnen aber vielleicht bei der weiteren Informationssuche.

Da die verwendeten Fachbegriffe in der Regel in den jeweiligen Kapiteln erklärt werden, wird auf ein zusätzliches Glossar von Fachausdrücken verzichtet. Sollten Sie einen bestimmten Begriff suchen, schlagen Sie einfach im Inhaltsverzeichnis nach und informieren sich in dem entsprechenden Kapitel bzw. Abschnitt.

## Krankheitsbilder stehen im Mittelpunkt und nicht formelle Diagnosen

An dieser Stelle möchten wir darauf hinweisen, dass wir in diesem Buch auf die speziellen Diagnose-Bezeichnungen verzichten, die beispielsweise in Arztbriefen oder auf Krankschreibungen verwendet werden. Das sind zum Zeitpunkt der Erstellung des Buches noch Begriffe, die die ICD-10 vorgibt. ICD steht für **I**nternational **C**lassification of **D**iseases (= Internationale Klassifikation von Krankheiten), die 10 für die 10. Auflage. Das ist derzeit noch das aktuelle Diagnosesystem der WHO (= Weltgesundheitsorganisation). Mittlerweile gibt es zwar eine 11. Auflage, die ICD-11, die eine Reihe von Veränderungen in den Kriterien und Bezeichnungen mit sich bringen wird. Allerdings ist die deutsche Übersetzung zur Zeit der Drucklegung des Buches noch in Arbeit.

Der Vollständigkeit halber wollen wir an dieser Stelle erwähnen, dass sich die Einteilung von Krankheitsbildern in der ICD-10 und auch in der ICD-11 in der Regel nicht an den zugrundeliegenden biologischen und psychologischen Veränderungen orientiert, sondern an Symptomatik und Verlauf. Das hat vor allem damit zu tun, dass die Krankheitsmechanismen immer noch nicht vollständig aufgeklärt sind. Und anders als sonst in der Medizin gibt es keine objektiven Tests, wie etwa Laboruntersuchungen oder Röntgenuntersuchungen, die eine spezielle Diagnose ganz genau belegen können.

Diese ICD-Diagnosen mit den entsprechenden Verschlüsselungen (i. d. R. eine Kombination aus Buchstaben und Zahlen) dienen der leichten Verständigung im medizinischen und psychotherapeutischen Bereich; deshalb finden Sie sie auch in Behandlungsberichten und Arztbriefen. Vielleicht haben Sie selbst die Erfahrung gemacht, dass Ihre Erkrankung von unterschiedlichen Behandlern verschieden eingeordnet wurde. Das kann beispielsweise mit der Schwierigkeit der endgültigen Bewertung einer Erkrankung zu tun haben, weil vielleicht das Bild nicht so typisch ist, oder auch mit Veränderungen im Verlauf, z. B. durch das Auftreten neuer

Symptome. So kann es dann auch zu verschiedenen diagnostischen Bezeichnungen und sogar zur Einordnung in unterschiedlichen ICD-Diagnosekategorien kommen.

In den folgenden Kapiteln und vor allem in ▶ Kap. 10, wo es um die einzelnen Erkrankungen geht, verzichten wir deshalb auf die Verwendung der formellen Diagnosen. Sie werden trotzdem keine Schwierigkeit haben, Ihre spezielle Problematik zu erkennen und zu verstehen, in welche Richtung unsere Empfehlungen gehen.

## »Die Ärztin/der Arzt« – Das Thema Gendern

Noch ein Wort zum Gendern: Wir haben uns entschlossen, auf Gendersternchen oder ähnliches zu verzichten und stattdessen die weiblichen und männlichen Berufsbezeichnungen im Wechsel zu verwenden, ohne dabei eine bestimmte Systematik einzuhalten. Bei der konsequenten Verwendung beider Formen wären die Texte an manchen Stellen unübersichtlich und schlecht lesbar geworden. Es versteht sich von selbst, dass jeweils alle Geschlechter gemeint sind, und wir schließen damit selbstverständlich auch non-binäre Personen ein.

Das gleiche trifft übrigens für die Verwendung der Begriffe »Partner« und »Vater des Kindes« zu. Wir sind uns darüber im Klaren, dass heute Regenbogenfamilien in vielen Konstellationen existieren, und wir wissen aus der praktischen Arbeit mit gleichgeschlechtlichen Paaren, dass diese bezüglich Schwangerschaft und Entbindung die gleichen Fragen haben wie heterosexuelle, wenn – vor allem bei der werdenden Mutter – eine psychische Erkrankung besteht. Allerdings haben wir uns, wieder im Sinne der besseren Lesbarkeit, dagegen entschieden, aus dem Partner (mit dem sowohl Ehe- als auch Lebenspartner gemeint sind) die Formulierung »der Partner/die Partnerin« zu machen. Doch selbstverständlich sind bei den entsprechenden Ausführungen immer auch Partnerinnen bzw. Ehefrauen gemeint sowie die Co-Mütter in gleichgeschlechtlichen Beziehungen.

# Häufig verwendete Begriffe vorab erklärt

> **Inhalt kurzgefasst**
>
> Eine Vielzahl von Begriffen und Definitionen spielt im Zusammenhang mit Schwangerschaft und Entbindung eine Rolle, um bestimmte Gegebenheiten bzw. zeitliche Bezüge auszudrücken. Ebenso gibt es viele Bezeichnungen, die Sie als Betroffene kennen sollten, wenn es um psychische Erkrankungen geht. Die wichtigsten davon sind in den folgenden Abschnitten erläutert und – soweit nötig – voneinander abgegrenzt.

## Pränatal, präpartal, peripartal, postpartal, postnatal

Möglicherweise sind Ihnen bei der Beschäftigung mit dem Thema Schwangerschaft und Geburt bereits die verschiedensten Begriffe begegnet, die aber alle irgendwie ähnlich klingen, wie etwa peripartal oder postpartal, und Sie haben sich gefragt, worin der Unterschied liegt bzw. was sie bedeuten. Auch wenn wir uns bemüht haben, in den einzelnen Kapiteln bzw. Abschnitten keinen Begriff unerklärt zu lassen, sind die folgenden Erläuterungen vielleicht hilfreich. Vor allem, wenn Sie zusätzlich andere Informationsquellen verwenden.

In ▶ Tab. 1.1 finden Sie verschiedene Begriffe, die im Zusammenhang mit Schwangerschaft und Entbindung verwendet werden, um den zeitlichen Bezug deutlich zu machen, auch bei psychischen Problemen, und zwar jeweils mit Erläuterungen zu ihrer Bedeutung und Herkunft.

# 1 Einleitung und Begriffsklärung

**Tab. 1.1:** Begriffe, die den zeitlichen Bezug zu Schwangerschaft und Entbindung ausdrücken

| Begriff | Bedeutung | Herkunft |
|---|---|---|
| pränatal | vor der Geburt | von prae (lat. = vor) und natus (lat. = Geburt, Geborenwerden) |
| präpartal | vor der Entbindung | von prae (lat. = vor) und partus (lat. = Entbindung, Gebären) |
| peripartal | rund um die Entbindung | von peri (griech. = drum herum) und partus (lat. = Entbindung, Gebären) |
| postpartal (post partum) | nach der Entbindung | von post (lat. = nach) und partus (lat. = Entbindung, Gebären) |
| postnatal | nach der Geburt | von post (lat. = nach) und natus (lat. = Geburt, Geborenwerden) |

## Pränatal und präpartal

Die Begriffe pränatal und präpartal, in denen das Wort »prä« steckt (abgeleitet vom lateinischen prae = vor) finden sich in allen Zusammenhängen, die sich auf die Zeit der Schwangerschaft beziehen. *Pränatal* ist vor allem im Zusammenhang mit der vorgeburtlichen Diagnostik als Pränataldiagnostik bekannt, während *präpartal* die Zeit vor der Entbindung meint. Eine Formulierung könnte beispielsweise sein: Depression mit präpartalem Beginn, um deutlich zu machen, dass die Depression bereits in der Schwangerschaft begonnen hat.

## Peripartal

Das Wort peripartal umfasst alles vor und nach der Entbindung – beispielsweise Depressionen, die bereits vor oder auch erst nach der Entbindung beginnen können. Zunehmend wird dieses Wort anstelle von postpartal verwendet, was nach der Entbindung bedeutet. Und zwar seit sich die Erkenntnis durchgesetzt hat, dass sich der Beginn psychischer Probleme im Zusammenhang mit Schwangerschaften und Geburten oftmals gar nicht so genau zeitlich einordnen lässt. Im Nachhinein stellt sich nämlich oftmals die Frage, ob da nicht auch schon vor der Entbindung erste Anzeichen der psychischen Problematik, beispielsweise einer Depression, vorhanden waren, die sich nach der Entbindung dann in voller Stärke gezeigt hat.

### Postpartal und postnatal

Eine Besonderheit ist die oftmals *gleichbedeutende Verwendung* von postpartal und postnatal. Postnatal wird vor allem in den allgemeinen Medien und in der Laienpresse verwendet. Nimmt man es ganz genau, dann meint *postpartal* »nach der Entbindung«, während *postnatal* »nach der Geburt« aus Sicht des Kindes bedeutet, aber auch für den gesamten Geburtsprozess verwendet wird. In der englischen Sprache wird sowohl in der Fachsprache als auch in der Umgangssprache sehr häufig der Begriff postnatal verwendet, z. B. als postnatale Depression; insofern finden Sie ihn wahrscheinlich auch in den Medien bei Ihren Recherchen zu psychischen Problemen nach der Entbindung.

In der deutschen medizinischen Fachsprache verwenden wir den Begriff postpartal, z. B. sprechen wir von postpartalen Komplikationen oder postpartalen Depressionen. Bei Diagnosen in Behandlungsberichten oder auf Überweisungsscheinen begegnet Ihnen in vielen Zusammenhängen auch »pp« als Abkürzung für post partum (= nach der Entbindung).

Wir haben uns in diesem Buch für die Verwendung des Begriffes postpartal entschieden, also für die im Deutschen korrekte Formulierung. Es kann allerdings sein, dass Ihnen in anderen Veröffentlichungen zu diesem Thema postnatal begegnet, was dann im gleichen Sinne zu verstehen ist.

## Wochenbettdepression, Wochenbettpsychose

Die Begriffe Wochenbettdepression und Wochenbettpsychose werden im Alltag verwendet, um aufzuzeigen, dass eine Depression oder eine Psychose im zeitlichen Zusammenhang mit einer Entbindung aufgetreten ist. Auch im medizinischen Bereich kommt das vor. Völlig korrekt ist das jedoch nicht immer, da das Wochenbett aus gynäkologischer Sicht ein umgrenzter Zeitraum ist. Damit werden die ersten sechs bis acht Wochen nach der Entbindung bezeichnet, in denen sich die schwangerschaftsbedingten Veränderungen des Körpers zurückbilden. Zwar beginnen in diesem Zeitraum die meisten Depressionen und Psychosen, aber auch danach kommen sie vor.

Außerdem haben verschiedene wissenschaftliche Untersuchungen gezeigt, dass Depressionen und Psychosen nach der Entbindung in allen wichtigen Punkten vergleichbar sind mit Depressionen und Psychosen, die *zu anderen Lebenszeitpunkten* auftreten und dass nach einer Entbindung beginnende psychische Störungen im weiteren Leben auch unabhängig davon wiederkehren können.

Genauer spricht man also von Depressionen bzw. Psychosen, die nach der Entbindung begonnen haben – oder in der psychiatrischen Fachsprache ganz korrekt beispielsweise von postpartal beginnender Depression bzw. postpartal beginnender Psychose. Aber auch dabei führt der klinische Alltag zu Verkürzungen, und deshalb werden häufig die Begriffe postpartale Depression bzw. Depression pp. und postpartale Psychose bzw. Psychose pp. verwendet.

Eine alte Bezeichnung für die Wochenbettpsychose, die man allenfalls noch in älteren wissenschaftlichen Arbeiten findet, ist *Puerperalpsychose*. »Puerperium« kommt aus dem Lateinischen und bedeutet Niederkunft, Kindbett, Wochenbett. Auch der Begriff *Laktationspsychose* wird heute kaum noch verwendet. So wurden früher Psychosen genannt, die in der Stillzeit auftraten. Als Laktation wird die Produktion von Muttermilch in der weiblichen Brust bezeichnet; dies leitet sich vom lateinischen lactare (= Milch geben, säugen) ab.

## Babyblues

Der Begriff Babyblues ist im englischen Sprachraum geläufig für die Symptomatik, für die wir im Deutschen nur den Begriff *Heultage* kennen. Da dieser von betroffenen Frauen manchmal als diskriminierend erlebt wird, hat sich auch in der deutschen medizinischen Fachsprache und in den Medien der Begriff Babyblues weitgehend etabliert. Das Fehlen eines »echten« medizinischen Fachbegriffes dafür zeigt übrigens, dass es sich dabei nicht um ein Krankheitsgeschehen im engeren Sinne handelt, sondern vielmehr um eine Reaktion auf die rasche Hormonumstellung nach der Geburt. Der Babyblues prägt bei vielen Frauen die ersten drei bis fünf Tage nach der Entbindung, wobei sich beispielsweise Weinen und Glücklichsein mischen.

Diese Symptomatik, die bei etwa drei von vier Wöchnerinnen auftritt, benötigt keine spezielle Behandlung, da sie sich meist einige Tage nach der Entbindung spontan zurückgebildet hat. Aber es ist durchaus eine besondere Aufmerksamkeit erforderlich, damit nicht übersehen wird, wenn sich daraus eine Depression oder eine andere psychische Problematik entwickelt.

## Erkrankung oder Störung

Während Bezeichnungen wie Krankheit oder Erkrankung im Zusammenhang mit körperlichen Problemen üblich sind, wird in psychiatrischen Klassifikationssystemen auch der Begriff *Störung* als Übersetzung des englischen Wortes *Disorder* verwendet (z. B. Angststörung). Manche Betroffene bevorzugen den Begriff Störung, weil sie nicht krank sein möchten. Andere wiederum fühlen sich durch Störung bzw. das daraus abgeleitete gestört möglicherweise diskriminiert.

Wir richten uns in diesem Buch nach den geläufigen Bezeichnungen in der Medizin bzw. Psychologie. Nachdem vor einigen Jahrzehnten die gängigen Klassifikationssysteme für psychiatrische Probleme statt Erkrankung weitgehend die Bezeichnung Disorder, also Störung, eingeführt hatten, ändert sich das nun gerade wieder. Das hat u. a. auch mit den Diskussionen zu den verschiedenen Konzepten zu tun, wie diese Störungen bzw. Erkrankungen verursacht werden.

Da das im Wesentlichen theoretische Diskussionen sind, verwenden wir in diesem Buch die Begriffe Störung, Erkrankung und Krankheit gleichbedeutend. Handelt es sich um feste diagnostische Begriffe, bleibt das Wort Störung (wie etwa bei posttraumatische Belastungsstörung).

## Krankheitsepisode, Krankheitsphase, rezidivierende Erkrankung

Die Begriffe *Episode* und *Phase* werden in der Psychiatrie gleichbedeutend verwendet. Wichtig ist die darin enthaltene Bedeutung, dass eine psychische Störung phasenhaft abläuft und dass Betroffene zwischen den einzelnen Phasen wieder gesund bzw. weitgehend gesund werden.

Für solche phasenhaft ablaufenden Erkrankungen wird u. a. die Bezeichnung *rezidivierend* verwendet, was wiederkehrend bedeutet. So spricht man beispielsweise von rezidivierender Depression.

In den meisten Fällen verlaufen psychische Erkrankungen mehr oder weniger phasenhaft. Insbesondere bei Depressionen oder Manien ist eine Krankheitsepisode irgendwann zu Ende, und es folgt eine mehr oder weniger lange Periode von (weitgehender) Gesundheit.

Depressive oder manische Phasen oder auch Psychosen dauern üblicherweise Wochen bis Monate; durch Behandlung kann man diese Dauer in der Regel erheblich verkürzen.

## Chronifizierung, therapieresistent, schwierig zu behandeln

Unbehandelt oder unzureichend behandelt kann es bei psychischen Störungen zur *Chronifizierung* kommen, dann dauert die Störung manchmal sogar jahrelang. Das kommt auch bei psychischen Problemen rund um die Geburt eines Kindes vor und hat dann unter Umständen anhaltende Auswirkungen auf die gesamte Familie und vor allem das Kind.

### Merke

Je länger die psychische Erkrankung besteht und je weiter die Chronifizierung fortgeschritten ist, um so langwieriger wird die Behandlung. Das gilt auch für alle Störungen, die in einer Schwangerschaft oder nach einer Entbindung beginnen. Deshalb unbedingt frühzeitig behandeln lassen!

Spricht eine Erkrankung, z. B. eine Depression, nicht richtig gut auf die übliche Behandlung an, so ist der Begriff *therapieresistent* oder therapierefraktär gängig. Neuerdings gibt es aber Bestrebungen, statt dieses Begriffes, der unberechtigterweise eine gewisse Hoffnungslosigkeit vermittelt, die Bezeichnung *schwierig zu behandeln* zu verwenden.

In der Zeit um die Geburt herum sind schwierig zu behandelnde Krankheitsphasen glücklicherweise viel seltener als sonst im Leben; üblicherweise sprechen postpartale psychische Probleme rasch auf die Behandlung an. Aber auch das kann einmal anders sein, weshalb wir in ▶ Kap. 4 Behandlungsarten erwähnen, die dann eingesetzt werden können.

# 2 Psychische Erkrankung und Schwangerschaft

> **Inhalt kurzgefasst**
>
> In diesem Kapitel werden allgemeine Informationen zum Thema Schwangerschaft und Elternschaft bei psychischer Erkrankung vermittelt, die auch Basis für die Ausführungen in den weiteren Kapiteln sind.

Psychische Erkrankungen treten zu etwa 75 % bereits vor dem 25. Lebensjahr erstmals in Erscheinung, wobei es Unterschiede zwischen den einzelnen Krankheitsbildern gibt. In der Zeit um die Geburt eines Kindes (auch Peripartalzeit genannt) sind psychische Erkrankungen im Allgemeinen nicht häufiger als in anderen Lebensphasen. Allerdings erfordern die besonderen Lebensumstände bei einer vorbestehenden psychischen Erkrankung eine besondere Betreuung und manchmal auch besondere Behandlung. Vor allem, um *Rückfälle nach der Entbindung* möglichst zu verhindern, die bei manchen Erkrankungen ein wichtiges Problem darstellen. Auch kann eine Schwangerschaft oder Geburt der *erstmalige Auslöser* einer psychischen Erkrankung sein.

# Einflussfaktoren auf die psychische Erkrankung

> **Inhalt kurzgefasst**
>
> Nicht nur biologische und genetische Aspekte spielen beim Ausbruch einer psychischen Erkrankung eine Rolle, sondern auch Umweltfaktoren, wie etwa von außen hinzukommende Stressoren. Dazu gehören u. a. wichtige Lebensereignisse, wie sie eine Schwangerschaft und die Geburt eines Kindes darstellen.

Generell gehen wir bei der Entstehung von psychischen Erkrankungen von einer *Gen-Umwelt-Interaktion* aus. D. h., es liegt eine gewisse biologische und zum Teil vererbte Vulnerabilität (= Empfindlichkeit) vor, die dann im Zusammenspiel mit Umweltfaktoren eine psychische Erkrankung auslösen kann. Solche Faktoren können beispielsweise äußere Stressoren sein, wie etwa besondere Lebensereignisse, Traumatisierungen, körperliche Erkrankungen oder Substanzkonsum. Alle diese Aspekte können sowohl bei der ersten Erkrankung als auch bei einer Wiedererkrankung nach zwischenzeitlicher Gesundung eine Rolle spielen. Welchen Anteil genetische und Umweltfaktoren bei den einzelnen Erkrankungen haben, lässt sich statistisch abschätzen; für die Einzelperson ist das jedoch nicht möglich.

Es ist verständlich, dass es in der besonderen Phase um die *Geburt eines Kindes* herum mit den vielfältigen biologischen Veränderungen und psychischen Herausforderungen bei dafür empfindlichen (= vulnerablen) Frauen zum erstmaligen oder erneuten Auftreten einer psychischen Erkrankung kommen kann. Zu nennen sind beispielsweise mögliche Ambivalenzen gegenüber der Schwangerschaft, vor allem bei ungeplanter Schwangerschaft. Auch kann die Auseinandersetzung mit der Mutterrolle die Erinnerung an eigene Erlebnisse und Erfahrungen in der Kindheit hervorrufen und so z. B. auch traumatische Erfahrungen wieder zum Vorschein bringen. Die hormonelle Umstellung, die vor allem nach der Geburt sehr drastisch ist, kann zu einer psychischen Destabilisierung führen. Hinzu kommen der Schlafmangel und die komplette Umstellung von Tagesablauf und Tagesrhythmus mit einem neugeborenen Kind in den ersten Wochen. Wenn dann noch kindliche Probleme hinzukommen, wie etwa bei einem Schreibaby, steigt die subjektiv empfundene Belastung immer weiter. Auch die Partnerschaft kann bei der neuen Rollenfindung als Eltern leiden, und eine problematische Partnerschaft ist ebenfalls ein Risikofaktor für eine psychische Erkrankung. Finanzielle Sorgen, unzureichende familiäre Unterstützung und Zukunftsängste sind bei jungen Eltern nicht selten und begünstigen psychische Probleme.

Alle genannten Faktoren können letztendlich bei jeder vorbestehenden psychischen Erkrankung Einfluss haben. Daher ist eine engmaschige Begleitung ebenso wie eine gute Planung, am besten vom Kinderwunsch an, besonders wichtig, um die erhöhten Risiken durch vorbeugende Maßnahmen möglichst zu vermindern.

# Rückfallrisiko in der Schwangerschaft, nach der Entbindung

> **Inhalt kurzgefasst**
>
> Das Rückfallrisiko ist bei den unterschiedlichen Erkrankungen sehr verschieden. Es ist nicht zuletzt davon abhängig, welche Rolle hormonelle Veränderungen und psychologische Belastungen bei der Verursachung der Krankheitsbilder spielen und wie empfindlich die einzelne Betroffene ist. Gibt es bereits Vorerfahrungen mit einer Erkrankung bei einer früheren Schwangerschaft bzw. Geburt, liefert das hilfreiche Anhaltspunkte.

Bei vorbestehenden psychischen Erkrankungen ist allgemein das *Rückfallrisiko in der Schwangerschaft* nicht höher als in anderen Lebensphasen. Neue Krankheitsphasen können auftreten, kommen aber bei Fortführung der Behandlung mit Psychopharmaka nicht so häufig vor, vor allem wenn die Medikation den körperlichen Veränderungen in der Schwangerschaft angepasst wird. Kommen jedoch zusätzliche psychische Belastungen hinzu (wie etwa familiäre Probleme, Verlusterlebnisse etc.) kann das im Zusammenspiel mit den hormonellen und körperlichen Veränderungen vor allem in der Frühschwangerschaft zu Turbulenzen führen. Auch wenn wegen der Schwangerschaft regelmäßig eingenommene *Medikamente plötzlich abgesetzt* werden, führt das nicht selten in die psychische Instabilität. Das würde übrigens in jeder anderen Lebensphase auch geschehen, da das abrupte Absetzen einer Medikation fast immer Probleme nach sich zieht.

> **Merke**
>
> Es muss immer geprüft werden, ob eine bestehende Medikation vereinbar mit einer Schwangerschaft ist. In den meisten Fällen zeigt jedoch die Nutzen-Risiko-Abwägung, dass die Fortführung sinnvoll ist aufgrund des sonst deutlich erhöhten Rückfallrisikos.

*Nach der Geburt eines Kindes*, im Wochenbett, ist die Gefahr eines *Rückfalls deutlich erhöht*. Gründe dafür sind u. a. die ausgeprägte hormonelle Umstellung, der Schlafmangel und die völlig veränderte Tagesstruktur mit dem Säugling; dadurch bedingter Stress und Überforderung bei den Eltern verstärken die Belastungen. Diese Einflussfaktoren sind bei den verschiedenen Erkrankungen von unterschiedlicher Bedeutung (Näheres dazu ▶ Kap. 10).

Erfahrungen mit all diesen Aspekten liegen wahrscheinlich schon vor, wenn es bereits bei *vorangegangenen Schwangerschaften* zu Problemen gekommen ist. Bei der Beschäftigung mit dem erneuten Kinderwunsch ist es von besonderer Bedeutung, genau zu analysieren, wie die Umstände waren und an welchen Punkten es gehakt hat. Dann kann man zusammen mit den behandelnden Ärztinnen und Therapeuten aller Fachrichtungen einen Plan gestalten, wie es beim nächsten Mal besser laufen kann.

Unabhängig davon, ob es sich um die erste oder eine spätere Schwangerschaft handelt, empfehlen wir eine umfangreiche *Geburtsplanung* (= peripartales Management). Unserer Erfahrung nach reduziert eine optimale Vorbereitung deutlich das Risiko eines Rückfalls nach der Geburt. Alle Aspekte der Geburtsplanung sind in ▶ Kap. 6 ausführlich beschrieben.

# Risiko der Vererbung einer psychischen Erkrankung

> **Inhalt kurzgefasst**
>
> Die Sorge, die eigene Erkrankung an das Kind weiterzugeben, ist bei Betroffenen weit verbreitet. Gene sind jedoch in der Gesamtsumme sehr viel weniger von Bedeutung als die Sicherstellung guter Umgebungsfaktoren und Lebensbedingungen für das Kind.

Bei den Erkrankungen, bei denen die Gene einen Anteil am Erkrankungsrisiko haben, stellen sich Betroffene mit Kinderwunsch immer wieder auch die Frage, wie hoch das Risiko für ihre eigenen Kinder wäre, ebenfalls diese Erkrankung zu bekommen. Da psychische Erkrankungen aber nicht nur durch die Gene und vor allem nicht durch ein einzelnes Gen verursacht werden, ist diese Frage deutlich schwerer zu beantworten als bei den sogenannten monogenetischen Erkrankungen (zu denen beispielsweise bestimmte seltene neurologische Erkrankungen mit Veränderungen bei einem einzelnen Gen gehören).

Im Fall der *bipolaren Erkrankung*, die bei ca. 1 % der Bevölkerung vorkommt, kann man z. B. sagen, dass ein Kind ein ca. 10-fach erhöhtes Risiko hat, selbst zu erkranken, wenn ein Elternteil bipolar ist. D. h., etwa 10 % der Kinder von bipolar Betroffenen sind auch bipolar, 90 % hingegen gesund.

Die Gene kann man nicht beeinflussen, aber die Umweltrisikofaktoren, die bei bestehender Veranlagung zum Ausbruch der Erkrankung beitragen, bis zu einem gewissen Grad durchaus. Dazu gehören u. a. Lebensereignisse und Belastungen. Nicht zuletzt mit dem Ziel, dem Kind die Belastung »frühe Trennung von der Mutter« (falls diese im Falle eines Rückfalls in stationäre Behandlung muss) zu ersparen, ist es deshalb für eine Schwangere mit einer psychischen Erkrankung erstrebenswert, möglichst stabil durch die Schwangerschaft und die Wochen nach der Entbindung zu gehen.

Ganz allgemein kann man sagen, dass man zumindest versuchen kann, die eigene psychische Stabilität zu sichern sowie dem Kind eine gesunde Lebensführung anzubieten und so zu möglichst positiven Umgebungsbedingungen beizutragen. Es geht also bei den Themen dieses Buches auch um eine Verbesserung der Chancen für Ihren Nachwuchs. Auf welche Weise Sie selbst durch Verbesserung Ihrer psychischen Stabilität dazu beitragen können, ist in den folgenden Kapiteln ausführlich dargestellt.

# Herausforderung Mutterschaft

### Inhalt kurzgefasst

Die Herausforderung, sich an die neue Rolle als Mutter anzupassen, ist für alle Frauen groß; bei einer psychischen Erkrankung in der Vorgeschichte oder einer akuten Erkrankung rund um die Entbindung aber noch ungleich größer. Inanspruchnahme von Unterstützung und ggf. eine frühzeitige Behandlung sind wichtig bei der Bewältigung der Veränderungen.

Die Lebensveränderungen, die die Geburt eines Kindes verursacht, sind bei allen Frauen sehr bedeutend. Die Mutterrolle bringt eine große Verantwortung mit sich, und die Aufgaben und der Tagesablauf ändern sich grundlegend. Dass die Gewöhnung an die neue Rolle eine gewisse Zeit braucht, ist normal, und das muss sich jede Frau und Mutter zugestehen. Bei Bestehen einer psychischen Erkrankung sind die Herausforderungen ungleich größer.

Dabei macht es durchaus einen Unterschied, ob man sich der Herausforderung alleine stellen muss oder ob man Unterstützung hat; ob man noch die Verantwortung für eines oder mehrere andere Kinder oder weitere Familienangehörige hat, oder ob zusätzliche körperliche Beeinträchtigungen oder Schmerzen (wie etwa Folgen der Entbindung) hinzukommen.

Zu früheren Zeiten, als Menschen auch in Mitteleuropa noch in Großfamilien lebten, war eine Mutter selten von morgens bis abends und jeden Tag allein mit einem Säugling. Das hat sich geändert, und daher ist es nicht verwunderlich, dass viele junge Mütter oder auch Eltern mit der Versorgung eines Säuglings an ihre Grenzen kommen, auch unabhängig von einer psychischen Erkrankung. Dies führt dann durchaus immer wieder einmal zu Unsicherheiten, ob es die richtige Entscheidung war, Mutter zu werden. Ähnliche Zweifel ergeben sich, wenn es nach der Geburt zur psychischen Destabilisierung oder sogar behandlungsbedürftigen Erkrankung kommt und man sich als Betroffene oder Angehöriger fragt, ob »es das wirklich wert war«. Dann ist es wichtig, sich auf die eigenen Stärken zu besinnen, sich Hilfe und Unterstützung zu suchen und im Team zusammen mit der Familie und dem professionellen Hilfesystem die ganze Situation zu stabilisieren. Sie werden deshalb in diesem Buch wiederholt die Aufforderung lesen, sich jede mögliche Unterstützung zu holen, die Sie bekommen können (ausführliche Informationen dazu ► Kap. 8).

Es ist nicht ungewöhnlich, dass die Freude an dem Kind und der neuen Rolle als Mutter manchmal zu wünschen übriglässt, das betrifft auch psychisch gesunde Mütter. Sollten sich die *Muttergefühle* und damit die Bindung zum Kind nicht wie erwartet entwickeln, sollte das dennoch zum Anlass genommen werden, die psychische Situation zu überprüfen und sich ggf. therapeutische Unterstützung zu holen (es könnte beispielsweise ein Symptom einer Depression sein). Mit entsprechender Behandlung klingen die Probleme in der Regel rasch ab, die Frauen können ihre Mutterrolle annehmen und sich darin wohl und sicher fühlen.

# Die Väter nicht vergessen

> **Inhalt kurzgefasst**
>
> Auch Väter können um die Zeit der Geburt ihres Kindes psychisch erkranken und brauchen dann Unterstützung. Ihre psychischen Belastungen sollte man ebenso im Blick haben, damit das ganze Familiensystem möglichst gut funktioniert und sowohl Eltern als auch Kind sich wohl fühlen.

Väter haben eine sehr wichtige Rolle in der *Familienbildung* und der *Entwicklung des Kindes*; eine Rolle, die vielleicht noch immer nicht ausreichend anerkannt und wertgeschätzt wird. Die frühzeitige und intensive Verfügbarkeit des Vaters (wie etwa durch Elternzeit direkt nach der Geburt), führt bei den Vätern zu einem besseren Bindungsaufbau zum Kind und wirkt sich positiv auf die Partnerschaft und die spätere Kooperation beim Elternverhalten aus. Und nicht zuletzt auch auf die Entwicklung des Kindes.

Schwieriger wird diese tragende Rolle des Vaters, wenn er selbst von einer psychischen Erkrankung in der Zeit um die Geburt eines Kindes betroffen ist. Nach wissenschaftlichen Untersuchungen muss man davon ausgehen, dass mindestens *5 % der Väter von peripartalen Depressionen und Angsterkrankungen* betroffen sind (Mütter etwa doppelt so häufig). Zu anderen Erkrankungen bzw. Rückfallraten bei psychisch vorbelasteten Vätern gibt es noch kaum Zahlen. Doch jeder in der Psychiatrie Tätige kennt Fälle von Vätern, die nach der Geburt ihres Kindes erneut psychotisch erkrankt sind – die Geburt des Kindes war dabei ein bedeutendes Lebensereignis, wie es bei der Auslösung von Psychosen eine wichtige Rolle spielen kann.

Man weiß, dass Väter mit vorbestehender Depression ein erhöhtes Risiko haben, eine *postpartale Depression* zu entwickeln. Und auch wenn die Partnerin an einer peripartalen Depression erkrankt ist, erhöht sich das Risiko für den Vater. In diesen Fällen muss er häufig viel Verantwortung bei der Versorgung des Kindes übernehmen, was nach einigen Wochen und Monaten auch bei ihm zu Überforderung und Erschöpfung und dann zur Depression führen kann. Wie bei allen anderen Arten von Depressionen ist dem betroffenen Vater dringend eine psychiatrische bzw. psychotherapeutische Diagnostik und Behandlung anzuraten.

Auch der *Übergang in die Vaterrolle* ist eine tiefgreifende Veränderung. Es müssen neue Verhaltensweisen erlernt werden, und es kommt zu Veränderungen bezüglich Verantwortung, Zielen und Selbstwahrnehmung. Dies kann bei werdenden Vätern zu Ängsten und Stress führen. Zumindest in den Industrienationen beteiligen sich Väter heutzutage schon viel früher und intensiver bei der Versorgung der Kinder. Dies ist eine erfreuliche gesellschaftliche Entwicklung, kann aber möglicherweise auch dazu führen, dass es zu mehr peripartalen psychischen Erkrankungen bei den Vätern kommt. Neben den psychosozialen Faktoren wie Partnerschaftskonflikten, Überforderung und finanziellen Sorgen spielt auch der Schlafmangel dabei eine Rolle. Insbesondere wenn der Vater einen Teil der nächtlichen Versorgung des Säuglings übernimmt und trotzdem tagsüber in Vollzeit arbeitet, kann er rasch in eine Überlastungssituation kommen.

Ein letzter wichtiger Punkt, der zu Belastungen führen kann, ist die *Veränderung der Paarbeziehung* – von der Zweierbeziehung (= Dyade) zur Dreierbeziehung (= Triade). Nicht selten fühlen sich Väter zu Beginn aus der engen Beziehung zwischen Mutter und Baby ausgeschlossen. Gerade Frauen mit depressiven Verstimmungen nach der Entbindung haben manchmal besondere Schwierigkeiten, das Neugeborene an andere Personen abzugeben, selbst kurzfristig. Das kann durchaus auch den Vater des Kindes betreffen.

Die schwangerschaftsbedingten *hormonellen Veränderungen*, die Frauen erleben, gibt es bei den Männern natürlich nicht. Allerdings zeigen erste Erkenntnisse, dass zum Beispiel das männliche Hormon Testosteron bzw. seine Vorstufen absinken, wenn das Kind geboren ist. Das ist von Bedeutung, weil niedrigeres Testosteron mit einer Neigung zu depressiven Symptomen einhergeht. Die genauen Zusammenhänge sind jedoch noch unklar und müssen in Zukunft weiter untersucht werden.

**Hinweis**

Auch wenn wir es beim Thema Gendern schon erwähnt haben, ist es uns an dieser Stelle wichtig, nochmals zu betonen, dass »Väter« hier stellvertretend für »weitere enge Bezugspersonen« steht, auf die die gleichen Bedingungen zutreffen. Das kann beispielsweise die Co-Mutter in einer gleichgeschlechtlichen Beziehung sein oder bei Solo-Müttern eine gewählte eng-vertraute Person.

# 3 Familienplanung ganz konkret

> **Inhalt kurzgefasst**
>
> Allgemeine Fragen der Familienplanung sowie die Entscheidungsfindung und Vorbereitung auf eine neue Familiensituation und die Mutterschaft stehen im Zentrum der folgenden Ausführungen. Ebenso finden Sie Informationen zu Hormonuntersuchungen und Empfängnisverhütung als Teil einer guten Familienplanung sowie zu den Sondersituationen Kinderwunschbehandlung und Solo-Mutterschaft.

Durch die gesellschaftlichen Entwicklungen in den letzten Jahrzehnten, so etwa Veränderungen der beruflichen Aktivitäten von Frauen und deren Stellung in der Partnerschaft, ist die Entscheidung für oder gegen ein Kind heutzutage oftmals ein sehr bewusster Prozess. Auch die Vielzahl der verschiedenen Familienmodelle beeinflusst die Familienplanung. Im optimalen Fall beginnt die Auseinandersetzung mit dem Thema Kinderwunsch bereits früh in der Partnerschaft.

# Familienplanung allgemein

> **Inhalt kurzgefasst**
>
> Hier gehen wir kurz auf die allgemeinen Fragen ein, mit denen sich alle Paare bei Bestehen eines Kinderwunsches bzw. bei der Planung einer Schwangerschaft auseinandersetzen müssen.

Es gibt eine Vielzahl von Aspekten zu bedenken, wenn man sich mit dem eigenen Kinderwunsch und der Planung einer Schwangerschaft befasst. Und das nicht nur bei Bestehen einer psychischen Erkrankung, dann aber ganz besonders. Dazu gehören folgende Fragen:

- Passt ein Kind in die derzeitige Lebenssituation?
- Ist meine Partnerschaft stabil und tragfähig?
- Trägt mein Partner meinen Kinderwunsch mit?
- Wie sind die finanziellen und wohnlichen Möglichkeiten?
- Wie sieht bei Familienzuwachs die berufliche Perspektive beider Elternteile aus?
- Wann ist das passende Alter für ein Kind?

Das sind ganz persönliche Fragen, bei denen Ihnen Außenstehende – wie etwa behandelnde Ärzte, Ihre Psychotherapeutin oder psychosoziale Beraterinnen einer Schwangerenberatungsstelle – zwar helfen können, aber nur begrenzt, indem sie Ihnen Anregungen geben oder auch auf bestimmte Aspekte hinweisen. Angehörige und Freunde können möglicherweise dazu mehr beitragen, da sie Sie und Ihre Lebenssituation kennen. Wichtig für Sie selbst: Setzen Sie sich mit all diesen Fragen tatsächlich auseinander und kommen Sie nicht einfach zu dem Schluss »Ach, es wird schon klappen«. Das tun Sie sicher bei anderen wichtigen Lebensentscheidungen nicht, und das sollten Sie in dem Zusammenhang ebenfalls nicht tun.

Auch die Hoffnung, dass ein Kind eine *kriselnde Partnerschaft* wieder »reparieren« könnte, sollte keine Motivation für ein Kind sein. Die Partnerschaft verändert sich in der Regel mit der Geburt eines Kindes und führt im besten Falle dazu, dass man näher zusammenrückt, aber zunächst einmal steigt die Belastung beider Partner durch die vielfältigen Herausforderungen. Mit einem Säugling und Kleinkind bleibt kaum Zeit für die Eltern selbst und noch weniger dafür, die Beziehung zu pflegen. Manche Paare müssen sich das mühsam wieder erkämpfen, wenn das Kind etwas älter ist. Aber auch eine schwierige Partnerschaft muss nicht von vornherein ein Grund sein, sich den Kinderwunsch nicht zu erfüllen. Doch wenn man schon vorher oder spätestens während der Schwangerschaft ganz aktiv daran arbeitet und beispielsweise die Kommunikation, den Austausch über die jeweilige Befindlichkeit und die Konfliktlösestrategien verbessert, ist das sehr hilfreich.

*Beschäftigen Sie sich mit all diese Fragen ausführlich*, beginnen Sie frühzeitig damit und verschieben Sie die Überlegungen nicht auf irgendwann. Bedenken Sie die natürlichen Grenzen, die die Biologie einer Mutterschaft setzt, und dass es mit *zunehmendem Alter* immer schwieriger werden wird, schwanger zu werden. Auch die Komplikationsrate in der Schwangerschaft steigt mit höherem Alter der Mütter. Nicht unterschätzen darf man auch, dass die Zeit mit einem Säugling körperlich sehr herausfordernd sein kann und dass sowohl die körperliche als auch die psychische Belastbarkeit über die Zeit abnehmen.

In dem Zusammenhang der Hinweis, dass die Überlegung »Es bleibt mir ja immer noch die Kinderwunschbehandlung« bei Vorliegen einer psychischen Erkrankung nicht empfehlenswert ist, da diese mit besonderen psychischen und körperlichen Belastungen einhergeht (s. u.).

## Die Entscheidungsfindung gut gestalten

### Inhalt kurzgefasst

Ein bewusster Entscheidungsprozess ist für alle wichtigen Lebensentscheidungen hilfreich dabei, das Ergebnis zu einem Erfolg zu machen.

> Dabei sind die rationalen Aspekte (der Kopf) zu berücksichtigen, aber auch die emotionalen Aspekte (das Herz) bzw. das Bauchgefühl dürfen eine Rolle spielen. Wichtig ist das gute Durchdenken aller möglichen Auswirkungen einer Entscheidung, soweit man sie sich vorstellen kann.

Alle zukünftigen Mütter bzw. Eltern haben eine Menge Entscheidungen zu treffen, wenn sie sich gezielt und bewusst mit der Familienplanung auseinandersetzen. Und auch wenn eine Schwangerschaft ungeplant eintritt, gibt es viel zu bedenken.

Bei der *rationalen Entscheidungsfindung* werden Fakten herangezogen, wie z. B. die Informationen, die Sie hier im Ratgeber finden, um dann vielleicht mit einer Pro- und Kontra-Liste weiterzukommen. Das kann ein Für und Wider zur Schwangerschaft bedeuten oder zur Medikamenteneinnahme, zur Annahme von externer Hilfe oder ähnliches. Wir wissen aber auch, dass viele Entscheidungen nicht reine Kopfentscheidungen sind, also nicht nur rational getroffen werden, sondern dass auch das Bauchgefühl bzw. das Herz und die Gefühle von Bedeutung sind. Man spricht auch von einer *intuitiven Entscheidungsfindung*. Was wünsche ich mir, ohne Argumente für oder gegen diese Entscheidung benennen zu können oder zu wollen?

Wenn man den Eindruck hat, sich zwischen zwei Möglichkeiten nicht entscheiden zu können, wird manchmal empfohlen, eine Münze zu werfen. Landet diese auf der gefühlt falschen Seite, werden einem die eigenen unbewussten Wünsche damit möglicherweise bewusst.

*Wichtige Entscheidungen benötigen jedenfalls Zeit*, in der man sich aktiv mit allen Seiten der Fragestellung auseinandersetzen kann, rational wie intuitiv. Dazu ist es notwendig, alle Aspekte, die für eine Entscheidung von Bedeutung sind, möglichst offen und ehrlich zu benennen und zu betrachten. Der Austausch mit Personen im Umfeld hilft ebenso wie die Inanspruchnahme professioneller Beratung (z. B. in einer Beratungsstelle). Gerade durch das Gegenüber und das laute Aussprechen werden manche Argumente oder Probleme besonders deutlich.

Insbesondere die *langfristigen Auswirkungen* der Entscheidung auf das eigene Leben sollte man sich konkret vorzustellen versuchen. Dafür kann es helfen, die Methode der wechselnden zeitlichen Perspektive anzuwenden, die häufig in beruflichen Coaching-Situationen zum Einsatz kommt.

> **Anwendungsbeispiel »Wechsel der zeitlichen Perspektive«**
>
> Suchen Sie sich maximal drei unterschiedliche Zeitpunkte in der Zukunft aus, von denen aus Sie zurückblicken und die jetzige Entscheidung mit möglichen Konsequenzen anschauen wollen. Beispielsweise ein Rückblick in 10 Monaten (also vielleicht am Ende einer möglichen Schwangerschaft), in 3 Jahren (mit oder ohne Kleinkind), und vielleicht noch als ältere, mittlerweile lebenserfahrene Frau in 40 Jahren. Für jede Zeitspanne kann man sich auf einen anderen Stuhl setzen und einen »Rückblick« auf die jetzige Entscheidung wagen.
>
> So ein Perspektivenwechsel lässt sich besonders gut mit einer beratenden oder vertrauten Person zusammen gestalten, um sich über die Eindrücke auch austauschen zu können.

# Hormone, Zyklus, Empfängnisverhütung

> **Inhalt kurzgefasst**
>
> Zur Familienplanung gehören auch bestimmte Voruntersuchungen, wie etwa Zyklusbeobachtung und ggf. Hormonuntersuchungen, vor allem wenn sich trotz Kinderwunsches über längere Zeit keine Schwangerschaft einstellt (möglicherweise als Folge der Medikamenteneinnahme). Andererseits kann auch eine sichere Empfängnisverhütung Teil einer gelungenen Familienplanung sein.

## Hormonbestimmung, Zyklusbeobachtung

Zur frauenärztlichen Beratung im Vorfeld der Schwangerschaft gehört u. a. die Feststellung, ob Sie einen *normalen Menstruationszyklus* mit Eisprung haben, so dass es auf natürlichem Wege zur Schwangerschaft kommen kann. Das kann durch Zyklusbeobachtung (Ovulationstests, Temperaturmessung) und durch bestimmte Hormonuntersuchungen erfolgen. Das beinhaltet auch, dass Sie Ihren Frauenarzt über Ihre psychische Situation und ggf. die Einnahme von Medikamenten informieren.

Bei psychischen Störungen kann das von besonderer Bedeutung sein, weil es beispielsweise Medikamente gibt, die bei einzelnen Frauen zur Veränderung im Hormonstoffwechsel führen, so dass das Schwangerwerden erschwert sein kann. Zu nennen sind beispielweise bestimmte Antipsychotika, die zur Erhöhung von *Prolaktin* (einem von der Hirnanhangdrüse gebildeten Hormon) führen können und so dem Körper vorspiegeln, er sei schon schwanger. Eine Folge ist nicht selten, dass der Zyklus sich verändert bzw. keine Periode mehr eintritt.

Andere Störungen, die unabhängig von der Psychopharmaka-Einnahme eine Schwangerschaft behindern können, gibt es bei psychischer Vorerkrankung ebenso wie bei psychisch gesunden Frauen. Zu nennen sind hier beispielsweise bestimmte *Stoffwechselerkrankungen*, wie etwa Schilddrüsenerkrankungen oder ein Zuviel an männlichen Hormonen im Blut.

Auch das Gewicht kann von Bedeutung sein und einen normalen Zyklus mit Eisprung verhindern. So haben beispielsweise Frauen mit *starkem Untergewicht* bei Magersucht, durch Leistungssport oder andere Ursachen oftmals keine Periode mehr. Aber auch *starkes Übergewicht* kann zu Problemen mit der Empfängnis führen.

> **Merke**
>
> Das Ausbleiben der Periode (z. B. durch Medikamente oder hormonelle Störungen bedingt) bedeutet keineswegs, dass Sie nicht schwanger werden können. Und es ersetzt <u>nicht</u> die sichere Empfängnisverhütung.

## Empfängnisverhütung

Zunächst ein Wort zur Empfängnisverhütung allgemein – auch wenn Sie sich vielleicht darüber wundern, dass wir dieses Thema ansprechen, wenn es doch eigentlich um die Realisierung des Kinderwunsches geht. Ganz einfach: Weil eine ungeplante und zu dem Zeitpunkt vielleicht sogar ungewollte Schwangerschaft mit den daraus erwachsenden Problemen aus unserer Sicht die schlechteste aller Voraussetzungen für einen guten Verlauf der Schwangerschaft und den Beginn der Mutterschaft ist. Schon für eine Frau ohne psychische Erkrankung in der Vorgeschichte ist das eine Herausforderung, ungleich mehr jedoch für eine Frau, für die Gleichmäßigkeit im Lebensrhythmus und die Vermeidung von allzu großem Stress wichtige Voraussetzungen für die Erhaltung ihrer Stabilität sind. Falls Sie schon wissen, dass Sie irgendwann Kinder haben wollen, zum jetzigen Zeitpunkt aber noch nicht, kommt für Sie vielleicht auch eine längerfristig wirksame Verhütungsmethode in Frage (s. u.).

Was bedeutet *sichere Empfängnisverhütung*? Die Nutzung von *Kondomen* gehört eindeutig nicht dazu. Diese haben eine wichtige Bedeutung bei der Vermeidung von sexuell übertragbaren Erkrankungen, sind aber viel zu unsicher, wenn eine Schwangerschaft vermieden werden soll.

Ebenso unsicher sind beispielsweise *Pessare* (die vor dem Geschlechtsverkehr über die Vagina eingeführt werden und in einer bestimmten Weise liegen müssen). Auch *Smartphone-Apps zur Zyklusbeobachtung*, die auf der täglichen Temperaturmessung beruhen und über die die Tage ermittelt werden sollen, an denen Empfängnisbereitschaft besteht, sind nicht ausreichend sicher für die Verhütung. Sie helfen allenfalls dabei, den Zyklus zu beobachten und zu dokumentieren.

Ebenso ist die Einnahme eines Kontrazeptivums, also einer *Pille*, bei einer psychischen Erkrankung nicht wirklich eine sichere Methode. Insbesondere die östrogenfreien Minipillen enthalten oftmals nur die gerade so erforderliche Menge an Hormonen, die aber nur eine empfängnisverhütende Wirkung haben, wenn sie *sehr regelmäßig eingenommen* werden. Sie wissen es vielleicht aus eigener Erfahrung: Sobald leichte Symptome der psychischen Erkrankung vorhanden sind bzw. zurückkommen, geraten solche Aufgaben, wie die uhrzeitmäßig immer gleiche Einnahme der Pille, leicht in den Hintergrund. Einmal vergessen, und schon ist die sichere Empfängnisverhütung nicht mehr gegeben.

Immer wieder wird auch berichtet, dass die hormonellen Verhütungsmethoden *zur Verschlechterung der Stimmung* bzw. der psychischen Erkrankung führen. In großen neueren Studien konnte zwar kein sehr starker Effekt der hormonellen Verhütungsmittel auf Depressionen und Suizidgedanken gezeigt werden, aber im Einzelfall kann es unserer Erfahrung nach tatsächlich sein, dass die Pille bzw. Hormone insgesamt nicht gut vertragen werden. Dann kann z. B. die Kupferspirale eine gute Alternative sein.

Manche Medikamente, die bei psychischen Erkrankungen eingenommen werden, können durch Einflüsse auf den Pillen-Stoffwechsel *deren Wirkung abschwächen*. Dazu gehören *Carbamazepin* (z. B. eingesetzt zur Vorbeugung bei manchen wiederkehrenden affektiven Erkrankungen) oder *Johanniskraut* (eingesetzt gegen Depressionen). Auch die zuverlässigeren *Verhütungsringe* unterliegen aufgrund ihrer Hormonabgabe diesen Wechselwirkungen.

Eine sichere Methode ist die sogenannte *Spirale* (Hormon- oder Kupfer-Spirale), die vor allem den Vorteil hat, dass man sich nach dem Einlegen bzw. der Kontrolle, dass sie richtig sitzt, erst einmal nicht mehr mit dem Thema Verhütung beschäftigen muss.

Andere sichere Methoden sind die sogenannte *Drei-Monats-Spritze* sowie ein *Verhütungsstäbchen* (das im Oberarm unter der Haut eingelegt wird und durch regelmäßige Hormonabgabe für 3 Jahre die Verhütung sicherstellt).

Zu den verschiedenen Verhütungsmethoden und eventuellen Alternativen bei Nebenwirkungen kann Sie Ihr Frauenarzt beraten und Ihnen die für Sie geeignete Methode empfehlen.

Bei psychischen Erkrankungen kann man die *Kostenübernahme* für das gewählte Verhütungsmittel über die Krankenkasse beantragen (z. B. für die Hormonspirale, die üblicherweise selbst bezahlt werden muss). Ggf. kann dabei auch eine Bescheinigung Ihrer Psychiaterin helfen, dass nämlich aufgrund der psychischen Erkrankung eine sichere Verhütungsmethode erforderlich ist und eine ungewollte Schwangerschaft ein Gesundheitsrisiko darstellt.

## Empfängnisfähigkeit abklären lassen

Auch dieses Thema mag Ihnen ungewöhnlich vorkommen. Wir sprechen es aber an, da wir in der praktischen Beratung oftmals die Erfahrung gemacht haben, dass dem zu wenig Aufmerksamkeit geschenkt wird. Besonders ab dem 35. Lebensjahr sollten Sie sich rechtzeitig frauenärztlich beraten und untersuchen lassen.

Wird der Kinderwunsch konkreter, kann der Frauenarzt auch frühzeitig eine Empfehlung abgeben, ob Sie beispielsweise schon vor der Schwangerschaft bestimmte *Vitamine* einnehmen sollten, um die gesunde Entwicklung des ungeborenen Kindes zu unterstützen.

Diese Empfehlung der Abklärung umfasst übrigens auch die *Fruchtbarkeit des Partners:* Störungen in der Spermienqualität und -häufigkeit haben in den letzten Jahrzehnten zugenommen, so etwa durch Umwelteinflüsse. Möglicherweise verlieren Sie wichtige Zeit, wenn Sie zwar wissen, dass bei Ihnen keinerlei Fruchtbarkeitshemmnisse bestehen, dafür aber nicht, dass die Spermienqualität bei Ihrem Partner nicht gut ist. Und die lässt sich mit einem einfachen Test bestimmen, den jeder Urologe durchführen kann. Fragen Sie aber auch diesbezüglich Ihren Frauenarzt.

# Speziell bei psychischer Problematik

> **Inhalt kurzgefasst**
>
> Gibt es eine psychische Erkrankung in der Vorgeschichte, dann sind zusätzlich zu den allgemeinen Fragen viele Dinge speziell zu überlegen, die den Verlauf der Schwangerschaft ebenso wie das Erleben der Mutterschaft beeinflussen können. Die wichtigsten davon haben wir in den folgenden Abschnitten erwähnt. Näher ausgeführt sind einige davon in den weiteren Kapiteln dieses Buches.

Zusätzlich zu den in den vorherigen Abschnitten angesprochenen Überlegungen kommen für Frauen mit einer psychischen Erkrankung viele Fragen hinzu, die ebenfalls nicht unbegründet sind. So etwa:

- Werde ich mit meiner Erkrankung den Herausforderungen einer Schwangerschaft und Geburt gewachsen sein?
- Wie kann ich mit meiner eigenen Problematik eine gute Mutter sein?
- Woher weiß ich, dass ich ein Kind erziehen kann?
- Welche Auswirkungen könnten damit verbundene Belastungen auf meine Erkrankung haben?

Diese und ähnliche Fragen sind nach unserer Erfahrung typisch, auch wenn sie naturgemäß im Voraus kaum verlässlich beantwortet werden können. Trotzdem ist es hilfreich, sich damit zu beschäftigen, um *Lösungsansätze* zu finden und frühzeitig *Unterstützungsmöglichkeiten* zu organisieren.

In ▶ Tab. 3.1 sind die wichtigsten Aspekte in einer Art Checkliste zusammengefasst und in den folgenden Abschnitten dann näher erläutert.

Tab. 3.1: Checkliste Familienplanung bei psychischer Erkrankung bzw. Problematik

| Themenbereich | Dazugehörige Aspekte |
|---|---|
| **Auswirkungen der psychischen Problematik auf Mutter und Kind** | • Befürchtungen, wegen der Erkrankung keine gute Mutter sein zu können oder mit der Kindererziehung überfordert zu sein<br>• Sorge, die Erkrankung an das Kind weiterzugeben |
| **Schwangerschaft und psychische Stabilität** | • mögliche Auswirkungen der Belastungen, die mit einer Schwangerschaft und Geburt bzw. Kindererziehung einhergehen<br>• mögliche Auswirkungen auf die erreichte psychische Stabilität |

Tab. 3.1: Checkliste Familienplanung bei psychischer Erkrankung bzw. Problematik – Fortsetzung

| Themenbereich | Dazugehörige Aspekte |
| --- | --- |
| Im Falle einer medikamentösen Behandlung | • mögliche Auswirkungen der einzunehmenden Psychopharmaka auf das Kind<br>• die Frage nach Absetzen oder Umstellen der Medikation<br>• Suche nach verlässlichen Informationen und kompetenter Beratung zu diesem Thema |
| Schwangerschaftsvorsorge und Hebamme | • frauenärztliche Betreuung<br>• zusätzlich zur üblichen Vorsorge erforderliche Untersuchungen; Pränataldiagnostik<br>• Wahl der Hebamme |
| Die Entbindung planen | • Auswahl der Geburtsklinik und frühzeitige Anmeldung<br>• Maßnahmen zur Stressreduktion<br>• Darüber nachdenken, ob Stillen möglich oder eher Abstillen sinnvoll ist<br>• Klärung einer Bedarfsmedikation für die Zeit der Entbindung<br>• Unterstützung nach der Geburt des Kindes |
| Informationen frühzeitig sammeln | • sich selbst über die eigene Erkrankung und deren Verlauf informieren<br>• Behandlungsberichte anfordern lassen (beispielsweise über Ihren Psychiater), sofern diese nicht schon vorliegen; vor allem über stationäre Aufenthalte |

## Auswirkungen der psychischen Erkrankung

Eine große Sorge, mit der sich psychisch kranke Mütter herumschlagen, ist die Befürchtung, ihrer Rolle als Mutter und dem Kind nicht gerecht zu werden und vor allem mit der Erziehung eines Kindes überfordert zu sein. Diese Sorge haben zwar auch Frauen ohne jegliche psychische Problematik, bei psychisch erkrankten Frauen ist sie aber oftmals besonders ausgeprägt. Wenn Sie selbst ein hohes Verantwortungsgefühl haben oder auch ein hohes Kontrollbedürfnis, dann können Ihnen diese Gedanken sehr zu schaffen machen und Sie über die ganze Schwangerschaft begleiten.

Naturgemäß lassen sich alle diese Fragen nicht im Voraus beantworten. Sie selbst können aber dazu beitragen, dass alles möglichst gut läuft und sich das Kind optimal entwickelt, indem Sie selbst zum einen für sich sorgen, zum anderen alle Unterstützungsmöglichkeiten in Anspruch nehmen. Dazu werden Sie in verschiedenen Kapiteln dieses Buches einiges lesen.

Eine andere häufige Sorge ist, dass man die Erkrankung an das Kind weitergeben könnte. Dazu gibt es nur statistische Angaben, die etwas über die familiäre Komponente aussagen. Da genetische Anlagen im Vergleich zu Einflüssen von Umgebung, Lebensumständen und persönlichen Erfahrungen nur einen kleinen Teil des Krankheitsrisikos ausmachen, ist den genannten Aspekten viel Aufmerksamkeit zu widmen. Auch da helfen Strategien, die dazu beitragen, die eigene psychische Gesundheit möglichst stabil zu halten, so dass Sie den Herausforderungen des Lebens mit einem Kind gut gewachsen sind. Viele davon finden Sie in diesem Buch.

## Mutterschaft und psychische Stabilität

Während die meisten Mütter bzw. Eltern sich viele Gedanken machen, welche Auswirkungen die Einnahme von Medikamenten auf ihr Kind haben könnte, denken Betroffene viel seltener darüber nach, wie sich die Schwangerschaft möglicherweise auf den Verlauf ihrer Erkrankung auswirkt.

Wie Sie vielleicht schon aus eigener Erfahrung wissen, sind *psychische Belastungen und Stress* (sowohl negativer als auch positiver Stress) wichtige Risikofaktoren für ein Krankheitsrezidiv, also eine erneute Krankheitsphase.

Dass eine Schwangerschaft ebenso wie die Geburt eines Kindes und später die Versorgung und Erziehung eines Kindes stressreich sein kann, weiß jeder. Und wenn man Pech hat, ist es besonders stressig, beispielsweise weil das Kind ein Schreibaby oder häufig krank ist. Wenn Sie also über dieses Thema nachdenken, gehen Sie nicht von einer Bilderbuchsituation aus, in der alles unkompliziert ist, denn die Realität ist in der Regel anders als man sie sich erwünscht und erhofft und auch anders als in den Medien dargestellt. Diesbezüglich sind übrigens wieder Ihre eigenen Erfahrungen von besonderer Wichtigkeit, nämlich wie Sie persönlich auf Stress reagieren bzw. welche Möglichkeiten des Umgangs Sie damit haben. Daraus ergibt sich dann auch einiges, was Sie vielleicht schon im Vorfeld tun können.

Am Ende aller dieser Erwägungen muss dann die Frage folgen: *Welche Auswirkungen könnten die mit einem Kind auf mich zukommenden Belastungen auf meinen persönlichen Krankheitsverlauf haben?* Vor allem, wenn Sie über viele Jahre und mit etlichen Rückschlägen darum gekämpft haben, psychische Stabilität zu erreichen, müssen Sie sich mit der Frage auseinandersetzen, ob Sie die aufs Spiel setzen wollen. Dabei muss man auch wissen, dass es *nicht nur um einen einzelnen Rückfall geht*, sondern dass mit diesem im schlimmsten Falle eine Kette weiterer Neuerkrankungen beginnt. Man kann es auch etwas härter formulieren: Ist das eigene Kind es wert, die mühsam erkämpfte Stabilität zu riskieren und eventuell wieder krank zu werden? Und dann nicht zu wissen, wie die Erkrankung danach weiterläuft?

### Unsere Meinung

Im Vergleich zu den weit verbreiteten Sorgen (wie etwa Auswirkungen einer Medikation auf das ungeborene Kind) werden andere Aspekte von Betroffenen eher in den Hintergrund geschoben. Doch damit sollten Sie sich unbedingt beschäftigen. Dazu gehört beispielsweise die Frage nach möglichen Auswirkungen von Schwangerschaft und Mutterschaft auf Ihre psychische Stabilität und welche Auswirkungen auf die eigene Gesundheit und die Familie im schlimmsten Fall damit verbunden sein könnten. Sich diesen Fragen zu stellen, ist der erste Schritt in Richtung positiver Gestaltung Ihrer besonderen Situation.

Wir möchten Sie mit diesen Hinweisen nicht davon abhalten, sich für ein Kind zu entscheiden. Wir möchten Sie aber für diese Aspekte sensibilisieren. Denn erfahrungsgemäß lassen sich bei einer frühzeitigen Auseinandersetzung mit solchen Fragen auch eine Vielzahl von Unterstützungsmöglichkeiten organisieren, die dazu beitragen, dass alles möglichst glatt läuft.

## Auswirkungen der Psychopharmaka auf das Kind

Befürchtungen, dass die eingenommenen Medikamente schädlich für das ungeborene Kind sind, dass es möglicherweise zu Fehlbildungen oder einer Fehlgeburt kommt und dass sich in der Entwicklung des Kindes dadurch irgendwelche Schädigungen zeigen könnten, sind weitverbreitet und grundsätzlich natürlich berechtigt. Auch die Frage, von wem man sich beraten lassen kann und wo man verlässliche Informationen findet, treibt die zukünftigen Eltern oftmals um. Da wir diesem Thema Medikamente ein ganzes Kapitel gewidmet haben, wollen wir hier nicht näher darauf eingehen und verweisen auf ▶ Kap. 4. Dort werden viele verschiedene Aspekte beleuchtet, so etwa: Welche Auswirkungen können meine Medikamente auf das Kind haben? Sollte die Medikation umgestellt oder ganz abgesetzt werden? Wo finde ich verlässliche Informationen? Wer kann mich beraten?

## Schwangerschaftsvorsorge und Hebamme

Zur optimalen Betreuung in der Schwangerschaft gehört nicht nur die Überprüfung der Medikation, möglichst vor Eintritt der Schwangerschaft, sondern auch eine stabile frauenärztliche Betreuung (inkl. Pränataldiagnostik) und die Begleitung durch eine Hebamme. Diesbezüglich möchten wir auf ▶ Kap. 5 und ▶ Kap. 6 verweisen.

Diese Aspekte müssen nicht vor Eintreten einer Schwangerschaft intensiv bedacht werden, dennoch lohnt sich ein kurzer Gedanke daran: Gibt es eine Frauenärztin, der ich vertraue, mit der ich auch schon im Vorfeld über wichtige Aspekte sprechen kann? Was ist meine grundsätzliche Einstellung zu pränataldiagnostischen Untersuchungen? Und auch, wenn es vielleicht weit hergeholt scheint: Wie würde ich bzw. wie würden wir (Sie und Ihr Partner) damit umgehen, wenn es beim Kind Auffälligkeiten gibt?

Ebenfalls noch zu früh für konkretes Handeln ist die Frage, welche Hebamme nach der Entbindung eventuell die Betreuung übernehmen soll. Aber Sie könnten sich schon über die verschiedenen Modelle der Hebammenbetreuung informieren und ob diese in Ihrer Umgebung angeboten werden. Vielleicht fragen Sie auch Freundinnen nach ihren Erfahrungen.

## Planung der Entbindung

Um die Geburt des Kindes möglichst stressfrei und zu einer positiven Erfahrung zu machen, ist es hilfreich, diese gut vorzuplanen. Das betrifft nicht nur die üblichen Strategien, wie etwa frühzeitige Anmeldung in einer Geburtsklinik, Bereitstellung einer Tasche mit allen wichtigen Dingen, die man auch bei vorzeitig beginnenden Wehen einfach nur greifen muss, sondern auch die Vorplanung im Hinblick auf Ihre spezielle Krankheitssituation. Dazu gehören beispielsweise besondere Unterstützungsmaßnahmen, Stressreduktion, Reizabschirmung, Bedarfsmedikation für die Entbindung, Betreuung nach der Geburt, Stillen etc.

Der Geburtsplanung ist das ganze ▶ Kap. 6 gewidmet, wo Sie ausführliche Informationen zu allen genannten Aspekten finden.

## Informationssammlung zur Vorgeschichte

Da die verschiedenen psychischen Erkrankungen bzw. Störungen jeweils Besonderheiten haben (▶ Kap. 10), beispielsweise den Betreuungsbedarf rund um die Geburt betreffend, sollten u. a. für die Geburtsplanung möglichst umfassende Informationen über den bisherigen Verlauf der Erkrankung vorliegen. Das schließt die *Anforderung früherer Behandlungsberichte* von stationären Aufenthalten ein, denn daraus lassen sich wichtige Erkenntnisse über Risikofaktoren und mögliche Vorbeugstrategien gewinnen. Auch Hinweise auf mögliche »Frühwarnzeichen« (▶ Kap. 6) können darüber gewonnen werden und bei der Erstellung eines Notfallplanes berücksichtigt werden.

Dabei ist es übrigens nicht nur wichtig, den Bericht über die letzte stationäre Behandlung anzufordern, sondern – falls es mehrere Aufenthalte gegeben hat – möglichst alle. Aus psychiatrischer Sicht sind für eine gute Beratung u. a. Informationen zum Beginn der Erkrankung, zum Verlauf der jeweiligen Krankheitsepisoden sowie zur Behandlung und vor allem der speziellen Medikation von Bedeutung. Nicht nur, was geholfen hat, ist wichtig, sondern auch das, was wirkungslos war oder wegen ausgeprägter Nebenwirkungen abgesetzt werden musste.

Gehen Sie nicht davon aus, dass Ihr Psychiater schon alle Informationen verfügbar hat. Vergewissern Sie sich lieber, dass es so ist, und bitten Sie ihn ggf. darum, dass er die Unterlagen anfordert. Dazu müssen Sie eine schriftliche Entbindung von der Schweigepflicht abgeben, da nur so die Klinik die Befunde herausgeben darf.

## Sondersituation Kinderwunschbehandlung

Leider klappt es ja nicht bei allen Paaren ohne weiteres mit dem Kinderwunsch, so dass sich in manchen Fällen auch die Frage einer Kinderwunschbehandlung stellt. Dies kann im einfachsten Fall eine Hormonbehandlung oder eine Insemination, d. h. Einbringung des Samens des Partners in die Gebärmutter der Frau, sein. Oder bei komplizierteren Fällen die In-vitro-Fertilisation (Einbringung einer vorher entnommenen und mit dem Samen des Partners befruchteten Eizelle, dann schon ein Embryo), bis hin zur ICSI (= Intrazytoplasmatische Spermieninjektion), wobei der Samen auf medizinischem Wege in die vorher entnommene Eizelle der Frau eingebracht wird.

Auf alle diese Verfahren wollen wir hier nicht näher eingehen; Sie können sich an anderer Stelle darüber informieren. Allen gemein ist aber die Notwendigkeit einer vorherigen bzw. gleichzeitigen *Hormonbehandlung*. Wie Sie vielleicht aus anderen Zusammenhängen wissen, sind Hormonschwankungen bzw. die Gabe von Hormonen nicht immer ohne Nebenwirkungen und können im schlimmsten Fall zur psychischen Instabilität führen. Beispiele sind das ausgeprägte prämenstruelle Syndrom (=

PMDS), von dem auch Frauen mit psychischer Erkrankung betroffen sein können, oder die Einnahme einer Verhütungspille. Bei der Kinderwunschbehandlung sind die Auswirkungen oftmals deutlich ausgeprägter. Hinzu kommen die *psychischen Belastungen* der Kinderlosigkeit, deren erfolgreiche Behandlung ja nicht garantiert ist und bei der es nicht selten zu mehreren Behandlungszyklen kommt, die immer wieder mit Hoffen und Bangen und nicht selten mit Enttäuschungen einhergehen.

Alle diese Aspekte müssen Sie bedenken, wenn die Frage einer Kinderwunschbehandlung im Raum steht. Noch intensiver können auch die langfristigen Belastungen werden, wenn nur eine Fremd-Samenspende möglich ist oder gar eine Embryonen- oder Eizellspende im Ausland in Erwägung gezogen wird.

Vielleicht denken Sie in diesem Zusammenhang an die *lesbische Partnerschaft* von zwei Frauen, die aufgrund ihrer Beziehungskonstellation auf eine Samenspende angewiesen sind. Da ist es in der Regel aber nicht erforderlich, vorher bzw. gleichzeitig eine hormonelle Behandlung durchzuführen, weil bei diesen Frauen i.d.R. kein Grund vorliegt, warum sie nicht schwanger werden können. In den Fällen führt meist die Zyklusbeobachtung zum Ziel, mit der der optimale Zeitpunkt der Befruchtung herausgefunden werden kann.

Lassen Sie sich auf jeden Fall *ausführlich beraten*, am besten neben der frauenärztlichen Beratung auch in einer auf Kinderwunschbehandlung spezialisierten Beratungsstelle oder von einer auf dieses Thema spezialisierten Psychotherapeutin. Und natürlich sollten Sie das Thema mit dem behandelnden Psychiater besprechen, der Ihre psychische Stabilität mit Ihnen gemeinsam am besten einschätzen kann.

## Sondersituation alleinerziehend

Leider sind auch Frauen mit einer psychischen Erkrankung nicht davor gefeit, mehr oder weniger ungeplant eine alleinerziehende Mutter zu sein. Das kann bei einer ungeplanten Schwangerschaft geschehen, die vielleicht aus einer nur vorübergehenden bzw. instabilen *Partnerschaft* entstanden ist. Das geschieht aber leider auch dann, wenn es eine geplante Wunsch-

Schwangerschaft war und sich die Partnerschaft doch nicht so tragfähig erweist wie gedacht und zerbricht.

Auch die geplante *Solo-Mutterschaft* ist zu erwähnen, bei der sich eine Frau dazu entscheidet, ganz ohne Partner schwanger zu werden – weil sie beispielsweise keinen Partner hat oder sich aus anderen Gründen dafür entscheidet, ihr Kind allein aufzuziehen.

In allen genannten Fällen müssen die psychischen Belastungen und die besonderen *Herausforderungen an Organisation und Zeitmanagement* bei der Kinderversorgung bedacht werden. Sollten Sie in dieser Situation sein, können wir Sie nur ermutigen, so viel Hilfe aus Familie und Freundeskreis wie möglich anzunehmen, aber auch professionelle Unterstützung zu suchen.

# 4 Nutzen-Risiko-Abwägung bei der Behandlung

> **Inhalt kurzgefasst**
>
> Dieses Kapitel richtet sich in erster Linie an die Leserin, bei der eine Behandlung im Vorfeld oder rund um eine Schwangerschaft erforderlich ist oder auch eine vorbeugende Behandlung zur Verhinderung weiterer Krankheitsepisoden. Die verschiedenen Psychopharmaka und Arten von Psychotherapie werden dargestellt, ergänzt durch weitere Therapieverfahren. Im Hinblick auf die mütterliche und kindliche Gesundheit geht es um die Nutzen-Risiko-Abwägung hinsichtlich Fortführen, Absetzen oder Umstellen der Medikation.

Die psychischen Erkrankungen, um die es hier in diesem Buch geht, sind in der Regel wiederkehrend, das wird in der medizinischen Fachsprache als rezidivierend bezeichnet, oder sie bestehen durchgehend mit mehr oder weniger guten Phasen. Bei manchen Erkrankungen, die sich unter Behandlung vollständig oder weitgehend zurückgebildet haben, ist eine sogenannte Erhaltungstherapie erforderlich.

Die verschiedenen medikamentösen Behandlungsstrategien kommen sowohl in der *Akutbehandlung* (= Behandlung einer Krankheitsepisode), in der *Erhaltungstherapie* (um einen erreichten stabilen Zustand zu erhalten) als auch in der *vorbeugenden Behandlung* (um weitere Krankheitsphasen zu vermeiden) zum Einsatz.

Manche der im folgenden Abschnitt beschriebenen Medikamente werden sowohl zur Akutbehandlung als auch zur Vorbeugung eingesetzt, andere wiederum hauptsächlich zur Vorbeugung.

Mit dem Gedanken, das Kind vor eventuell schädigenden Einflüssen von Psychopharmaka in der Schwangerschaft zu schützen, sucht man vielleicht nach Behandlungsmethoden, die die Medikamente ersetzen können oder zumindest eine geringere Dosierung ermöglichen. Eine gute Ergänzung ist immer eine psychotherapeutische Unterstützung; als alleinige Maßnahme reicht sie allerdings nicht immer aus. Auch wenn bisher die Behandlung vor allem mit Medikamenten erfolgte, lohnt sich die Beschäftigung mit der Frage, ob und ggf. welche Psychotherapie bei der eigenen Erkrankung sinnvoll ist oder ob alternative Therapiemethoden in Frage kommen. Weitere Informationen hierzu finden sich in den folgenden Abschnitten sowie in ▶ Kap. 10 zu den einzelnen Erkrankungen.

Wegen ihrer Bedeutung bei der Behandlung psychischer Störungen und die damit oftmals verbundenen Unsicherheiten soll zunächst auf die medikamentöse Behandlung eingegangen werden.

# Psychopharmaka

> **Inhalt kurzgefasst**
>
> In den folgenden Abschnitten werden die verschiedenen Gruppen von Psychopharmaka und ihr jeweiliges Einsatzgebiet vorgestellt sowie Einsatzmöglichkeiten in der Schwangerschaft und ggf. zu bedenkende Probleme. Kindliche Fehlbildungen und Anpassungsstörungen nach der Geburt sind ebenso Thema wie wichtige Untersuchungen bei der Einnahme von Medikamenten und weitere Informationsmöglichkeiten zum speziellen Präparat.

Als Psychopharmaka werden alle Medikamente (= Pharmaka) bezeichnet, die eine Wirkung auf psychische Symptome haben. Dazu gehören Mittel gegen Depressionen (= Antidepressiva), gegen Psychosen (= Antipsychotika, früher auch als Neuroleptika bezeichnet), Beruhigungsmittel (= Sedativa oder Tranquilizer), Schlafmittel (= Hypnotika) und schließlich Medikamente, die zur Stimmungsstabilisierung bei wiederkehrenden Erkrankungen eingesetzt werden (= Stimmungsstabilisatoren bzw. Affektstabilisatoren).

In jeder der genannten Gruppen gibt es eine Vielzahl von Mitteln. Wenn neue Präparate auf den Markt kommen, versprechen sie meist eine bessere Wirkung und/oder weniger Nebenwirkungen als vorhandene Medikamente. Nur manchmal werden diese Erwartungen erfüllt, oft aber auch nicht. Welches der vielen zur Verfügung stehenden Medikamente Ihnen Ihr Arzt verordnet, hat auch mit den Erfahrungen aus der langjährigen Ausbildung und praktischen Anwendung zu tun. Es reicht nicht, den Beipackzettel oder Informationen im Internet zu lesen, um zu wissen, was speziell in Ihrem Fall gut und richtig ist oder ob man vielleicht sogar auf das verordnete Medikament verzichten sollte.

Ein Medikament einer Gruppe muss nicht unbedingt besser sein als ein anderes. Wichtig ist, dass es für die vorhandene Symptomatik – man spricht auch von *Zielsymptomatik* – geeignet ist und dass die Verträglichkeit gut ist. Beides wird im ärztlichen Gespräch regelmäßig überprüft; dann werden eventuell Veränderungen vorgenommen. Manche Patienten glauben, sie seien »Versuchskaninchen«, wenn solche Veränderungen erforderlich sind. Aber der Grund für solche Wechsel liegt in der Regel darin, dass Menschen sehr unterschiedlich auf einzelne Medikamente reagieren; sowohl die Wirkung als auch die Nebenwirkungen können sehr verschieden sein. Deshalb wird in der Forschung daran gearbeitet, für die Zukunft bestimmte Tests zu entwickeln, die bei der Therapieplanung eingesetzt werden können und dabei helfen, die passende Behandlung für den Einzelnen zu finden. Allerdings ist das noch Zukunftsmusik.

Auch wichtig zu wissen: Es kann zu *Beginn* einer medikamentösen Behandlung für kurze Zeit sogar zur Verschlechterung kommen. Weil manche Antidepressiva schlafanstoßend wirken, ist man zusätzlich müde, während die depressive Stimmung sich noch nicht gebessert hat. Oder es tritt Unruhe auf, weil das Medikament eher den Antrieb steigert, während die depressiven Gedanken noch da sind. Da hilft nur ein wenig Geduld, denn nicht alle Symptome einer psychischen Erkrankung reagieren zur selben Zeit auf die Behandlung. Wenn Sie unsicher sind, sprechen Sie es im ärztlichen Gespräch an.

> **Hinweis**
>
> In den folgenden Kapiteln finden Sie allgemeine Hinweise zu den verschiedenen Medikamentengruppen. Auf nähere Informationen zu einzelnen Präparaten (z.B. Anwendungsgebiet oder Wirkweise) haben wir verzichtet, da Sie sich diesbezüglich anderweitig informieren können. Uns geht es an dieser Stelle darum, einen Überblick zu geben.
>
> Auch Informationen über mögliche Auswirkungen auf das ungeborene Kind sind hier nur zusammenfassend dargestellt. Detaillierte und aktuelle Informationen für die einzelnen Präparate finden Sie unter www.embryotox.de. Dort gibt es ebenso Hinweise auf Beratungsmöglichkeiten.

## Antidepressiva

Mittel gegen Depressionen werden als Antidepressiva bezeichnet, auch wenn sie nicht nur gegen Depressionen helfen, sondern beispielsweise bei Angsterkrankungen, Zwangserkrankungen oder bei der Symptomatik einer PTBS (= posttraumatische Belastungsstörung) sowie bei chronischen Schmerzen zum Einsatz kommen. Depressionen sind jedoch das Haupteinsatzgebiet.

Die *Wirkweise* von Antidepressiva kann sehr unterschiedlich sein: Es gibt angstlösende und beruhigende Antidepressiva, antriebssteigernde und aktivierende Medikamente und auch Mittel, die zusätzlich zur Wirkung gegen Depressionen besonders gut bei Schlafstörungen, gegen Panikattacken oder gegen Zwangssymptome helfen.

Auch bei längerer Einnahme besteht bei Antidepressiva keine *Gefahr der Abhängigkeit*. Von Abhängigkeit spricht man, wenn die Einnahme einer Substanz in immer höherer Dosis erfolgen muss, um eine gleiche Wirkung zu erzielen (wie beispielsweise bei bestimmten Beruhigungsmitteln). Oder wenn die Substanz benutzt wird, um kurzfristig eine bestimmte angenehme Wirkung zu erzielen (wie etwa eine euphorische Stimmung bei bestimmten Drogen). Antidepressiva beeinflussen ebenso wie andere Psychopharmaka biochemische Prozesse im Gehirn, stabilisieren diese und helfen, das *normale Gleichgewicht* wiederherzustellen.

Manchmal machen Absetzeffekte Sorgen, wenn die Behandlung irgendwann beendet wird. Doch die haben nichts mit Abhängigkeit zu tun. *Absetzeffekte* gibt es bei manchen Antidepressiva, die zwar insgesamt sehr gut verträglich sind, aber zu Beginn ausgeprägte Nebenwirkungen haben können und ebenso beim Absetzen vergleichbare Nebenerscheinungen auslösen (wie etwa Unruhe, Kopfschmerzen, Schwindel, Übelkeit). Ein wenig Geduld hilft ebenso wie ein sehr langsames, stufenweises Eindosieren und Absetzen des Medikamentes.

Kommt es *nach dem Absetzen* eines Antidepressivums *erneut zu Symptomen*, kann dies aber auch ein Zeichen dafür sein, dass es zu früh reduziert wurde und dass die Erkrankung noch aktiv ist. Dann sollte die Dosis wieder erhöht und das Absetzen auf einen späteren Zeitpunkt verschoben werden. Vermeiden kann man solche Effekte meist, wenn man die Regel beachtet, dass *mindestens sechs Monate Symptomfreiheit* bestehen sollte, bevor ein wirksames Medikament langsam ausgeschlichen wird.

Auch die Sorge, dass Antidepressiva oder andere Psychopharmaka zur *Persönlichkeitsveränderung* führen, ist unbegründet. Vielmehr ist es so, dass die psychische Erkrankung als solche, wie etwa eine Depression oder Psychose, manchmal den Eindruck vermittelt, dass sich jemand in seiner Persönlichkeit völlig verändert hat. Mit der erfolgreichen medikamentösen Behandlung wird dann aber erkennbar, dass das Medikament die »alte, gesunde« Persönlichkeit wieder hervorbringt.

### Trizyklika, Tetrazyklika

Diese beiden Bezeichnungen beziehen sich auf die *chemische Struktur* bestimmter Antidepressiva, während bei neueren Substanzen das angesprochene *Rezeptorprofil* im Gruppennamen auftaucht (wie etwa bei den SSRI).

Die Gruppe der trizyklischen Antidepressiva (= Trizyklika) ist eine Gruppe älterer, aber sehr wirksamer Antidepressiva, von denen es sowohl schlafanstoßende, beruhigende und angstlösende als auch antriebssteigernde Präparate gibt. Der bekannteste Vertreter dieser Gruppe ist das Amitriptylin, das auch ein wichtiger Baustein der Schmerztherapie ist.

Trizyklika können Nebenwirkungen wie Mundtrockenheit, Schwitzen, Kreislaufprobleme, Verstopfung etc. verursachen. In niedrigen Dosierungen werden diese Medikamente manchmal auch speziell gegen Schlafstörungen und bei Schmerzstörungen eingesetzt.

## SSRI und andere neuere Antidepressiva

Bei der Entwicklung von Psychopharmaka wird versucht, immer spezieller (= selektiver) auf die Botenstoffe im Gehirn (= Neurotransmitter bzw. Nervenüberträgerstoffe) zu wirken, die an bestimmten Störungen maßgeblich beteiligt sind. Zu nennen sind da beispielsweise das Serotonin- und das Noradrenalin-System bei Depressionen und Angsterkrankungen oder der Dopamin-Stoffwechsel bei Psychosen. Angestrebt wird der gezielte Einsatz gegen bestimmte Symptome und eine gute Verträglichkeit.

Von den selektiv wirkenden Antidepressiva stellen die SSRI die größte Gruppe dar. SSRI ist die Abkürzung für die englische Bezeichnung »**S**elective **S**erotonin **R**euptake **I**nhibitor« (= Selektive Serotonin-Wiederaufnahmehemmer). Das sind Medikamente, die speziell das Angebot des Neurotransmitters Serotonin im Gehirn erhöhen.

Typische *anfängliche Nebenwirkungen* der SSRI sind Übelkeit, Erbrechen oder Durchfall, aber auch Kopfschmerzen und Unruhe. Gerade diese Symptome führen bei ängstlichen Menschen zu der Sorge, dass sich alles verschlechtert – dabei ist nur die Wirkung auf die Symptomatik noch nicht eingetreten. Rechnen Sie bitte mit so etwas und fragen Sie bei Zweifeln die verordnende Ärztin.

In der Regel gehen Nebenwirkungen nach einigen Tagen der Einnahme vorbei und zwingen nicht zum Absetzen. Medikamente aus der Gruppe der SSRI sind insgesamt in der längerfristigen Anwendung *gut verträglich* und werden häufig eingesetzt, auch bei peripartalen psychischen Störungen. Einige der Substanzen gehören *in der Schwangerschaft und Stillzeit zu den Mitteln der Wahl* (näheres zur Bewertung der Medikamente, auch bei einzelnen Erkrankungen, finden Sie unter www.embryotox.de).

Es gibt noch weitere, z. T. auch neuere Antidepressiva mit etwas anderem Rezeptorprofil als die der SSRI-Gruppe, also einem etwas anderen Wirkschwerpunkt, die eine gute Wirksamkeit und Verträglichkeit zeigen. Von Bedeutung ist, welches Medikament Ihr Arzt Ihnen für Ihre spezielle Problematik empfiehlt. Er wird Ihnen die Wirkweise des empfohlenen

Medikamentes näher erläutern können und auch, warum er *dieses* Medikament für sinnvoll hält. Und wie gesagt: Nicht nur die Theorie ist bei dieser Auswahl von Bedeutung, sondern auch die praktische ärztliche Erfahrung und die Einschätzung Ihrer speziellen Situation – das alles kann nicht ersetzt werden durch eine Recherche in den Medien.

## MAOH – Monoaminooxidasehemmer

Heute kaum noch gebräuchlich sind die MAOH – allenfalls bei den schwierig zu behandelnden Depressionen (auch als therapieresistent bezeichnet), bei denen andere Antidepressiva wirkungslos geblieben sind. MAOH steht für Monoaminooxidasehemmer.

Auch wenn es Unterschiede zwischen den verschiedenen MAOH gibt, sollte deren Einsatz in der Schwangerschaft vollständig vermieden werden. MAOH können zu erheblichen Komplikationen in der Schwangerschaft und rund um die Geburt führen. Problematisch ist zusätzlich, dass es zu Wechselwirkungen mit anderen Medikamenten kommen kann und dass bei Einnahme einiger Präparate bestimmte Nahrungsmittel vermieden werden müssen. Zahlreiche andere Antidepressiva (wie etwa die SSRI) stehen als Alternative zur Verfügung.

Werden die MAOH bereits länger eingenommen, muss unter Berücksichtigung des bisherigen Krankheitsverlaufes sehr sorgfältig über die Fortsetzung bzw. eine Umstellung nachgedacht werden.

## Johanniskraut als pflanzliches Antidepressivum

Besonders bei leichten Depressionen zeigen Johanniskraut-Präparate eine gute Wirkung, die nach dem botanischen Namen der Johanniskraut-Pflanze auch als Hypericum bezeichnet werden. Dazu reichen allerdings die frei verkäuflichen Dragees nicht aus; für eine antidepressive Behandlung muss Johanniskraut hoch dosiert werden. Das ist auf jeden Fall so bei den Präparaten, die auf ärztliche Verordnung in der Apotheke zu erhalten sind und bei denen entsprechende *Wirksamkeitsuntersuchungen* durchgeführt wurden.

Pflanzliche Antidepressiva wirken ebenso wie rein synthetisch hergestellte Medikamente auf die Stoffwechselvorgänge im Gehirn, haben allerdings eine schwächere Wirksamkeit. Deshalb sind meist hohe Dosierungen und eine längere Einnahmedauer bis zur Wirkung erforderlich. Es ist wichtig zu wissen, dass auch Johanniskraut *nicht nebenwirkungsfrei* ist; so kann es beispielsweise zu einer erhöhten *Lichtempfindlichkeit* oder zu *Zyklusstörungen* und einem *Wirkverlust der Pille* kommen.

### Unsere Meinung

Für Schwangerschaft und Stillzeit liegen zu wenige Informationen vor, als dass man Johanniskraut-Präparate ohne weiteres als Alternative, vor allem *nicht als bessere* Alternative, zu anderen Antidepressiva empfehlen könnte.

Dies gilt in gleichem Maße für weitere pflanzliche Mittel, die auf Lavendel, Baldrian, Hopfen o. ä. basieren, und für Produkte, die dem Bereich der traditionellen chinesischen Medizin zuzurechnen sind. Auch wenn die Präparate auf pflanzlicher Basis hergestellt werden, können sie nicht von vornherein als unbedenklich für das ungeborene bzw. gestillte Kind angesehen werden. Dafür reichen die bisher vorliegenden Erfahrungen nicht aus.

Abgesehen davon können wir nur noch einmal unseren Appell wiederholen: Bitte nehmen Sie möglichst schnell nach Beginn der Symptome eine ausreichend gut untersuchte medikamentöse und/oder psychotherapeutische Behandlung in Anspruch! Falls das eine Behandlung ist, die sich bei Ihnen in der Vergangenheit schon bewährt hat, umso besser.

### Cannabis-Produkte

Die Anwendung von Cannabis-Produkten wird aktuell für eine Vielzahl von Beschwerden beworben, u. a. sollen sie auch gegen Angststörungen oder Depressionen nach der Entbindung helfen. Bei dem hauptsächlich eingesetzten Cannabidiol (= CBD, z. B. als CBD-Öl, Kapseln oder Spray) handelt es sich um einen Extrakt aus der Hanf-Pflanze, der anders als das im »Joint« enthaltene THC (= Tetrahydrocannabinol) keine berauschende Wirkung haben soll.

Von Studien, die die Wirksamkeit von CBD bei verschiedenen psychischen Störungen belegen sollen, ist immer wieder die Rede. Deshalb wollen wir hier kurz dazu Stellung nehmen.

Da Cannabis-Extrakte allgemein eine angstlösende, beruhigende und schlaffördernde Wirkung haben sollen, ist es gut vorstellbar, dass sie auf depressive Symptome eine positive Wirkung haben können, so wie manche anderen pflanzlichen Substanzen auch. Allerdings gibt es bisher *nur vorläufige Studien*, die hoffen lassen, dass möglicherweise in Zukunft daraus eine Behandlungsalternative werden könnte. Bisher sind uns *keine* wissenschaftlichen Untersuchungen bekannt, die bestimmte Qualitätsstandards einhalten und die Wirksamkeit von Cannabis bei psychischen Symptomen belegen.

### Unsere Meinung

In der Schwangerschaft oder in der Stillzeit kann man eine unzureichend erforschte Substanz wie *Cannabisöl keinesfalls empfehlen*. Nach dem Abstillen ist ein Behandlungsversuch möglich. Wir sind allerdings der Meinung, dass bei ernsthaften Problemen eindeutig eine seriöse ärztliche bzw. psychotherapeutische Behandlung den Vorrang haben sollte, deren Wirksamkeit belegt ist – auch um die Symptomatik möglichst bald zu beseitigen.

Generell ist vom Joint oder ähnlichen Konsumarten abzuraten, da Cannabis dabei ein psychisches Abhängigkeitspotenzial hat und im Einzelfall in die Psychose oder Depression führen kann.

## Antipsychotika

Mittel gegen jede Art von psychotischen Symptomen werden heute überwiegend als Antipsychotika bezeichnet. Diese Bezeichnung hat den früher gebräuchlichen Begriff *Neuroleptika* weitgehend abgelöst. Antipsychotika sind besonders gegen Wahnsymptome (auch als paranoide Symptome bezeichnet) und Sinnestäuschungen (= Halluzinationen) sehr wirksam, aber auch gegen eine Vielzahl anderer psychischer Symptome. Manchmal werden Antipsychotika mit Antidepressiva kombiniert.

> **Merke**
>
> Antidepressiva und Antipsychotika machen nicht abhängig und verändern nicht die Persönlichkeit!

Die verschiedenen Antipsychotika haben sehr unterschiedliche Wirkungen; sie werden gezielt gegen bestimmte Symptome eingesetzt. So gibt es beispielsweise Medikamente, die ausgezeichnet gegen psychotische Symptome wie Wahn oder Halluzinationen wirken, aber kaum eine beruhigende Wirkung haben. Andere dagegen werden überwiegend zur Angstlösung und Beruhigung eingesetzt, haben aber kaum Auswirkungen auf die eigentlichen Psychose-Symptome. Wegen der unterschiedlichen Wirksamkeit werden manchmal auch verschiedene Präparate kombiniert.

Das fehlende Abhängigkeitspotenzial und die beruhigende und schlafanstoßende Wirkung machen den Einsatz bestimmter Antipsychotika übrigens auch als *Ersatz für Beruhigungs- und Schlafmittel* möglich, so etwa bei Depressionen und Angststörungen.

### Typische und atypische Antipsychotika

Möglicherweise begegnet Ihnen die Bezeichnung *Atypika* oder atypisches Antipsychotikum bzw. atypisches Neuroleptikum. Darin enthalten ist die Abgrenzung gegen die sogenannten typischen Antipsychotika bzw. Neuroleptika, die zur ersten Generation der Antipsychotika zählen. Einige Vertreter dieser typischen Antipsychotika haben heute immer noch ihren Stellenwert in der psychiatrischen Behandlung, vor allem in Notfallsituationen.

Ein großer Nachteil, den die klassischen (= typischen) Antipsychotika haben, sind die *teils ausgeprägten Nebenwirkungen.* Besonders die sogenannten extrapyramidalen Symptome (= EPMS) bei den typischen Antipsychotika beeinträchtigen Patienten oft sehr: Das an eine Parkinson-Erkrankung erinnernde Parkinsonoid mit Kleinschrittigkeit, Zittern und

Steifigkeit in der Muskulatur ist für Betroffene sehr unangenehm. Ebenso die Bewegungsunruhe, vor allem in den Beinen (= Akathisie), oder die unwillkürlichen Bewegungen im Zungen-Schlund-Bereich oder in Armen und Beinen zu Beginn einer Behandlung (= Frühdyskinesien). Auch wenn diese Nebenwirkungen durch ein Gegenmittel gut zu vermindern sind, führen sie nicht selten dazu, dass Patienten diese Medikamente nicht einnehmen wollen. Das ist nachvollziehbar, da solche unwillkürlichen Bewegungen, die im Laufe der Behandlung auftreten können (= Spätdyskinesien), möglicherweise dauerhaft bleiben.

### Unsere Meinung

Gerade die EPMS treten bei den neueren atypischen Präparaten gar nicht oder in sehr viel geringerem Maße auf, weshalb diese für Betroffene sehr viel verträglicher sind. Deshalb sind wir *sehr skeptisch*, wenn bei psychischen Störungen in der Schwangerschaft wegen der vermeintlich geringeren Gefahr für das Ungeborene eine gut wirksame Medikation mit einem neueren atypischen Präparat umgestellt wird auf eines der alten Medikamente aus der Gruppe der typischen Antipsychotika (wie etwa Haloperidol oder Benperidol). Und das obwohl mittlerweile vielfältige Erkenntnisse vorliegen, die den Einsatz von atypischen Antipsychotika auch in der Schwangerschaft und Stillzeit vertretbar machen! Bevor eine solche Umstellung erfolgt, die im Übrigen immer die Gefahr der Destabilisierung mit sich bringt, sollte man sich seriös informieren (s. www.embryotox.de).

Zu den *Atypika*, deren Einsatz in der Schwangerschaft nach Nutzen-Risiko-Abwägung *vertretbar* ist, gehören Medikamente wie Amisulprid, Aripiprazol, Quetiapin, Olanzapin, Risperidon und Ziprasidon. Zu den Einsatzmöglichkeiten in der Schwangerschaft und Stillzeit finden sich ausführliche Informationen unter www.embryotox.de.

Für die neueren atypischen Antipsychotika Asenapin und Cariprazin gibt es bisher keine ausreichenden wissenschaftlichen Erkenntnisse zu ihrer Auswirkung auf ungeborene bzw. gestillte Kinder, so dass keine allgemeine Empfehlung gegeben werden kann. Die Abwägung im Einzelfall muss besonders sorgfältig erfolgen – wie bei allen Psychopharmaka, die neu entwickelt sind und mit denen es kaum Erfahrungen in der Schwangerschaft gibt.

## Beruhigungsmittel und Schlafmittel

Beruhigungsmittel (= Sedativa oder Tranquilizer) und Schlafmittel (= Hypnotika) werden zur Beruhigung und Verbesserung des Schlafes, aber auch zur Angstlösung eingesetzt. Dabei wirken sie zwar oft gut auf die Symptome, anders als die Antidepressiva und Antipsychotika beseitigen sie aber nicht das Stoffwechselungleichgewicht im Gehirn. Die größte Gruppe sind die Benzodiazepine, dazu gehören beispielsweise Diazepam, Alprazolam und Lorazepam.

> **Merke**
>
> Im Gegensatz zu Antidepressiva und Antipsychotika können Beruhigungsmittel und Schlafmittel zur Abhängigkeit führen – je besser die direkte Wirkung, umso höher die Gefahr der Abhängigkeit.

Wegen der *Abhängigkeitsgefahr* sollten Beruhigungsmittel und Schlafmittel immer nur nach ärztlicher Verordnung und *nur für kurze Zeit* eingenommen werden. Nach längerer Einnahme muss das Absetzen schrittweise erfolgen, um keine Entzugssymptome zu verursachen, wie etwa Unruhe, Zittern oder Schlafstörungen.

Auch Schlafmittel aus der sogenannten *Z-Gruppe* (z. B. Zolpidem oder Zopiclon) sind nur eingeschränkt zu empfehlen, da sich auch bei ihnen Gewöhnungseffekte einstellen können.

Eine *gute Alternative* zu Beruhigungs- und Schlafmitteln sind bestimmte Antidepressiva und Antipsychotika, die in niedriger Dosierung eine beruhigende, angstlösende und schlafanstoßende Wirkung haben.

## Stimmungsstabilisatoren

Als Stimmungsstabilisatoren (= Affektstabilisatoren oder Phasenprophylaktika) werden verschiedene Substanzen bezeichnet, die bei mehrfachem Auftreten von depressiven oder manischen Krankheitsepisoden zur Vorbeugung neuer Krankheitsphasen (= Prophylaxe) eingesetzt werden. Auch bei schizoaffektiven Erkrankungen, die i. d. R. ebenfalls mit wiederholten Krankheitsphasen einhergehen, kommen sie zum Einsatz.

### Lithium

Der älteste und wahrscheinlich bekannteste Stimmungsstabilisator ist das Lithium, ein Spurenelement, das in ganz geringen Mengen auch natürlich im Körper vorkommt. Zur Vorbeugung affektiver oder schizoaffektiver Erkrankungen muss es regelmäßig eingenommen werden und im Blut einen bestimmten Wert erreichen.

Bei der Einnahme von Lithium in der Schwangerschaft gibt es ein *leicht erhöhtes Risiko von Fehlbildungen*, besonders des Herzens. Trotzdem ist bei sorgfältiger Nutzen-Risiko-Abwägung die Fortführung der Behandlung in der Schwangerschaft möglich. Man empfiehlt in solchen Fällen eine weiterführende Ultraschalluntersuchung, um die normale Entwicklung des Embryos zu bestätigen.

### Antiepileptika

In den letzten Jahrzehnten wurde festgestellt, dass verschiedene Medikamente, die überwiegend bei der Epilepsie eingesetzt werden (auch als Antiepileptika oder Antikonvulsiva bezeichnet), ebenfalls eine vorbeugende Wirkung auf Phasen von Depression oder Manie haben. Das sind in erster Linie die Stoffe Carbamazepin bzw. Oxcarbazepin und Valproat (= Valproinsäure), aber auch für Lamotrigin liegen entsprechende Erfahrungen vor. Wundern Sie sich also nicht, wenn Ihnen ein »Mittel gegen Epilepsie« verschrieben wird. Auch diese Medikamente müssen übrigens im Blut einen bestimmten Wert erreichen, um vorbeugend zu wirken. Valproat wird im Übrigen auch in der Akutbehandlung der Manie eingesetzt.

Allerdings gibt es ein Problem: einige Antiepileptika, vor allem Valproat, führen zu einem *deutlich erhöhten Risiko für kindliche Fehlbildungen*, wenn das Medikament in der Frühschwangerschaft eingenommen wird. Bei Valproat wurden darüber hinaus auch *funktionelle Entwicklungsstörungen* beim Kind häufiger beobachtet, wenn die Mutter während der Schwangerschaft damit behandelt wurde.

Auch das bei psychischen Problemen und Schmerzzuständen eingesetzte Carbamazepin ist mit einem höheren Fehlbildungsrisiko behaftet, wenn auch nicht so ausgeprägt wie Valproat.

Genaue Informationen zu den einzelnen Substanzen s. www.embryo tox.de.

Deshalb gilt: Valproinsäure und bestimmte andere Antiepileptika mit einem nachgewiesenen Fehlbildungsrisiko dürfen *bei Frauen im gebärfähigen Alter nur bei Krampfleiden verordnet werden*, die sich nicht anders behandeln lassen. Für psychische Erkrankungen gibt es die *Alternative atypische Antipsychotika*. Ist Valproinsäure dringend erforderlich, dann muss gleichzeitig eine *sichere Verhütung* betrieben werden, damit es nicht ungeplant zu einer Schwangerschaft kommt.

> **Merke**
>
> Wegen des hohen Fehlbildungsrisikos beim Kind soll Valproat bei psychischen Erkrankungen vermieden werden bzw. darf nur bei sicherer Verhütung eingesetzt werden.
>
> Ist darunter eine Schwangerschaft entstanden, sind weiterführende Ultraschalluntersuchungen, z.B. des Herzens und des Zentralnervensystems, Teil der pränataldiagnostischen Maßnahmen.

Die allgemeinen Nebenwirkungen der verschiedenen stimmungsstabilisierenden Medikamente können sehr unterschiedlich sein, ebenso wie die Gegenanzeigen (= Kontraindikationen). Da hier nicht im Einzelnen darauf eingegangen werden kann, muss auf den Beipackzettel, auf Informationsbroschüren und das Gespräch mit Ihrer Ärztin verwiesen werden.

## Nebenwirkungen von Psychopharmaka

Da Medikamente heute vor ihrer Zulassung sehr sorgfältig auf ihre Nebenwirkungen geprüft werden, ist die Liste der möglichen unerwünschten Wirkungen auf dem Beipackzettel meist sehr lang und auch etwas einschüchternd – selbst für Ärzte und Apothekerinnen. Bei genauerer Betrachtung liegt die Wahrscheinlichkeit solcher Nebenwirkungen meist unter 10% und oft sogar unter 1%. Außerdem sind viele der möglichen Begleiteffekte eher harmloser Natur.

Im Zweifelsfall gilt bei Unsicherheiten: Fragen Sie Ihren Arzt oder Ihre Apothekerin. Es ist nicht sinnvoll, einfach ein Medikament nicht einzunehmen und vielleicht sogar die ärztliche Behandlung abzubrechen, weil der Beipackzettel Angst auslöst. Der verschreibende Arzt kennt diese Nebenwirkungen und wird sich bei der Verordnung etwas gedacht haben. Also: Fragen Sie ihn, und sprechen ihn auch an, wenn Ihnen in der Apotheke, von anderen Ärzten oder von Ihrer Psychotherapeutin trotz der ärztlichen Verordnung von der Einnahme abgeraten wurde – was leider immer wieder vorkommt.

## Untersuchungen bei Medikamenteneinnahme

Auch bei psychischen Störungen ist vor Beginn einer Behandlung mit Medikamenten eine sorgfältige Erhebung der körperlichen Befunde und bestimmter Laborwerte erforderlich. Dies ist schon deshalb von Bedeutung, weil auch körperliche Erkrankungen die Symptome einer Depression imitieren können (so etwa eine Schilddrüsenunterfunktion, Blutarmut oder ähnliches). Auch im Verlauf der Therapie können regelmäßige Kontrolluntersuchungen erforderlich sein, wie etwa Überprüfung der Leber- und Nierenwerte, des Blutbildes und des Blutzuckers sowie EKG-Kontrollen. Die Häufigkeit und Art dieser Untersuchungen kann bei den Erkrankungen und Medikamenten sehr unterschiedlich sein und wird ärztlich festgelegt.

## Was sind eigentlich Kontraindikationen?

Als Kontraindikationen werden Gründe bezeichnet, die *dagegensprechen*, ein bestimmtes Medikament oder eine ganze Gruppe von Präparaten einzunehmen. Diese Kontraindikationen sind von Medikament zu Medikament sehr unterschiedlich. Viele körperliche Erkrankungen gehören dazu, wie etwa Herzerkrankungen oder bestimmte Stoffwechselerkrankungen. Da die Medikamente entweder über die Nieren ausgeschieden oder über die Leber abgebaut werden, zählen Einschränkungen der Nierenfunktion oder Erkrankungen der Leber meist dazu.

Informationen über Kontraindikationen, falls weitere Erkrankungen bestehen, sind dem Beipackzettel der Medikamente zu entnehmen. Bei Unsicherheit sollten Sie noch einmal beim Arzt nachfragen, aber nicht einfach auf die Einnahme des Medikamentes verzichten.

### Relative oder absolute Kontraindikation

Unterschieden wird zwischen einer »relativen« und einer »absoluten« Kontraindikation. Dabei bedeutet *absolute Kontraindikation*, dass dieses Medikament beim Vorliegen bestimmter Voraussetzungen überhaupt nicht und unter keinen Umständen eingenommen werden darf – z. B., weil sich sonst die gesundheitliche Situation noch verschlechtert. *Relative Kontraindikation* dagegen bedeutet, dass eine sorgfältige Nutzen-Risiko-Abwägung erfolgen muss, ob der Nutzen des Medikamentes ein eventuelles Risiko überwiegt. Das bedeutet also, dass Ihr Arzt nach sorgfältiger Prüfung und wenn kein gleichwertiges, aber weniger gefährliches Medikament zur Verfügung steht, ein solches Präparat verordnen kann.

Auch eine Schwangerschaft und die Stillzeit gehören zu den relativen Kontraindikationen.

### (Relative) Kontraindikation Schwangerschaft

Aus den Medien ist mittlerweile geläufig, dass neue Medikamente erst nach einer Reihe von Prüfungen zugelassen werden. Dazu gehören unter anderem die sogenannten klinischen Prüfungen, bei denen zunächst freiwillige gesunde Probanden, später dann Patienten mit der Erkrankung, für die das Medikament entwickelt wurde, nach vorheriger Aufklärung dieses Medikament einnehmen und Wirkungen sowie Nebenwirkungen genau dokumentiert werden.

Da *schwangere Frauen* an solchen Prüfungen prinzipiell *nicht* teilnehmen dürfen, gilt für fast alle Medikamente: Es gibt keine Studien, die ihre diesbezügliche Unbedenklichkeit beweisen, und deshalb werden sie als in der Schwangerschaft kontraindiziert bezeichnet. Nur selten ist das aber eine absolute Kontraindikation; meist ist es eine relative Kontraindikation, d. h., *nach sorgfältiger Nutzen-Risiko-Abwägung* kann das Medikament doch gegeben werden.

Für nicht wenige Psychopharmaka gibt es eine größere Zahl sorgfältig gesammelter *Fallbeobachtungen* von Frauen, die unbeabsichtigt unter einem Medikament schwanger geworden sind oder die es bewusst nach sorgfältiger Nutzen-Risiko-Abwägung in der Schwangerschaft eingenommen haben. Die Kinder werden untersucht, Informationen in nationalen und internationalen Registern gespeichert und zusammengeführt.

Insgesamt kann man sagen: Für kein Medikament, das typischerweise bei psychischen Erkrankungen eingesetzt wird, also für kein Psychopharmakon, gibt es Erfahrungen, die zu einer absoluten Kontraindikation in der Schwangerschaft führen.

Da Erfahrungen zum Schwangerschaftsverlauf erst dokumentiert werden können, wenn das Medikament auf dem Markt und im Einsatz ist, liegen für neuere Medikamente meist viel weniger Informationen vor als für ältere.

 **Hinweis**

In Deutschland werden bei Embryotox alle diese Informationen zusammengetragen und die verfügbaren Studien bewertet. Auf dieser Basis werden dort Beratungen zur Behandlung in der Schwangerschaft vorgenommen.

Hinter Embryotox versteckt sich das Pharmakovigilanz- und Beratungszentrum für Embryonaltoxikologie der Charité-Universitätsmedizin Berlin.

Bitte tragen auch Sie zur Informationssammlung bei, indem Sie über Ihre Schwangerschaft unter Medikamenten berichten (z. B. per Fragebogen unter www.embryotox.de).

## Psychopharmaka in der Schwangerschaft?

Die Sorge vor schädlichen Einflüssen von Medikamenten, die wegen einer psychischen Erkrankung eingenommen werden müssen, führt nicht selten zu einer Krankheitsgeschichte mit viel Auf und Ab. Wenn nämlich Medikamente wegen des Kinderwunsches abgesetzt werden und daraufhin eine neue Krankheitsphase auftritt, muss die Medikation neu eingestellt werden. Bei manchen betroffenen Frauen wiederholt sich dieser Kreislauf mehrfach.

Im Hinblick auf die Sicherheit des Kindes sind solche Gedanken und Verhaltensweisen nachvollziehbar, für die psychische Erkrankung und die psychische Stabilität aber meist nicht sinnvoll, manchmal sogar schädlich: Gerade für die phasenhaft verlaufenden Erkrankungen (wie etwa Depressionen oder bipolare Erkrankungen) ist nämlich die Prognose der Erkrankung dann am allerbesten, wenn weitere Krankheitsphasen möglichst verhindert werden – z. B. durch eine konsequente Vorbeugung (= Prophylaxe). Und es gilt auch, dass umgekehrt jede neue Krankheitsphase die Wahrscheinlichkeit weiterer Krankheitsphasen erhöht. Deshalb gehört es heute zur leitliniengerechten Behandlung von affektiven Erkrankungen (wiederkehrende Depressionen und bipolare Erkrankungen), spätestens ab der dritten Krankheitsphase konsequent eine vorbeugende Medikation einzusetzen.

Es muss ganz klar gesagt werden, dass eine prophylaktische Behandlung bei den allermeisten Betroffenen mit affektiven Erkrankungen nicht nach zwei oder drei Jahren ohne Krankheitsphase abgesetzt werden kann, weil die Empfindlichkeit (= Vulnerabilität) und damit das *Erkrankungsrisiko lebenslang* bestehen bleibt. Gleiches gilt für Psychosen.

Je länger der Abstand zur letzten akuten Krankheitsepisode, umso höher ist die Wahrscheinlichkeit, dass man in der Zukunft symptomfrei bleiben kann – wenn auch um den Preis einer vorbeugenden Medikamenteneinnahme. Psychische Stabilität, auch wenn sie durch eine medikamentöse

Prophylaxe herbeigeführt wird, *verbessert insgesamt die Prognose der Erkrankung* und ist vor allem im Zusammenhang mit Schwangerschaft und Entbindung ein wichtiges Ziel.

### Merke

Eine medikamentöse Prophylaxe (= vorbeugende Behandlung) gehört bei wiederkehrenden affektiven, schizoaffektiven und psychotischen Erkrankungen zur leitliniengerechten Behandlung.

Die Leitlinien geben auch vor, dass nach *Nutzen-Risiko-Abwägung* eine medikamentöse Behandlung in der Schwangerschaft fortgeführt bzw. neu begonnen werden kann.

Bei der Nutzen-Risiko-Abwägung bezüglich einer Medikation in der Schwangerschaft müssen die möglichen Folgen einer unbehandelten Erkrankung für die Gesundheit der Mutter und damit auch für die Entwicklung des Kindes genauso berücksichtigt werden wie mögliche direkte Auswirkungen auf das ungeborene Kind.

### Absetzen oder Umstellung?

Das ist ein Thema, das in Ruhe gemeinsam mit dem behandelnden Arzt erörtert werden sollte – unter Berücksichtigung der aktuellen wissenschaftlichen Erkenntnisse. Noch einmal der Hinweis: Für kein Medikament, das typischerweise bei psychischen Erkrankungen eingesetzt wird, also für kein Psychopharmakon, zeigen die vorhandenen Studien ein hohes Risiko für die kindliche Entwicklung. Wenn es Hinweise auf mögliche Auswirkungen gibt, betreffen diese i. d. R. »kleinere Abweichungen«, wie etwa kleinere Herzfehler, in geringer Häufigkeit. Auf die Ausnahmen Valproat und andere Antiepileptika, die möglichst vermieden werden sollen, wurde bereits hingewiesen.

Nach unserer Erfahrung ist *in den wenigsten Fällen* eine grundsätzliche Umstellung oder gar ein vollständiges Absetzen sinnvoll und empfehlenswert. *Never change a winning team* ist für die Praxis ein gutes Motto, also niemals leichtfertig das Gewinnerteam, d. h. die wirksame Medikation, austauschen.

Gibt es dennoch Gründe für eine Umstellung, sollte diese mit *ausreichend Zeit vor Eintreten der Schwangerschaft* geschehen, damit man die Stabilität mit der veränderten Medikation bzw. ganz ohne überprüfen kann. Stellt sich heraus, dass die *psychische Stabilität* schlechter wird, sollte die Überlegung folgen, die vorherige Medikation doch beizubehalten oder auf ein ähnlich wirksames, aber besser erforschtes Medikament umzustellen.

Die psychische Stabilität der Mutter vor und während der Schwangerschaft ist von großer Bedeutung für die *Stabilität nach der Entbindung*, da damit das Risiko eines Rückfalls oder auch einer unabhängig auftretenden postpartalen Depression (= die sogenannte Wochenbettdepression) vermindert wird.

Eine ähnliche Bewertung ist vorzunehmen, wenn eine *Schwangerschaft ungeplant* unter Medikamenten eintritt. Aber: Auf keinen Fall abrupt die Medikamente absetzen, da sich damit das Risiko einer Destabilisierung erhöht. Vor allem in den ersten Wochen einer Schwangerschaft können die hormonellen Veränderungen und eventuelle psychische Belastungen durch eine ungeplante Schwangerschaft die psychische Stabilität besonders beeinträchtigen.

Informationen zu den Einzelsubstanzen sowie Hinweise zu weiteren Beratungsmöglichkeiten: www.embryotox.de.

### Veränderte Wirkung in der Schwangerschaft

In der Schwangerschaft kommt es zu vielfältigen körperlichen Veränderungen, die auch Auswirkungen auf die eingenommenen Medikamente haben: Die Aufnahme über den Darm, die Verteilung im Körper, die *Verstoffwechselung*, meist über die Leber, und die *Ausscheidung*, meist über die Niere, verändern sich bei der werdenden Mutter. Diese verschiedenen Veränderungen sind kompliziert, insbesondere in ihrem Zusammenwirken, sodass man hier keine allgemeingültigen Regeln aufstellen kann, die für alle Medikamente gelten.

Wichtig ist nur zu wissen, dass solche Veränderungen auftreten und möglicherweise die *Menge des Arzneimittels, die sich im Blut befindet* (messbar durch einen »Blutspiegel« bzw. »Serumspiegel«), beeinflussen können. Darauf könnten beispielsweise Schwankungen im Befinden zurückzuführen sein, wenn also durch die Stoffwechselveränderungen die Menge des verfügbaren wirksamen Medikamentes geringer geworden ist.

Erwähnenswert ist hier auch die Zunahme des *Körpergewichts*, die schon für sich genommen zu einer größeren Verteilungsmasse für das Medikament und damit zu einem Absinken des Spiegels führt.

### Auswirkungen auf die Organentwicklung des Kindes

Von teratogenen Effekten spricht man, wenn angeborene Organfehlbildungen durch äußere Einwirkungen, wie z.B. Medikamente, verursacht werden. Glücklicherweise haben sich nur wenige der in der Psychiatrie verwendeten Substanzen als teratogen erwiesen. Hierzu zählen die manchmal als Stimmungsstabilisatoren verwendeten Antiepileptika *Valproinsäure* und *Carbamazepin* sowie in geringerem Maße das *Lithium*. Allerdings gibt es insbesondere für selten verwendete Psychopharmaka oft nicht genug Daten, um teratogene Effekte auszuschließen. Dies gilt natürlich erst recht für neue Wirkstoffe. Auch wenn heutzutage bei der Zulassung von Medikamenten umfassende Studien durchgeführt werden, sind Schwangere dabei aus ethischen Gründen ausgeschlossen. Informationen zu Risiken für das ungeborene Kind werden nur über die *Sammlung von Einzelfällen* gewonnen, wenn nämlich eine Schwangerschaft unter Therapie ungeplant eintritt oder das Mittel unverzichtbar bei einer Schwangeren ist.

*Neue Medikamentenentwicklungen* werden aber vor der Marktzulassung in *Tierversuchen* getestet, und zwar mit einer Menge der Substanz, die deutlich über dem liegt, was man üblicherweise im Rahmen der Behandlung beim Menschen geben würde. Gibt es dabei Hinweise auf Fehlbildungen bei den Tierembryonen, was im Einzelfall vorkommt, dann wird das als Vorwarnung betrachtet und gegen eine Anwendung bei Schwangeren besonders nachdrücklich gewarnt. Allerdings hat sich bisher gezeigt, dass Tierversuche wesentlich häufiger zu teratogenen Ereignissen geführt haben als später dann beim Menschen beobachtet. Das heißt, dass einschlägige Tierversuche empfindlicher eingestellt sind und die Ergebnisse glücklicherweise in vielen Fällen nicht auf den Menschen übertragbar sind. Andersherum gibt es heute kaum neue Arzneimittel, die sich beim Menschen als teratogen herausgestellt haben, aber im Tierversuch keine Hinweise erbracht haben.

### Wie entstehen Fehlbildungen überhaupt?

Während der Entwicklung des Embryos, insbesondere in den frühen Stadien der Schwangerschaft, ist dieser besonders empfindlich gegen äußere Einflüsse. In den *ersten zwei Wochen* nach der Empfängnis gibt es offenbar so etwas wie ein Alles-oder-Nichts-Gesetz. Das besagt, dass in dieser Zeit geschädigte Zellen noch ersetzt werden können, sodass eine weitere ungestörte Entwicklung möglich ist. Oder aber der äußere Einfluss und damit der toxische Schaden sind so groß, dass die Frucht sich nicht weiterentwickelt und mit der nächsten Regelblutung abgeht. Eine auf diesen Zeitraum begrenzte kurzfristige Einnahme eines riskanten Medikaments verursacht nach heutigem Wissen daher keine Fehlbildungen bei einem ausgetragenen Kind. Anders kann die Situation sein, wenn Medikamente bzw. Substanzen im Körper vorhanden sind, die erst über längere Zeit abgebaut werden; diese können auch nach Beendigung der Einnahme noch ihre Wirkung entfalten.

Während der *Phase der Organentwicklung* (= Organogenese), in der die Organe des Kindes angelegt und differenziert werden, ist es besonders empfindlich gegen die Einwirkungen von außen. Diese Phase umfasst beim Menschen etwa die Tage 15 bis 60 nach der Befruchtung bzw. den Zeitraum 2 bis etwa 8 Wochen nach Empfängnis. Da das durch Ultraschall bestimmte Schwangerschaftsalter ab dem ersten Tag der letzten Regel bestimmt wird, errechnet sich daraus der Geburtstermin nach 40 Wochen, und die *hochempfindliche Embryonalentwicklungsphase* endet mit etwa 10 Wochen. In der Zeit haben sich die Organe im Wesentlichen gebildet und sind anschließend weniger gegen äußere Einflüsse empfindlich.

In der folgenden *Fetalphase* entwickeln sich die Gewebe und Organe weiter. Wenn in diesem Zeitraum (2. und 3. Trimenon, auch 2. und 3. Schwangerschaftsdrittel genannt) Stoffe einwirken, wie etwa Alkohol oder das Antiepileptikum Valproat, kann dies zu Verhaltensauffälligkeiten und Einschränkungen bei der Intelligenz führen. Dies macht übrigens den

Alkoholkonsum in der Schwangerschaft so gefährlich. Auch andere Drogen, wie etwa Kokain, sind deshalb sehr problematisch.

### Häufigste Ursachen für angeborene Fehlbildungen

Etwa 3 von 100 Kindern werden mit einer bei der Geburt sichtbaren sogenannten grobstrukturellen Fehlbildung geboren, von denen viele, z. B. die am häufigsten vorkommenden Herzfehlbildungen, durch Operationen korrigiert werden können. Hinzu kommen einige kleinere Anomalien, wie z. B. Hautanhängsel und Pigmentflecken. Dies ist das sogenannte Hintergrundrisiko, das für jedes Kind unabhängig von mütterlichen Medikamenten gilt. Das bedeutet, dass selbst beim Auftreten von Fehlbildungen unter Medikamenteneinnahme das Arzneimittel »nicht automatisch« dafür verantwortlich ist. Eine solche *Fehldeutung* ist aber häufig, was dann zu unberechtigten Schuldgefühlen und der Überzeugung führen kann: »Ich habe mein Kind durch die Medikamenteneinnahme geschädigt«.

Es gibt eine Vielzahl von *Ursachen* für angeborene Entwicklungsstörungen: genetische Erkrankungen und Chromosomenstörungen, Erkrankungen der Mutter, wie etwa ein unzureichend behandelter Diabetes mellitus oder Hormonstörungen. Auch Infektionen des Kindes im Mutterleib, z. B. mit Zytomegalie, Röteln (Viruserkrankungen) oder Toxoplasmose (Infektion mit von Katzen übertragenen Parasiten) können zu Organentwicklungsstörungen führen. In über der Hälfte der Fälle bleiben die Ursachen von Fehlbildungen jedoch unbekannt; sie bilden sich spontan oder werden durch ein *Zusammenwirken verschiedener*, auch bisher unbekannter Faktoren verursacht.

Nur wenige Prozent aller Fehlbildungen sind auf einzelne äußere Faktoren zurückzuführen, wie teratogene Arzneimittel, Alkohol, Drogen, ionisierende Strahlen, Schadstoffe oder andere äußere Einwirkungen. *Arzneimittel sind also nur für einen Bruchteil aller angeborenen Fehlbildungen verantwortlich.* Die in der Psychiatrie eingesetzten Medikamente gehören nach heutigem Wissen nicht zu den Stoffen mit höherem Risiko für Fehlbildungen. Ausnahmen stellen einige nicht zu den klassischen Psychopharmaka gehörende Antiepileptika, vor allem *Valproat*, dar, dessen Einsatz im gebärfähigen Alter unbedingt vermieden werden soll. *Lithium* hat ein wesentlich geringeres Fehlbildungsrisiko, weshalb die Einnahme als vorbeugendes Medikament (= Prophylaxe) nach Nutzen-Risiko-Abwägung i. d. R. fortgeführt werden kann.

> **Merke**
>
> Es kommen kaum kindliche Fehlbildungen bei Psychopharmaka vor!
> Arzneimittel sind nur für einen Bruchteil aller angeborenen Fehlbildungen verantwortlich!
> In der Behandlung von psychischen Erkrankungen werden kaum Medikamente eingesetzt, die im Verdacht stehen, Fehlbildungen zu verursachen.

### So wenig wie möglich, so viel wie nötig

Bei den prinzipiell möglichen Einwirkungen von Medikamenten auf den Embryo bzw. den Feten, also das ungeborene Kind in seinen verschiedenen Entwicklungsstadien, gilt eine Art von *Dosis-Wirkungs-Kurve:* Niedrige Mengen einer Substanz sind weniger schädlich. Erst oberhalb einer bestimmten Schwelle, die für verschiedene Substanzen unterschiedlich sein kann, kann es zu Schädigungen kommen – wie etwa zu Fehlbildungen oder zum Absterben des Embryos. Deshalb gilt insgesamt das Prinzip: *so viel wie nötig, aber so wenig wie möglich.* Und deshalb bemühen wir uns in der Schwangerschaft immer um die Ermittlung der niedrigstmöglichen Dosis eines Medikaments, die aber dennoch die psychische Situation stabil hält. Hat man die psychische Stabilität im Blick, kann man das Prinzip auch umgekehrt formulieren: *So wenig wie möglich, aber so viel wie nötig.*

Es müssen also die Risiken für das Kind gegen die Risiken für die psychische Situation der Mutter und damit indirekt auch für das Kind abgewägt werden.

Wenn die Entscheidung für die Gabe des Medikaments erfolgt, dann sollte – wann immer möglich – nur ein einziges Psychopharmakon gegeben werden (= *Monotherapie*). Doch auch dabei gilt die Devise »So wenig wie möglich, aber so viel wie nötig« – in manchen Fällen muss es nämlich eine Kombination von Medikamenten sein, wie uns die Praxis immer wieder zeigt.

**Schwangerschaftsverlauf und Wachstum des Kindes**

Abgesehen von Organfehlbildungen (z. B. am Herzen, an der Wirbelsäule, am Gehirn, an den Extremitäten) kann ein embryo- bzw. fetotoxischer, also ein das ungeborene Kind schädigender Stoff auch andere negative Auswirkungen auf die Entwicklung des Kindes haben. Hierzu gehören *Wachstumsverzögerungen* bzw. eine *geringere Gewichtszunahme* beim Kind, oder es kommt zur *Frühgeburt*. Auch können bestimmte Medikamente, z. B. aus der Gruppe der Antipsychotika, den Stoffwechsel der Mutter verändern und zu einer übermäßigen Gewichtszunahme führen, mit dem auch für das Kind bedeutsamen Risiko eines mütterlichen Diabetes.

Erwähnt werden muss in diesem Zusammenhang allerdings, dass einige Studien Hinweise dazu gefunden haben, dass Schwangere mit psychischen Erkrankungen auch *unabhängig* von der Einnahme von Medikamenten ein *höheres Risiko für Schwangerschaftskomplikationen* und Fehl- bzw. Frühgeburten haben.

Es gibt noch viele widersprüchliche und nicht geklärte Befunde, die uns letzten Endes nur darauf hinweisen, dass eine *individuelle*, d. h., konkret auf eine Patientin mit ihrer persönlichen Vorgeschichte und Situation bezogene Nutzen-Risiko-Abwägung wichtig ist. Dabei müssen alle Aspekte einbezogen werde: Es nützt weder der Mutter noch dem ungeborenen Kind, wenn man ganz oder teilweise auf ein erforderliches Medikament verzichtet, die Mutter deshalb unruhig und gestresst ist, mehr raucht oder vielleicht sogar zum Alkohol greift. Oder wenn sie sogar wegen einer akuten Krankheitsepisode stationär behandelt werden muss, wo dann in der Regel das Medikament noch einmal deutlich höher dosiert werden muss oder vielleicht sogar eine Kombination mehrerer Medikamente erforderlich ist.

## Anpassungsstörungen nach der Geburt

Wenn in der Schwangerschaft bis zur Geburt regelmäßig Medikamente eingenommen werden, können dadurch beim neugeborenen Kind vorübergehende Anpassungsprobleme auftreten. Es kann sich um Absetzphänomene bzw. Entzugserscheinungen handeln oder um direkte Nebenwirkungen des Medikaments, das über die Nabelschnur in den Körper gekommen ist und nun vom abgenabelten Kind selbst verstoffwechselt werden muss, wobei die dabei beteiligten Organe wie Leber oder Niere noch unreif sind. Unsere praktische Erfahrung zeigt allerdings, dass solche in den ersten Lebenstagen auftretenden Anpassungsprobleme wie Unruhe, Trinkschwäche oder Atemprobleme weniger häufig vorkommen und geringer ausgeprägt sind, wenn vorher sorgfältig die Medikation um die Zeit der Entbindung herum festgelegt wird.

*Entzugserscheinungen* sind besonders dann zu erwarten, wenn das Kind längere Zeit und vor allen Dingen gegen Ende der Schwangerschaft Beruhigungsmitteln (Benzodiazepinen) oder illegalen Drogen ausgesetzt war. Konsumiert die Mutter während der Schwangerschaft Drogen, verursacht dies in der Regel beim neugeborenen Kind schwere Entzugserscheinungen, die dann wiederum medikamentös, bei Opiatsucht der Mutter ggf. sogar mit Opiaten, und in der Regel stationär auf einer Neugeborenen-Intensivstation behandelt werden müssen.

Ausgeprägt können die Anpassungsprobleme des Neugeborenen sein, wenn bis zur Geburt *Lithium* eingenommen wurde. Dann ist auf jeden Fall eine intensive Überwachung erforderlich.

## Langfristige Auswirkungen auf die kindliche Entwicklung

Langzeitwirkungen von Psychopharmaka in der Schwangerschaft sind zwar für die meisten Medikamente nicht systematisch untersucht, bisher liegen jedoch keine wirklich beunruhigenden Hinweise vor. Bei den SSRI hat man z. B. festgestellt, dass das Verhalten der Kinder depressiver Mütter im Alter von 3 Jahren von verschiedenen Faktoren abhängt, zu denen außer der Medikamenteneinnahme vor allem die Stimmung der Mutter in der Schwangerschaft und in der Zeit danach gehört. Aber auch die psychische Gesundheit des Vaters und die Vater-Kind-Interaktion spielen eine nicht zu vernachlässigende Rolle.

Eine Differenzierung zwischen Arzneimittelwirkung und sozialen und psychischen Faktoren vor und nach Geburt ist ausgesprochen schwierig. Auch die hin und wieder zu lesenden Vermutungen, nicht nur Drogen, sondern auch bestimmte Medikamente in der Schwangerschaft begünstigten ADHS oder autistische Symptome beim Kind, sollten bei einer notwendigen Therapie mit Psychopharmaka nicht überbewertet werden. Eine solche Symptomatik hängt nach heutigem Wissen von verschiedenen Ursachen ab, deren Anteile bei weitem noch nicht geklärt sind.

Zwei der bisher größten Studien *zu Langzeitauswirkungen von Antidepressiva und Antipsychotika* in der Schwangerschaft, die 2022 veröffentlicht wurden, bestätigen, dass diese Medikamente selbst offenbar *nicht* für Entwicklungsauffälligkeiten beim Kind verantwortlich sind. Die Unterlassung einer notwendigen Therapie in der Schwangerschaft ist daher in dieser Hinsicht keinesfalls eine Option, die im Interesse des Kindes ist.

**Vorsorgeuntersuchungen bei Einnahme von Psychopharmaka**

Ist man wegen einer Medikamenteneinnahme in der Frühschwangerschaft beunruhigt, dann kann eine pränataldiagnostische Ultraschalluntersuchung zur *Bestätigung der normalen Entwicklung* des Embryos beitragen. Mit hochauflösenden Geräten können in der Pränataldiagnostik entsprechend spezialisierte Ärzte *schon in der 11. bis 14. Schwangerschaftswoche* die Entwicklung des Kindes recht umfassend beurteilen, eventuelle Auffälligkeiten erkennen und weitere Untersuchungen anschließen.

Spätestens beim sogenannten *Organultraschall*, der üblicherweise zwischen der 18. und 22. Schwangerschaftswoche durchgeführt wird, können ernsthafte organische Entwicklungsstörungen festgestellt werden. Dazu gehören Fehlbildungen des Zentralnervensystems, des Herzens und anderer Organe. In der Mehrzahl der Fälle kann man damit zeigen, dass sich offenbar alles normal entwickelt und dass kein Grund zur Sorge besteht.

Es bleibt natürlich ein Restrisiko, dass im Ultraschall nicht sichtbare Schäden bestehen – aber ein solches Risiko besteht letzten Endes auch bei Schwangerschaften ohne Medikamenteneinnahme.

Solche speziellen Ultraschalluntersuchungen werden in einer pränataldiagnostischen Schwerpunktpraxis durchgeführt oder in der entsprechend spezialisierten Abteilung einer Klinik. Dort wird man Sie auch beraten, welche Blutuntersuchungen sinnvoll sind.

Eine *Fruchtwasseruntersuchung* (Amniozentese) gibt in erster Linie Auskünfte über eine Chromosomenabweichung (z. B. eine Trisomie). Wegen des damit verbundenen leicht erhöhten Fehlgeburtsrisikos werden solche Untersuchungen erst dann empfohlen, wenn sich in Labor- oder Ultraschalluntersuchungen Hinweise auf eine solche Störung beim Ungeborenen finden. Eingreifende Untersuchungen wie Fruchtwasserpunktion oder Chorionzottenbiopsie sind zum Ausschluss von Medikamenten-Nebenwirkungen weder erforderlich noch sinnvoll.

Im späteren Verlauf der Schwangerschaft kann das *Wachstum* bzw. die Gesamtentwicklung des Kindes und die Durchblutung der Plazenta ebenfalls mittels Ultraschall beurteilt werden.

Eine Schwangerschaft unter regelmäßiger Medikamenteneinnahme gilt als Risikoschwangerschaft, so dass unabhängig vom Alter der Schwangeren die *Kosten* für pränataldiagnostische Maßnahmen von der Krankenkasse übernommen werden.

Informationen zur Pränataldiagnostik finden sich auch in ▶ Kap. 5.

## Medikamenteneinnahme als Grund für einen Schwangerschaftsabbruch?

Um Missverständnissen vorzubeugen: Es geht bei der Durchführung der angesprochenen Ultraschalluntersuchungen nicht darum, bei der Feststellung von irgendwelchen Fehlbildungen »automatisch« einen Schwangerschaftsabbruch zu erwägen, sondern um die Verbesserung der gesundheitlichen Situation von Mutter und Kind. Auch wenn vorher bereits feststeht, dass ein Abbruch nie in Frage kommen würde, hilft das Wissen um eventuelle Probleme beim ungeborenen Kind bei der weiteren Planung. So kann beispielsweise eine nach der Entbindung erforderliche Operation vorbereitet werden. In manchen Fällen gibt es sogar noch während der Schwangerschaft Behandlungsmöglichkeiten. Dies gilt unabhängig davon, ob die Mutter in der Schwangerschaft Medikamente eingenommen hat.

Wie weiter oben ausgeführt, haben die meisten Organentwicklungsstörungen beim ungeborenen Kind nichts mit Medikamenten zu tun. Und selbst wenn ein Medikament eingenommen wurde, das Fehlbildungen verursachen kann oder über dessen Sicherheit man wenig weiß, ist das in der Regel <u>kein</u> Grund für das *sofortige Absetzen der Therapie* und schon gar <u>nicht</u> für einen *Schwangerschaftsabbruch*. Zunächst sollte dann eine umfassende und qualifizierte Ultraschalldiagnostik in der Pränataldiagnostik erfolgen.

Kein Medikament, das in der Schwangerschaft eingenommen wurde, rechtfertigt für sich allein genommen einen Schwangerschaftsabbruch. Wird dennoch ein Schwangerschaftsabbruch im Zusammenhang mit der Einnahme kritischer Medikamente erwogen, muss dieser den üblichen *gesetzlichen Regeln* folgen. Zu den medizinischen und gesetzlichen Voraussetzungen für einen Schwangerschaftsabbruch ▶ Kap. 5.

**Informationen zu den einzelnen Medikamenten**

Angaben im Beipackzettel sind meist unergiebig, weil in der Regel eher pauschal abgeraten wird, dieses Medikament in der Schwangerschaft einzunehmen. Der Arzt kann in den sogenannten Fachinformationen des Medikamentes nachlesen oder auch beim Arzneimittelhersteller nach aktuellen Erkenntnissen fragen. Doch dabei sind die tatsächlich vorliegenden positiven Erfahrungen mit der Verträglichkeit des jeweiligen Medikaments häufig unzureichend berücksichtigt, so dass man trotz zahlreicher Berichte über gute Verträglichkeit den Eindruck bekommt, das betreffende Medikament sei riskant.

In einschlägigen Beratungszentren, wie dem Pharmakovigilanz- und Beratungszentrum für Embryonaltoxikologie in Berlin (www.embryotox.de), können von betreuenden Gynäkologen und Psychiatern sowohl schriftliche als auch telefonische Anfragen gestellt werden. Ggf. kann ein telefonisches Beratungsgespräch gemeinsam mit behandelndem Arzt und der Schwangeren durchgeführt werden. Auch konkrete Informationen, die Ihnen zur Vorbereitung von ärztlichen Gesprächen dienen können, erhalten Sie im genannten Internetportal, und zwar sowohl zu den einzelnen Medikamenten als auch zu den verschiedenen Erkrankungen.

Wie wir auch an anderer Stelle sagen: *Werden Sie selbst zur Expertin für Ihre Erkrankung*, d. h. auch für Ihre Medikation.

### Internetportal zum Thema

Informationen über einzelne Substanzen und Hinweise zu individuellen Beratungsmöglichkeiten finden Sie beim Pharmakovigilanz- und Beratungszentrum für Embryonaltoxikologie, Charité, Berlin, unter www.embryotox.de.

# Psychotherapie

> **Inhalt kurzgefasst**
>
> Aus der Vielzahl von Psychotherapieverfahren werden die wichtigsten dargestellt, vor allem die als Kassenleistung anerkannten. Die Beschreibung der jeweiligen Psychotherapierichtung wird ergänzt durch Informationen zum Einsatzgebiet. Auch spezielle Verfahren, die bevorzugt im stationären Umfeld und gezielt bei bestimmten psychischen Problemen zum Einsatz kommen, werden beschrieben.

Dieser Ratgeber wendet sich vor allem an Frauen mit psychischer Vorerkrankung, die eine erste oder weitere Schwangerschaft planen. Es ist sehr wahrscheinlich, dass viele von ihnen bereits Erfahrungen mit Psychotherapie haben. Dennoch stellen wir hier die gängigsten Psychotherapieverfahren im Überblick vor, nicht zuletzt um weitere Möglichkeiten aufzuzeigen, falls bisherige Therapieversuche nicht passend oder hilfreich schienen.

Zudem sind wir immer wieder erstaunt darüber, dass Patientinnen gar nicht genau wissen, welche therapeutische Ausbildung und Ausrichtung ihre Psychotherapeuten haben. Das Wissen darüber gehört aber nicht nur zu einem guten Behandlungskonzept und zur Patientenautonomie, sondern ist auch Teil der Aufklärungspflicht, wie sie in der Berufsordnung für Psychotherapeuten festgelegt ist. Bei Unklarheiten ermutigen wir deshalb zum – auch beharrlichen – Nachfragen.

### Hinweis

Auch wenn eine Psychotherapie erfolgreich beendet wurde und es aktuell keinen Gesprächsbedarf gibt, kann es rund um Schwangerschaft und Geburt dennoch sehr sinnvoll sein, mit der ehemaligen Psychotherapeutin vorbeugend 1–2 Termine zu vereinbaren. Wenn der Kontakt wieder besteht, kann das den Druck nehmen, sich im Falle einer psychischen Verschlechterung auch noch darum kümmern zu müssen.

## Qualifikationswege in der Psychotherapie

Bei der Suche nach einer Psychotherapie hat man die Wahl zwischen ärztlichen und psychologischen Psychotherapeutinnen. *Ärztliche Psychotherapeutinnen* haben ein Medizinstudium abgeschlossen (womit die Erteilung einer Approbation verbunden ist) und anschließend eine entsprechende Facharztausbildung durchlaufen, z.B. für Psychiatrie und Psychotherapie, für Psychotherapeutische Medizin oder Psychosomatische Medizin.

*Psychologische Psychotherapeutinnen* haben ein Psychologiestudium absolviert bzw. das 2020 an einigen Hochschulen neu eingeführte Studium für Psychotherapie. Danach folgt die Psychotherapieausbildung und Spezialisierung auf ein bestimmtes der unten beschriebenen psychotherapeutischen Verfahren. Am Ende steht die Erteilung der Approbation als Psychologische Psychotherapeutin.

Alternative, oftmals wesentlich kürzere Ausbildungswege, wie sie etwa »Heilpraktiker für Psychotherapie« durchlaufen, führen *nicht* zur Erteilung einer Approbation, die wiederum die Voraussetzung für die Kostenübernahme durch die Krankenversicherung ist. Erkundigen Sie sich also auf jeden Fall vorher nach den Kosten, falls Sie die Unterstützung einer Heilpraktikerin in Anspruch nehmen möchten.

## Welche Psychotherapeutin ist geeignet?

Prinzipiell gibt es keinen Grund, ärztliche gegenüber psychologischen Psychotherapeutinnen oder umgekehrt zu bevorzugen; Sympathie und die persönliche Beziehung sind für das psychotherapeutische Arbeitsbündnis von viel größerer Bedeutung. Eine *Ausnahme* stellen die schweren psychischen Erkrankungen dar (wie etwa Psychosen oder bipolare Störungen), bei denen es hilfreich ist, wenn die ärztliche Psychotherapeutin eine psychiatrische Ausbildung hat, um gegebenenfalls Symptome richtig einzuordnen und darauf kurzfristig reagieren zu können.

Unabhängig von der Qualifikation der behandelnden Psychotherapeutin gibt es idealerweise einen informativen Austausch zu dem Arzt, der die psychiatrische Grunderkrankung behandelt. Dafür muss für beide eine Schweigepflichtentbindung erteilt werden.

Ähnlich wie bei Medikamenten gibt es auch *Kontraindikationen* gegen psychotherapeutische Verfahren. So ist beispielsweise nicht jedes Psychotherapieverfahren für jede Erkrankung oder für jede Patientin geeignet, und man weiß, dass manche Erkrankungen sich verschlimmern können, wenn bestimmte Verfahren eingesetzt werden. Deshalb ist es immer wichtig, vorher mit der Psychotherapeutin zu besprechen, ob die von ihr angebotene Psychotherapie für das spezielle psychische Problem geeignet ist. Auch allgemeine Informationsdienste, die Psychotherapeuten mit bestimmten Qualifikationen nennen können, geben Antwort auf diese und ähnliche Fragen. Wenn man in der Wahl der Psychotherapieform nicht sicher ist, gilt dasselbe wie immer in solchen Fällen: Man sollte eine zweite Meinung einholen.

## Psychotherapieverfahren als Kassenleistung

Aktuell gibt es vier Psychotherapieverfahren, die in Deutschland von den gesetzlichen und privaten Krankenkassen anerkannt sind und bezahlt werden: die analytische Psychotherapie (= Psychoanalyse), die tiefenpsychologisch fundierte Psychotherapie, die Verhaltenstherapie bzw. kognitive Therapie und seit 2020 auch die systemische Therapie.

Zwischen den Verfahren gibt es *Unterschiede* hinsichtlich der Gestaltung der Gespräche, des Verhaltens der Psychotherapeutin im Therapiegespräch sowie der Grundannahmen über die Entstehung psychischer Störungen. Welches Therapieverfahren sinnvoll ist, hängt zum einen von der Art der Problematik bzw. Erkrankung ab, zum anderen aber auch von der jeweiligen Vorliebe einer Patientin. Möchte sie ihre Vergangenheit und ihre familiäre Vorgeschichte aufarbeiten, dann bietet sich eher eine tiefenpsychologische Psychotherapie an oder auch eine mit systemischem Schwerpunkt. Leidet sie dagegen unter Angstattacken oder Zwangsgedanken, wird sie wahrscheinlich am besten von einer Verhaltenstherapie bzw. kognitiven Therapie profitieren.

Mittlerweile lockert sich diese strenge Trennung zwischen den Verfahren bereits in der psychotherapeutischen Ausbildung. In der Praxis werden oft Behandlungselemente aus verschiedenen Therapieformen eingesetzt, vor allem von erfahrenen Psychotherapeutinnen. Manche arbeiten *eklektisch*, d. h., dass sie sich aus den verfügbaren Psychotherapieformen jeweils die Behandlungselemente herausgreifen, die in der Situation für die Patientin am hilfreichsten sind. Im Übrigen gibt es mittlerweile auch eine Vielzahl von zusätzlichen Ausbildungen in weiteren Therapierichtungen (wie etwa Hypnosetherapie, Traumatherapie, Körpertherapie), die die Grundtherapieform sinnvoll ergänzen und manchmal auch ganz im Vordergrund der Behandlung stehen können.

### Hinweis

Sofern man nicht vom Psychiater, von der Frauenärztin oder vom Hausarzt an eine Psychotherapeutin vermittelt wird, kann man bei der *Krankenkasse* nach Adressen fragen.

Im *Internet* gibt es entsprechende Seiten, z. B. www.psychotherapiesuche.de, sowie Verzeichnisse der Landesärztekammern und der Landespsychotherapeutenkammern.

Detaillierte Informationen zur Psychotherapie allgemein, zu den Psychotherapieverfahren sowie zur Kostenübernahme finden sich auf der Homepage der Bundespsychotherapeutenkammer (www.bptk.de). Dort gibt es auch Hinweise auf verschiedene Suchseiten der Bundesländer.

## Psychoedukation

Am Beginn einer Psychotherapie steht häufig die sogenannte Psychoedukation. Hierbei wird das Wissen über die psychische Störung bzw. Diagnose vermittelt. Es geht darum, ein Krankheitsverständnis herzustellen und damit die Bewältigung der Symptome zu verbessern. Es werden in der Therapie individuelle Entstehungsmodelle erarbeitet, damit die Patientin versteht, welche Maßnahmen und Therapien ihr persönlich helfen könnten.

Gerade bei wiederholtem Auftreten psychischer Symptome, einer problematischen familiären Situation oder auch mehreren Diagnosen ist ein Verständnis für die individuelle Situation enorm wichtig. Je mehr man die eigene Krankheits-Dynamik mit Auslösern, Vorboten und Verläufen kennt, umso besser kann darauf reagiert werden. Um diese Zusammenhänge gut herausarbeiten zu können, werden bisweilen *Symptomtagebücher* eingesetzt, in denen alle Begleitumstände miterfasst werden. Und aus den gesammelten Informationen leiten sich dann wiederum individualisierte Handlungsmöglichkeiten und Therapiestrategien ab.

### Unsere Meinung

Im Grunde kann dieser gesamte Ratgeber als Psychoedukation verstanden werden. Denn unser Hauptanliegen ist es, Ihnen zusätzlich zu Ihren eigenen Erkenntnissen Wissen über die besonderen Herausforderungen von Schwangerschaft, Geburt und Elternschaft zu vermitteln. Damit können Sie selbst besser beurteilen, in welcher Weise und mit welchen Therapie- und Unterstützungsmöglichkeiten Sie sich in das Abenteuer Mutterschaft begeben können.

## Entspannungstraining

Entspannungstechniken stellen einen wichtigen Bestandteil vieler Psychotherapien dar. Sie dienen zur körperlichen wie zur psychischen Anspannungsreduktion. Auch das Zusammenspiel von Körper und Psyche lässt sich mit Entspannungsverfahren sehr gut erleben und eignet sich daher besonders für die körperlichen und psychischen Veränderungen in der Peripartalzeit (die Schwangerschaft, Geburt und Wochenbett umfasst).

Manchmal ist Entspannungsfähigkeit Voraussetzung, um sich in der Psychotherapie auch mit schwierigeren Themen oder Erinnerungen beziehungsweise inneren Bildern auseinandersetzen zu können.

Entspannung ist erlernbar, was aber Übung erfordert. Einfacher ist es, Techniken einzuüben, wenn das aktuelle Anspannungsniveau nicht zu hoch ist. So bewährt sich ein Entspannungstraining bereits vor der konkreten Planung einer Schwangerschaft.

Effektiv beim Einsatz gegen akute Angst- und Spannungsmomente haben sich vor allem Progressive Muskelentspannung (PME), imaginative Verfahren, autogenes Training (AT) und auch Übungen zur Achtsamkeit gezeigt. In ▶ Kap. 9 finden Sie ausführliche Beschreibungen der infrage kommenden Entspannungsmethoden.

## Analytische Psychotherapie (Psychoanalyse)

Die analytische Psychotherapie steht in der Tradition der klassischen Psychoanalyse, der ältesten Form der Psychotherapie, die fast immer mit Namen wie Sigmund Freud oder C. G. Jung in Verbindung gebracht wird. Und fast automatisch taucht beim Gespräch über die Psychoanalyse die sprichwörtliche Couch vor Augen auf.

Die Psychoanalyse geht von der Grundannahme aus, dass psychische Krankheiten aufgrund ungelöster frühkindlicher Konflikte entstehen, die verinnerlicht und ins Unbewusste verschoben worden sind und somit unserer bewussten Reflexion (= Nachdenken) nicht mehr zugänglich sind. Die analytische Behandlung zielt auf die Bewusstmachung dieser ungelösten Konflikte ab.

Die Patientin liegt dabei auf der Couch und berichtet frei von ihren Gedanken und Gefühlen. Die Psychoanalytikerin, am Kopfende der Couch sitzend, verhält sich absolut abstinent (also zurückhaltend, sie gibt keine Gesprächsstruktur vor, lenkt nicht das Gespräch). Sie nimmt alles Gesagte wert- und urteilsfrei auf und reflektiert den Umgang der Patientin mit sich selbst und der Analytikerin. Dadurch zeigen sich nach und nach bestimmte Muster, welche die unbewussten Konflikte erlebbar machen sollen.

Die analytischen Therapiesitzungen finden in der Regel drei- bis viermal wöchentlich statt. Eine Psychoanalyse ist am ehesten für Patientinnen mit einem intensiven und langanhaltenden Behandlungsbedarf (z. B. bei schweren Persönlichkeitsstörungen, chronischer Depression) empfehlenswert.

## Tiefenpsychologisch fundierte Psychotherapie

Die tiefenpsychologisch fundierte Psychotherapie ist aus der analytischen Psychotherapie entstanden und hat dasselbe Verursachungsmodell als Grundlage. Im Gegensatz zur analytischen Therapie sitzen sich hier aber Patientin und Psychotherapeutin bei den meist wöchentlich stattfindenden Gesprächen gegenüber.

Es gibt unterschiedliche tiefenpsychologische Schulen, die sich vor allem in der Interpretation von Handlungsweisen und Motiven unterscheiden. Allen gemein ist die intensive Beschäftigung mit den unbewussten seelischen Vorgängen, die das menschliche Verhalten und Erleben beeinflussen. Zusätzlich zum Ziel des Erlebbarmachens unbewusster Konflikte unterstützt die Psychotherapeutin die Patientin auch bei der Suche nach besseren Konfliktlösungen. Auch bei dieser Therapieform liegt der Fokus der Behandlung in der Vergangenheit. Die Rolle der Psychotherapeutin ist eher zurückhaltend und wenig direktiv (also wenig leitend).

## Verhaltenstherapie und kognitive Verhaltenstherapie (KVT)

In der Verhaltenstherapie wird davon ausgegangen, dass Menschen aufgrund einer Kombination aus lebensgeschichtlicher Prägung, genetischer Veranlagung und körperlichen Faktoren unterschiedlich anfällig für psychische Störungen sind und dass deshalb belastende Erfahrungen oder Stress bei manchen Menschen eine psychische Störung auslösen können.

In der Verhaltenstherapie werden zunächst *die aktuellen Probleme* (z. B. Ängste in bestimmten Lebenssituationen oder problematische Gedankenschleifen) sehr konkret herausgearbeitet. Dann wird gezielt an Lösungen bzw. Verhaltensänderungen im Hier und Jetzt gearbeitet, um zunächst in der akuten Problemlage Entlastung zu schaffen. Erst auf dieser Grundlage werden – falls nötig – grundlegendere Probleme aus der Vergangenheit bearbeitet. Dabei verhält sich die Verhaltenstherapeutin gegenüber der Patientin strukturierend und konkretisierend. Das bedeutet, dass Möglichkeiten der Verhaltensänderung ganz genau herausgearbeitet werden und dass zum Erlernen dieser alternativen Verhaltensweisen konkrete Übungen besprochen und vorbereitet werden, sodass die Patientin diese bis zur nächsten Therapiestunde üben kann. Diese Übungen können sowohl das Verhalten als auch das Denken betreffen.

### Verhaltensänderung und Desensibilisierung in der VT

Vor allem bei Angst- und Zwangsstörungen geht es darum, bestimmte Verhaltensweisen zu ändern. So etwa die Fluchtreaktion bei bestimmten Angstreizen (z. B. große Menschenmengen, bestimmte Tiere) oder das wiederholte, zwanghafte Kontrollieren von elektrischen Geräten, Schlössern etc.

Zur Verhaltensänderung kommen unterschiedliche Verfahren zum Einsatz. Die Konfrontationstherapie basiert auf dem Modell der klassischen Konditionierung (= wenn etwas angewöhnt werden kann, kann es auch wieder abgewöhnt werden). Die Übungen können abgestuft stattfinden (stufenweise Desensibilisierung), also zur immer stärkeren Konfrontation mit dem angstauslösenden Moment führen, oder von Beginn an maximal eingesetzt werden (mit der stärksten Angst beginnend). Die Konfrontation kann zunächst in der Vorstellung und dann in der Realität oder direkt in vivo, d. h. in der realen Situation, erfolgen. So wäre z. B. bei einer Höhenangst das Ziel, irgendwann einen Turm zu besteigen oder mit einer Gondel über eine Schlucht zu fahren.

Ein neues, zunehmend häufiger eingesetztes Therapieelement unter Nutzung moderner Techniken ist die *Expositionstherapie in Virtueller Realität* (nach der englischen Bezeichnung VR-Exposure-Therapy als VRET abgekürzt). Vor allem bei spezifischen Phobien (wie etwa Höhenangst oder Angst vor Spinnen) stellt sie einen Mittelweg zwischen gedanklicher Exposition und der Konfrontation mit dem Angstreiz in der Realität dar.

### Änderung von Denkweisen (= Kognitionen) in der KVT

Die *kognitive Verhaltenstherapie* (KVT) ist eine Form bzw. Weiterentwicklung der Verhaltenstherapie, in der es um die gedanklichen (= kognitiven) Prozesse, deren Einfluss auf die Entstehung einer Störung und deren Veränderung geht. Vor allem wird der Zusammenhang zwischen Gedanken, den daraus resultierenden Gefühlen und den wiederum daraus entstehenden Verhaltensweisen analysiert.

*Falsche Grundannahmen* (z. B. »Ich bin nichts wert«), ungünstige Schlüsse (z. B. »Deshalb kann mich niemand lieben«) und negative Selbstinstruktionen (z. B. »Ich brauche die anderen ja auch gar nicht, ich melde mich bei niemandem«), die sich im Laufe des Lebens verfestigt haben, sollen aufgelöst werden. Auch das Einüben neuer Problemlösestrategien wird gefördert.

In der kognitiven Verhaltenstherapie steht die Herausarbeitung sogenannter Denkfehler (in der Fachsprache = Identifikation dysfunktionaler Gedanken) und deren Veränderung (= Umstrukturierung) im Vordergrund.

*Dysfunktionale Gedanken* (= Denkfehler) leiten sich aus Erfahrungen ab und setzen sich fest, wenn es keine Korrektur gibt. Beispiele für solche Denkfehler sind:

- *Willkürliche Rückschlüsse:* Eine Schlussfolgerung wird gezogen, ohne dass es eine echte Basis dafür gibt. (Beispiel: »Meine Freundin hat heute keine Zeit für mich, ich glaube, dass sie mich langweilig findet.«)
- *Selektive Verallgemeinerung:* Aus einem einzelnen Ereignis wird eine allgemein gültige Schlussfolgerung gezogen. (Beispiel: »Meine Kollegin ist heute nicht mit mir essen gegangen, sie mag mich wahrscheinlich nicht.«)
- *Voreilige Verallgemeinerung:* Ohne die weitere Entwicklung abzuwarten, wird aus einem Einzelereignis eine allgemeine Schlussfolgerung gezogen. (Beispiel: »Ich konnte mich heute nicht konzentrieren – nie werde ich meine Examensarbeit fertigbekommen.«)
- *Minimieren und Maximieren:* Wichtigkeit von Ereignissen unterbewerten (Beispiel: »Mein Chef lobt mich nur, damit ich nicht kündige.«) oder überbewerten (Beispiel: »Meinem Mann war das Essen zu salzig; dann kann ich das Kochen ja gleich ganz sein lassen, ich kann es ja anscheinend sowieso nicht.«)
- *Personifizieren:* Dinge immer auf sich selbst beziehen, ohne das weiter zu hinterfragen. (Beispiel: »Mein Partner hat schlechte Laune, weil ich ihn nerve.«)
- *Dichotomes Denken:* Man könnte auch sagen »Schwarz-Weiß-Denken«. (Beispiel: »Meine beste Freundin hat neulich eine blöde Bemerkung gemacht. Wahrscheinlich will sie mir damit sagen, dass sie mich nicht mehr treffen möchte.«)

Aaron T. Beck, ein amerikanischer Psychiater und Psychotherapeut, der als Vater der kognitiven Verhaltenstherapie gilt, geht davon aus, dass diese Denkfehler sich unter anderem deshalb entwickeln, weil ein *negatives Selbstbild* besteht, wenn sich z. B. jemand unzulänglich oder wertlos fühlt. Dazu kommen *negative Erwartungen bezogen auf das soziale Umfeld* (keine Hilfe zu bekommen) und *negative Zukunftserwartungen* (dass es immer schlimm bleiben wird). Er nennt diese Kombination der drei Denkfehler die negative Triade.

An folgendem Beispiel kann man die *negative Triade* gut nachzeichnen: Eine Frau hat sich so sehr vorgenommen, ihre eigene Ängstlichkeit nicht an ihre Kinder weiterzugeben. In der Schwangerschaft bemerkt sie aber, dass sie sich größte Sorgen um das Ungeborene macht, und schämt sich dafür, ihre Ängste nicht beherrschen zu können. Ihrem Partner und der Ärztin will sie sich gar nicht anvertrauen, da diese sie »sowieso nicht ernst nehmen« würden. Ihre Angstgedanken werden immer stärker. In dieser Denkfalle geht sie davon aus, dass sie aus der Angstschleife nie herauskommen wird.

In der KVT gilt es, solche Überzeugungen aufzulösen und alternative Erklärungs- und Denkmuster einzuüben, da diese wiederum Einfluss auf unser Fühlen und Handeln haben.

## Neue problemorientierte Konzepte in der Verhaltenstherapie

Nach der kognitiven Verhaltenstherapie wurden weitere Konzepte entwickelt, die verschiedene Schwerpunkte in der therapeutischen Herangehensweise herausstellen und auch Methoden anderer Therapierichtungen integrieren. Dabei stehen jeweils bestimmte Problembereiche im Mittelpunkt. Viele Patientinnen haben von diesen Konzepten schon gehört; vor allem im stationären Behandlungssetting kommen einige von ihnen zum Einsatz, weswegen wir sie hier im Überblick aufführen. Das erleichtert Ihnen vielleicht auch das Verständnis eines Behandlungsberichtes oder die Auswahl einer Klinik bzw. Psychotherapeutin, die diese Verfahren anbietet.

Da es Methoden der Verhaltenstherapie sind, werden die Kosten auch von den gesetzlichen Krankenversicherungen übernommen.

### Schematherapie

Die Schematherapie wurde Mitte der achtziger Jahre entwickelt für Patienten, die auf die herkömmliche kognitive Verhaltenstherapie nicht gut ansprachen. Dieser Ansatz integriert neben den Methoden der KVT auch erlebnisorientierte, imaginative und Gestalttherapie-Techniken. Der vertrauensvollen Arbeitsbeziehung zwischen Patientin und Psychotherapeutin wird besonders viel Bedeutung beigemessen. Unter Berücksichtigung psychotherapeutischer Regeln soll die Therapeutin die Haltung eines fürsorglichen Elternteils einnehmen, um in der Entwicklung von den eigenen Eltern nicht gestillte Grundbedürfnisse »nachzuholen«. Die Schematherapie geht davon aus, dass sich aus verletzten Grundbedürfnissen dauerhaft starre Erlebensmuster (= Schemata) bei Gefühlen, Gedanken und Erinnerungen ergeben können. Es wird auch versucht aufzudecken, womit der Betroffene diesen Mangel auszugleichen gelernt hat.

Die Schematherapie wird vor allem für Menschen mit bestimmten Persönlichkeitsproblemen empfohlen bzw. ist besonders für Menschen mit zurückliegenden problembehafteten Beziehungen zu den Eltern und unsicheren oder instabilen Bindungserfahrungen in der eigenen Kindheit nützlich. Aber angewendet wird sie auch bei Patienten mit anderen Diagnosen, wie etwa affektiven Störungen, Angst- und Zwangserkrankungen. Letztlich lohnt sie sich bei allen, bei denen die angelernten Schemata bzw. Verhaltensmuster starken Einfluss auf aktuelle Gedanken, Gefühle, Beziehungen und Entscheidungen haben.

Diese Schemata werden ja nicht selten gerade dann bewusst, wenn die eigene Familie gegründet wird. Probleme in der Ursprungsfamilie werden damit oftmals wieder stärker erinnert oder nehmen sogar Einfluss auf die eigene Elternschaft.

## Dialektisch-Behaviorale Therapie (DBT)

Die Dialektisch-Behaviorale Therapie (DBT) wurde ebenfalls ab den 1980er-Jahren entwickelt. Sie gilt bis heute als ein sehr erfolgreiches störungsspezifisches Konzept zur Behandlung von chronischer Suizidalität und Patientinnen mit einer Borderline-Persönlichkeitsstörung (= emotional instabile Persönlichkeit).

Auch die DBT basiert auf der kognitiven Verhaltenstherapie. Die Akzeptanz und Reflektion eines momentanen Verhaltens, auch von gegensätzlichen Impulsen, und die Betonung der Wichtigkeit der therapeutischen Beziehung ergänzen diese. Im Vordergrund steht ein Training von Fertigkeiten, die die Patientin einsetzen soll, um ihre enormen Spannungszustände zu kontrollieren und eine bessere Emotionsregulation zu erreichen. Die DBT hat sich sowohl für den Einsatz im stationären Setting als auch für die ambulante Psychotherapie bewährt.

## Akzeptanz- und Commitment-Therapie (ACT)

Die Akzeptanz- und Commitment-Therapie (ACT) wurde in den 1990er-Jahren entwickelt. Der Ansatz zielt darauf ab, Vermeidungsverhalten in Bezug auf unangenehme Erlebnisse abzubauen, indem diese akzeptiert werden (= Acceptance), und wertebezogenes, engagiertes Handeln (= Commitment) aufzubauen. Klassische verhaltenstherapeutische Techniken werden kombiniert mit achtsamkeits- und akzeptanzbasierten Strategien. Statt negativer Gedanken und Gefühle können Erlebnisse neutral und distanziert betrachtet und so besser angenommen werden. Zudem sollen individuelle Werte herausgearbeitet werden, an denen sich Patientinnen für ihre weitere Lebensplanung orientieren möchten. Daraus werden dann konkrete Handlungsabsichten formuliert, um den ganz eigenen Lebensweg finden zu können.

ACT wird mittlerweile bei einer ganzen Reihe von psychischen Störungen eingesetzt, z. B. bei affektiven Erkrankungen, Angsterkrankungen, Essstörungen sowie Traumafolgestörungen. Auch chronische Schmerzen und Substanzabhängigkeiten gehören zum Behandlungsspektrum.

## Cognitive Behavioral Analysis System of Psychotherapy (CBASP)

CBASP, was für »Cognitive Behavioral Analysis System of Psychotherapy« steht und in deutschen Kliniken und Praxen meist mit dieser Kurzform bezeichnet wird, entstand in den 2000er-Jahren. Diese Therapieform soll mehr als alle bisherigen Ansätze erfolgreich in der Behandlung *chronischer Depressionen* sein; dafür gibt es auch wissenschaftliche Belege. Als Ursache für chronische Depressionen wird hierbei eine frühkindliche Traumatisierung angenommen, in deren Folge sich bestimmte Denkweisen und eine Entkoppelung der Wahrnehmung von der Umwelt entwickeln. Das bedeutet, dass Betroffene beispielsweise Verhaltensweisen und Gefühlsäußerungen von Mitmenschen anders interpretieren als andere. Insbesondere Menschen mit *schwierig zu behandelnder* oder chronischer Depression, die immer wieder Konflikte mit anderen Menschen haben oder merken, dass sie sich in sozialen Situationen oft missverstanden fühlen, können von der CBASP profitieren.

Klassische VT wird bei der CBASP mit kognitiven, aber auch psychodynamischen sowie interpersonellen Strategien kombiniert. Wie bereits oben beschrieben, werden aus allen Therapierichtungen die hilfreichsten Strategien kombiniert.

Wie bei der Schematherapie wird der Gestaltung der therapeutischen Beziehung viel Bedeutung beigemessen, und es werden auch Übertragungsphänomene wie in der tiefenpsychologischen Psychotherapie thematisiert. Daneben führt die Analyse von Verhaltensweisen, vor allem in speziellen Situationen, zur gemeinsamen Herausarbeitung und zum anschließenden Training neuer Verhaltens- und Denkmuster.

**Mentalisierungsbasierte Psychotherapie (MBT)**

Die Mentalisierungsbasierte Psychotherapie (MBT) ist das Konzept, was vermutlich die meisten Strategien bereits bewährter Ansätze zusammenführt und Erkenntnisse aus unterschiedlichen Bereichen der Psychologie miteinander verbindet. Die MBT soll Menschen darin stärken, ihre eigenen Wünsche, Gedanken und Überzeugungen sowie die anderer Menschen besser zu erkennen und zu verstehen. Durch die sogenannte Mentalisierung, die geübt wird, soll die Fähigkeit entstehen, seelische Vorgänge als Ursache von bestimmten Handlungen zu begreifen und damit auch ein größeres Verständnis dafür zu entwickeln, was in anderen Menschen vorgeht und sie bewegt. Auch Beziehungen sollen so eine Besserung erfahren. MBT wird in Einzelgesprächen, aber häufig auch im gruppentherapeutischen Setting angewandt. Das verwandte Konzept der MBSR (**M**indfulness-**B**ased **S**tress **R**eduction = Stressbewältigung durch Achtsamkeit) ist unter den Entspannungsverfahren (▶ Kap. 9) beschrieben.

## Systemische Therapie, Familientherapie

Die Einbeziehung der Familie in die Therapie des eigentlichen Patienten ist die Grundlage der systemischen Therapie. Die Familie wird als ein System angesehen, in dem sich die einzelnen Mitglieder durch dessen Regeln, Normen, Verhaltensweisen und Kommunikationsformen gegenseitig beeinflussen. Psychische Störungen werden vor allem auf die Interaktionen zwischen den Familienmitgliedern und deren sozialer Umwelt zurückgeführt. Entstanden ist diese Therapieform, die auch als systemische Familientherapie bezeichnet wird, in der Behandlung von Kindern, bei der erstmals in den 1950er-Jahren die Eltern und Geschwister mit in die Therapie eingeladen wurden.

Diese systemischen Aspekte werden heute auch in anderen Therapieformen, z. B. in der Verhaltenstherapie, mitberücksichtigt. Zudem haben sich verschiedene Richtungen in der systemischen Therapie etabliert, die etwas unterschiedliche Schwerpunkte im Vorgehen setzen. So gehören auch Systemaufstellungen bzw. Familienaufstellungen im weiteren Sinne in die systemische Therapie.

Unter einer Systemaufstellung bzw. Familienaufstellung versteht man, dass in der Therapiesitzung die einzelnen Mitglieder des Systems (also die Familienmitglieder, Partner etc.) szenisch aufgestellt werden, z. B. in Form kleiner Puppen. Es gibt auch Gruppenangebote, in denen das System durch andere Personen der Gruppe repräsentiert wird. Durch die Beziehung (z. B. Nähe/Ferne), mit der man Repräsentanten in den Raum bzw. in der Szene aufgestellt hat, kann man mit Hilfe der anleitenden Familientherapeutin einiges über sich selbst und die Beziehung zu den anderen erkennen und Korrekturmöglichkeiten herausarbeiten.

Da solche Familienaufstellungen auch verborgene Gefühle ans Tageslicht befördern und durchaus zu emotionalen Belastungen führen können, sollte man das nur angeleitet durch eine seriöse systemische Therapeutin machen. Zudem ist *Vorsicht geboten* bei vorbestehenden bipolaren Erkrankungen und Psychosen, da durch die intensive Familienaufstellung auch psychotische Episoden mit ausgelöst werden können.

## Traumatherapie

Eine zunehmend häufiger nachgefragte und angebotene Psychotherapie ist die Traumatherapie, die bei posttraumatischen Belastungsstörungen zur Anwendung kommt. Jede große psychotherapeutische Schule hat mittlerweile traumaspezifische Therapieansätze entwickelt. Spezielle traumatherapeutische Verfahren werden demnach sowohl von tiefenpsychologisch arbeitenden Psychotherapeutinnen als auch von Verhaltenstherapeuten angeboten.

Zudem wurden Methoden entwickelt, die auf der Annahme beruhen, dass traumatische Erfahrungen neurophysiologische Veränderungen bewirken, auf die Einfluss genommen werden kann. So gibt es Therapien, die die Aktivität zwischen den beiden Gehirnhälften anregen bzw. ansprechen (z. B. durch schnelle Augenbewegungen oder wechselseitiges Antippen der Beine). Die Bezeichnung EMDR dafür ist abgeleitet von der englischen Bezeichnung dieser Therapieform (= **E**ye **M**ovement **D**esensitization and **R**eprocessing, was auf Deutsch Desensibilisierung und Verarbeitung durch Augenbewegung bedeutet). Dadurch kann der Informationsverarbeitungsprozess der traumatischen Bilder und Inhalte besser voranschreiten. Diesbezüglich ausgebildete Psychotherapeuten weisen ihr Angebot speziell aus.

## Hypnotherapie

Der Psychiater Milton H. Erickson gilt als Begründer der modernen Hypnotherapie. Die Hypnotherapeutin kann der Patientin mit verschiedenen Methoden helfen, in einen sehr tiefen Entspannungszustand zu gelangen, der auch Trance genannt wird. Alltagstrancen kennt eigentlich jeder: Man konzentriert sich so stark auf eine Sache, z. B. auf ein Buch, dass man andere Dinge gar nicht wahrnimmt, so etwa, wie die Zeit vergeht, dass man Hunger hat, dass man gerufen wird. Dieses Phänomen nutzt die Hypnotherapie, um tiefere Bewusstseinsebenen anzusprechen. Häufig werden Metaphern, Bilder, Analogien und Wortspiele genutzt, um kreative Prozesse für die Problemlösung anzuregen.

Anders als es in der Show-Hypnose oder in Krimis dargestellt wird, haben Menschen bei der Hypnotherapie aber *jederzeit die Kontrolle* über sich und ihr Verhalten.

Die Hypnotherapie kann als Selbsthypnosetraining gelehrt und als vertieftes Entspannungsverfahren genutzt und damit gegen vielerlei Symptome eingesetzt werden. Manchmal geraten psychisch Belastete in einen Tunnelblick, so dass sich die Wahrnehmung immer mehr auf Negatives fokussiert, auf das, was nicht geht. Man könnte dies als eine Art

Problem-Trance bezeichnen. Es gilt dann, den Blick auf etwas Positives zu richten, die Konzentration abzuziehen und sich mit etwas anderem zu beschäftigen. Dies kann mit Einüben hypnotherapeutischer Bilder und vertiefter Entspannung gelingen.

**Aber Vorsicht!**

Bei Vorerkrankungen mit psychotischen Episoden oder bei bipolaren Störungen sollte die Hypnotherapie – auch die Selbsthypnose – <u>nicht</u> eingesetzt werden, weil damit erneute Krankheitsphasen ausgelöst werden können!

## Körperorientierte Psychotherapie

Die Grundannahme dieser Therapieform ist, dass Körper und Psyche eine untrennbare Einheit darstellen und deshalb körperliches wie psychisches Empfinden gleichwertig behandelt und therapiert werden müssen.

Es gibt eine Fülle an Methoden und unterschiedlichen Schulen, die sich entwickelt haben. Dabei gibt es drei grobe Ausrichtungen: Therapien, in denen *körperliche Berührungen* eine Rolle spielen, Therapien, in denen *körperliche Übungen* im Mittelpunkt stehen, und Therapien, die die *körperliche Wahrnehmung* für Achtsamkeitsübungen nutzen.

Zu den bekannteren Verfahren gehören:

- *Biofeedback:* Mit der Messung von bestimmten Körperfunktionen (z. B. Puls, Hautleitwert) werden diese sichtbar und bewusst wahrgenommen. Durch bestimmte Übungen lernt die Patientin, diese Funktionen zu beeinflussen, z. B. den Puls langsamer werden zu lassen. So erkennt sie, dass sie Einfluss auf diese meist schwer zugänglichen Mechanismen hat.
- *Qigong:* Chinesische Meditations-, Konzentrations- und Bewegungsform.
- *Tai Chi:* Wird häufig in Kombination mit Qigong angeboten und gilt als die aktivere Methode; zählt zu den Kampfkünsten.

- *Feldenkrais:* Basiert auf Judo und manueller Therapie. Natürliche Bewegungsabläufe sollen sehr bewusst wieder aktiviert werden und somit für eine größere körperliche wie geistige Beweglichkeit sorgen.
- *Atemtherapie:* Grundlage ist die Annahme, dass der Atem auf jeden kleinsten Reiz von außen oder innen reagiert und intensiv mit allen Ebenen des Menschen verknüpft ist. Durch ein bewusstes Atmen könne so das körperliche wie psychische Empfinden erreicht, reguliert und harmonisiert werden.

Vor allem Patientinnen, denen es schwerer fällt, über sich und ihre Gefühle zu sprechen, profitieren von der Herangehensweise der körperorientierten Therapie. Es ist eine ganzheitliche Methode, um sich komplexe Prozesse bewusst zu machen und beispielsweise in Zeiten mit ausgeprägten körperlichen Veränderungen (wie etwa einer Schwangerschaft) die Gefühle wahrzunehmen, die in diesen Zusammenhängen ausgelöst werden. Leider übernehmen die gesetzlichen Versicherungen die Kosten für diese Therapien nicht.

## Digitale Gesundheitsanwendungen (DiGA)

Es gibt eine Reihe von wissenschaftlich gut erprobten *virtuellen Therapieprogrammen*, so etwa Online-Programme oder App-Anwendungen für das Smartphone ohne direkten bzw. persönlichen Kontakt zur Psychotherapeutin. Es gibt sie beispielsweise für Depressionen und Ängste; auch gezielte Raucherentwöhnungsprogramme oder Programme zur Stressreduktion werden online angeboten.

Meist nutzen diese Programme verhaltenstherapeutische Elemente, wie die Vermittlung von Wissen rund um das Störungsbild, kleine Schreibaufgaben, Denkanregungen oder Übungen für den Alltag. Das wird ergänzt durch Entspannungsübungen und auch Chat-Gespräche mit speziell geschulten psychologischen und ärztlichen Therapeutinnen.

Mittlerweile bieten manche Krankenkassen ihren Versicherten ausgewählte Programme *auf Rezept kostenfrei* an. Diese sollen das persönliche psychotherapeutische Gespräch nicht ersetzen, können aber Wartezeiten auf einen Therapieplatz überbrücken, die laufende Psychotherapie unterstützen und die Erfolge stabilisieren.

Eine *Liste der zertifizierten Programme* mit Informationen, ob diese als Webanwendung oder App-basiert angeboten werden, findet sich auf der Website des Bundesinstituts für Arzneimittel und Medizinprodukte (= BfArM).

Der Vorteil dieser Programme ist, dass sie ortsungebunden und zeitlich flexibel eingesetzt werden können. Es erfordert auf der anderen Seite aber viel Eigenmotivation, die Angebote dann auch regelmäßig zu nutzen.

> **Hinweis**
>
> Digitale Gesundheitsanwendungen eignen sich vor allem bei leichteren psychischen Symptomen und Störungen. Zu Beginn der Programme werden sogenannte Screenings durchgeführt, damit Art und Ausmaß der Symptome klar werden. Betroffene mit schwerer Symptomatik oder z. B. lebensmüden Gedanken werden in der Regel an Psychiater oder Akutambulanzen verwiesen, da nur im persönlichen Gespräch eventuelle Gefahren richtig eingeschätzt werden können.

# Weitere Therapiemöglichkeiten

> **Inhalt kurzgefasst**
>
> In den folgenden Abschnitten werden einige Therapieformen vorgestellt, die Psychopharmaka und Psychotherapie ergänzen bzw. manchmal auch ersetzen können und für die in wissenschaftlichen Studien Wirksamkeitsbelege erbracht wurden.

Im Zusammenhang mit der Planung oder Feststellung einer Schwangerschaft stellen sich Betroffene immer wieder die Frage, ob sie möglicherweise auf die dauerhafte Einnahme eines Medikamentes verzichten können, weil sie sich Sorgen um dessen Auswirkungen auf das Kind machen. Insbesondere die Befürchtung, dass körperliche Fehlbildungen oder langfristige Entwicklungsbeeinträchtigungen die Folge sein könnten, steht dahinter. Nicht selten wird dann über die Möglichkeit anderer Behandlungsmethoden nachgedacht.

An dieser Stelle sei auf den Abschnitt »Psychopharmaka« in diesem Kapitel verwiesen, wo die Grundsätze des Absetzens bzw. Umstellens einer Medikation in der Schwangerschaft bzw. vor einer geplanten Schwangerschaft dargestellt werden. Auch ist uns nochmals der Hinweis wichtig, dass die verschiedenen Arzneimittel hinsichtlich ihrer möglichen Auswirkungen auf das Kind unterschiedlich zu bewerten sind und dass sie nur in wenigen Ausnahmefällen Anlass zu begründeter Besorgnis geben, die kurzfristiges Handeln erfordert. Abgesehen davon gibt es bei den verschiedenen Erkrankungen sehr unterschiedliche Auswirkungen, wenn die Medikation abgesetzt wird, vor allem wenn dies sehr plötzlich geschieht. Informieren Sie sich also genau über die Notwendigkeit einer Behandlung bzw. die Risiken der Nichtbehandlung Ihrer Erkrankung (u.a. in ▶ Kap. 10).

Die in den folgenden Abschnitten beschriebenen Therapieformen können Psychopharmaka und Psychotherapie *ergänzen* und manchmal auch ersetzen. Sie sind alle zu den biologischen Methoden zu rechnen und wissenschaftlich untersucht.

*Alternative Behandlungsformen*, wie etwa Akupunktur, Homöopathie etc. sind hier *nicht* Thema, da sie bei den wiederkehrenden bzw. dauerhaft bestehenden psychischen Erkrankungen, wie etwa Depressionen, bipolaren Störungen, Psychosen oder Angststörungen, hinsichtlich ihrer Wirksamkeit nicht ausreichend belegt sind und daher keine Alternative zur psychiatrischen bzw. psychotherapeutischen Behandlung darstellen.

# Lichttherapie

Zur genaueren Erforschung der Lichttherapie (= Fototherapie) führte in den 1980er-Jahren die Feststellung, dass in nördlichen Ländern in den lichtarmen Monaten bestimmte Formen von Depressionen häufiger sind:

Es wurde der Begriff saisonal-abhängige affektive Störung geprägt, umgangssprachlich auch als *Winterdepression* bezeichnet. Die Folge war der Versuch, das natürliche Licht durch besondere Lichtlampen zu ersetzen, was bei bestimmten Depressionsformen tatsächlich zum Therapieerfolg führte.

Zwischenzeitlich sind entsprechende *Tageslichtlampen* für den täglichen Einsatz zuhause im Handel verfügbar. Ob sich die Krankenversicherung an den Kosten beteiligt, muss jeweils abgeklärt werden, allerdings sind diese Lampen heute durchaus erschwinglich. Wichtig ist, dass die Lampen eine Helligkeit von 10.000 Lux haben. Betroffene mit unipolarer Depression (= ausschließlich depressive Phasen) sollten die Lampen direkt morgens anwenden. Bei bipolar depressiv Betroffenen (also depressiven Episoden im Rahmen einer bipolaren Erkrankung) gibt es Hinweise, dass es besonders wirksam ist, erst mittags die Lampe einzusetzen.

Mit dem Ziel, antidepressive Medikamente einzusparen, gibt es Versuche mit Lichttherapie bei Depressionen nach der Entbindung. Einige kleinere Studien zeigten gute Ergebnisse. Im Einzelfall könnte es sinnvoll sein, eine solche Lichttherapie durchzuführen. Wenn Sie das Gefühl haben, dass Sie besonders in der dunklen Jahreszeit für depressive Verstimmungen empfänglich sind, sollten Sie die Frage bei Ihrem Psychiater ansprechen.

## Transkranielle Magnetstimulation

Bei der Methode der Transkraniellen Magnetstimulation (= TMS) handelt es sich um ein Verfahren, das seit Anfang der 1990er-Jahre bei depressiven Störungen systematisch erforscht wird. Bei der rTMS werden wiederholt bestimmte Teile des Großhirns von außen über die Schädeldecke durch ein Magnetfeld stimuliert, was völlig schmerzfrei ist. Das r bei rTMS steht dabei für repetitiv (= wiederholt).

Mittlerweile gibt es gute Belege für die Wirksamkeit der rTMS bei bestimmten Depressionen. Vor allem kommt es bei sogenannten schwierig zu behandelnden Depressionen (auch als therapieresistent bezeichnet) im stationären Rahmen zum Einsatz. Also bei Depressionen, die auf andere therapeutische Verfahren nicht ausreichend ansprechen – wenn beispielsweise trotz des Einsatzes verschiedener Medikamente in ausreichender Dosierung keine Besserung eintritt. Da dies in der Regel nur bei sehr schweren Depressionen der Fall ist und das Verfahren (noch) nicht zu den Regelleistungen der gesetzlichen Krankenversicherungen gehört, wird diese Therapieform am ehesten im Rahmen einer stationären Behandlung eingesetzt. Wissen muss man auch, dass damit nur die Behandlung einer akuten Depression, aber nicht die längerfristige Vorbeugung bei Planung einer Schwangerschaft möglich ist.

Eine neue, verwandte Entwicklung, die möglicherweise eine nichtmedikamentöse Behandlungsmöglichkeit für Depressionen darstellen könnte, ist die Transkranielle Gleichstromstimulation (= **tDCS** für »**t**ranscanial **D**irect **C**urrent **S**timulation«). Diese Methode hätte auch den Vorteil, dass sie nach entsprechender Anleitung im häuslichen Umfeld erfolgen kann. Allerdings ist das Zukunftsmusik.

## Elektrokrampftherapie

Die Elektrokrampftherapie (EKT) wird in Deutschland in erster Linie als Reserveverfahren eingesetzt, wenn Antidepressiva oder Antipsychotika nicht ausreichend wirken, also bei den schwierig zu behandelnden bzw. therapieresistenten Depressionen oder Psychosen. Üblicherweise wird die EKT während einer stationären Behandlung eingesetzt.

Dabei wird unter einer kurzen Vollnarkose durch vorübergehende elektrische Stimulation im Bereich des äußeren Schädels etwas ähnliches wie ein epileptischer Anfall ausgelöst, der allerdings wegen der medikamentös herbeigeführten Muskelentspannung keine äußeren Auswirkungen hat und nur in der Ableitung der Hirnströme sichtbar wird. Nach der Behandlung zeigt sich in der Regel eine Besserung der depressiven Stimmung bzw. ein Rückgang der bestehenden psychotischen Symptomatik.

In den USA, Großbritannien und Skandinavien wird die EKT als Alternative zur medikamentösen Behandlung bei psychischen Störungen in der Schwangerschaft eingesetzt. Es wird davon ausgegangen, dass die erforderliche kurze Narkose und die Gabe eines muskelentspannenden Medikamentes dem Kind nicht schaden. Durch das Absetzen einer medikamentösen Behandlung eine Depression zu riskieren, mit dem Gedanken, dass dann vielleicht eine EKT helfen könnte, ist aber sicher *keine* Option!

Ein entscheidender Nachteil der EKT ist, dass ihre Wirkung meist nicht anhält, so dass nicht selten eine Serie von Behandlungen erfolgen muss oder zusätzlich eine medikamentöse Therapie erforderlich ist. Eine vorbeugende Behandlung (= Prophylaxe) als Alternative zur medikamentösen Behandlung ist damit nicht möglich.

> **Unsere Meinung**
> **zu den Behandlungsmöglichkeiten in der Schwangerschaft**
>
> Wir hoffen, mit diesem Kapitel allen Betroffenen und Angehörigen Mut machen zu können. Schwangerschaft und medikamentöse Behandlung schließen sich nicht aus! Hilfreich ist allerdings die Bildung einer eigenen Meinung, die auf guten Informationen über die eigene Erkrankung, über die erforderlichen Medikamente und einer verantwortungsvollen Nutzen-Risiko-Abwägung beruhen sollte.
> Ruhe bewahren ist die Devise!

# 5 Schwangerschaftsvorsorge

> **Inhalt kurzgefasst**
>
> Die verfügbaren Maßnahmen der Schwangerschaftsvorsorge sollten Sie bei bestehender psychischer Erkrankung in jedem Fall in Anspruch nehmen, und zwar unabhängig von der Einnahme von Psychopharmaka. Studien zeigen, dass bei betroffenen Frauen die Rate von Schwangerschaftskomplikationen auch allgemein erhöht ist.

## Vorsorge nach den Mutterschaftsrichtlinien

> **Inhalt kurzgefasst**
>
> Über die Routineuntersuchungen der Schwangerschaftsfürsorge informiert Sie Ihr Frauenarzt. Deshalb gehen wir an dieser Stelle nur sehr allgemein darauf ein.

Für jede Schwangere gehören heute regelmäßige frauenärztliche Untersuchungen selbstverständlich zur Vorsorge. Dazu zählen auch Ultraschalluntersuchungen. Diese sogenannten Screening-Ultraschalluntersuchungen dienen der Überwachung einer normal verlaufenden Schwangerschaft, der genauen Bestimmung des Schwangerschaftsalters, der Kontrolle der körperlichen Entwicklung des Kindes, der Suche nach Auffälligkeiten beim Ungeborenen und dem frühzeitigen Erkennen von Mehrlingsschwangerschaften.

Die erste Routine-Ultraschalluntersuchung erfolgt zwischen Beginn der 9. und Ende der 12. Schwangerschaftswoche (SSW), die zweite zwischen Beginn der 19. und Ende der 22. SSW und die dritte zwischen Beginn der 29. und Ende der 32. SSW. Die Ergebnisse werden im Mutterpass dokumentiert.

Gemäß Mutterschafts-Richtlinien hat jede Schwangere Anspruch auf 3 Ultraschalluntersuchungen zur Überwachung der Schwangerschaft. Ergeben sich aus dem Screening auffällige Befunde, die der Kontrolle bedürfen, sind diese Kontrolluntersuchungen auch außerhalb der vorgegebenen Untersuchungszeiträume Bestandteil der Mutterschafts-Richtlinien. Gründe für solche zusätzlichen Untersuchungen sind u. a. die Überwachung einer Mehrlingsschwangerschaft, die Diagnostik und Kontrolle der Plazenta bei vermuteten oder nachgewiesenen Problemen sowie der Verdacht auf Lageanomalie des Kindes ab Beginn der 36. SSW.

## Weiterführende Ultraschalluntersuchungen

### Inhalt kurzgefasst

Mögliche Auswirkungen einer Medikation auf das ungeborene Kind, aber auch die bekannten höheren Raten von Schwangerschaftskomplikationen bei psychischen Erkrankungen führen zu der Empfehlung, weiterführende Untersuchungen in Anspruch zu nehmen (wie etwa spezielle Ultraschalluntersuchungen zur Überwachung der kindlichen Gesundheit und des Schwangerschaftsverlaufes). Und das in einer pränataldiagnostischen Spezialpraxis oder Abteilung einer Klinik, in der sowohl spezielle Geräte verfügbar sind als auch besonders ausgebildete Fachpersonen die Untersuchungen durchführen.

In bestimmten Situationen sind weiterführende gezielte Ultraschalluntersuchungen möglich, man spricht auch von Feindiagnostik, detaillierter Sonografie, weiterführender Organdiagnostik oder Fehlbildungsdiagnostik. Diese Ultraschalluntersuchungen sind genauer und können eine größere Gewissheit geben, dass die Schwangerschaft bzw. die Entwicklung des Kindes normal verläuft, bzw. Auffälligkeiten und deren eventuelle Behandlungsbedürftigkeit näher einordnen. Man führt sie insbesondere dann durch, wenn *komplizierende Schwangerschaftsfaktoren* vorliegen. Hierzu gehören u. a.:

- Komplikationen in einer vorangehenden Schwangerschaft
- angeborene Erkrankungen der Eltern
- mütterliches Alter über 35 Jahre
- auffällige Werte bei den in der Schwangerschaft gemessenen Blutwerten
- mütterliche chronische Erkrankungen, wie z. B. Diabetes mellitus
- Einnahme von Medikamenten, die die Kindsentwicklung beeinträchtigen können
- Konsum von Alkohol und anderen Drogen
- spezielle Infektionskrankheiten in der Schwangerschaft, z. B. Zytomegalie, Toxoplasmose, Parvovirus B19, Syphilis, Röteln
- im Screening festgestellte Wachstumsstörungen beim Kind, auffällig wenig oder zu viel Fruchtwasser
- Mehrlingsschwangerschaften

Hochauflösende Ultraschalluntersuchungen werden ebenso wie weitere pränataldiagnostische Untersuchungen in einer *Spezialpraxis für Pränataldiagnostik* oder einer entsprechenden Abteilung in einer Klinik durchgeführt, und zwar entweder bereits am *Ende des dritten Schwangerschaftsmonats* und/oder als typischer *Organultraschall* um die 20. Schwangerschaftswoche.

Je nach Fragestellung und Schwangerschaftswoche erfolgt die Ultraschalluntersuchung über die Bauchdecke oder vaginal.

Für das ungeborene Kind sind Ultraschall- und Blutuntersuchungen bei der Mutter ungefährlich. Sie werden daher auch zum Ausschluss von Chromosomenstörungen *vor eingreifenden Untersuchungen* angesetzt. Die sogenannten invasiven Verfahren, wie z. B. eine Fruchtwasseruntersuchung oder Chorionzottenbiopsie, gehen mit einem geringen Fehlgeburtsrisiko einher.

In der späteren Schwangerschaft sind spezielle Untersuchungen, z. B. zur Überwachung des *kindlichen Wachstums*, sinnvoll – vor allem, wenn es der Schwangeren schwerfällt, sich ausreichend und ausgewogen zu ernähren, wenn sie weiter raucht oder gesundheitliche Probleme bekannt sind.

Bei bestimmten Risikosituationen – dazu gehören auch psychische Erkrankungen und die Einnahme von Medikamenten – werden diese zusätzlichen Untersuchungen unabhängig vom Alter in der Regel von der *gesetzlichen Krankenversicherung* bezahlt.

### Unsere Meinung

Wissenschaftliche Studien haben gezeigt, dass bei bestimmten chronischen Erkrankungen – und dies gilt auch für psychisch kranke Mütter – Komplikationen in Schwangerschaften häufiger auftreten als bei ganz gesunden Müttern, und zwar unabhängig davon, ob in der Schwangerschaft Medikamente eingenommen wurden oder nicht. Deshalb empfehlen wir in jedem Fall die Ergänzung der normalen Schwangerenvorsorge durch eine pränataldiagnostische Basisuntersuchung (qualifizierter Ultraschall am Ende des ersten Schwangerschaftsdrittel, ggf. Blutuntersuchungen) und einen Organultraschall, etwa in der 20. SSW in einer spezialisierten Praxis oder Klinikabteilung. In Abhängigkeit vom Ergebnis werden dann ggf. weitere Untersuchungen empfohlen.

## Schwangerschaftsabbruch bei Auffälligkeiten?

> **Inhalt kurzgefasst**
>
> Ein Schwangerschaftsabbruch aus medizinischen Gründen darf auch nach der 12. SSW noch durchgeführt werden. Festgestellte Auffälligkeiten beim Kind sind für sich genommen kein Grund für einen Abbruch. Die zu erwartenden Auswirkungen auf die psychische und/oder körperliche Gesundheit der Mutter beim Austragen des Kindes müssen beurteilt werden und schwerwiegend sein.

Selbst wenn sich im Ultraschall oder bei weiterführenden pränataldiagnostischen Untersuchungen Auffälligkeiten beim Kind zeigen, ist das nicht »automatisch« ein Grund für einen Schwangerschaftsabbruch. Diese Entscheidung folgt immer den üblichen gesetzlichen Regeln: Bis zur 12. Schwangerschaftswoche kann eine Frau nach psychosozialer Beratung selbst entscheiden, ob sie einen Abbruch vornehmen lässt. Soll allerdings aus medizinischen Gründen ein Abbruch erfolgen (was dann auch die Kostenübernahme durch die Krankenversicherung einschließt und die Durchführung des Abbruchs in einer Klinik), dann müssen die Voraussetzungen dafür vorhanden sein. Man spricht in solchen Fällen von einer *medizinischen Indikation*.

Diese liegt dann vor, wenn die Fortführung der Schwangerschaft für die Mutter *ein erhebliches gesundheitliches Risiko* darstellen würde; das kann sowohl die körperliche als auch die psychische Gesundheit betreffen. Art und Schwere der kindlichen Fehlbildung oder Erkrankung sind für sich genommen *kein* Argument für das Vorliegen einer solchen medizinischen Indikation.

Für einen Schwangerschaftsabbruch aus medizinischer Indikation gibt es *keine feste zeitliche Grenze*, bis zu der er erfolgen muss. Allerdings haben die meisten Kliniken eigene Regeln und Abläufe, nach denen sie Schwangerschaftsabbrüche aus medizinischer Indikation durchführen oder auch nicht.

# 6  Geburtsplanung

> **Inhalt kurzgefasst**
>
> Die gute Vorplanung und Vorbereitung der Entbindung ist ein wichtiger Faktor zur Stabilisierung Ihrer psychischen Situation. Wahrscheinlich ist nicht jeder der im Folgenden angesprochenen Aspekte für Sie von Bedeutung, denn es gibt große Unterschiede – je nach bestehender Erkrankung. Dennoch helfen die Ausführungen dabei, nichts Wesentliches zu vergessen bzw. zu übersehen.

Geburtsvorbereitung, beispielsweise in hebammengeleiteten Geburtsvorbereitungskursen, ist ein fester Bestandteil der Schwangerschaftsbetreuung. Besteht eine psychische Erkrankung bzw. Problematik, gibt es darüber hinaus eine Reihe von Aspekten, denen man besondere Aufmerksamkeit widmen sollte.

Je nach Krankheitsbild können das sehr unterschiedliche Themen sein, nicht zuletzt auch abhängig von der jeweiligen Rückfallgefahr nach der Entbindung, der eingenommenen Medikation oder der persönlichen Situation und Verfügbarkeit von Unterstützung. Auf die entsprechenden Kapitel sei hier verwiesen. Die Besonderheiten der verschiedenen Erkrankungen, die sich auch auf die Geburtsplanung auswirken können, sind in ▶ Kap. 10 ausgeführt.

*Ziel der Geburtsplanung* (im Fachjargon auch peripartales Management genannt) ist in erster Linie, für die Schwangere die Zeit rund um die Geburt möglichst optimal zu gestalten, natürlich unter Berücksichtigung der Situation des Kindes, und diese zu einer positiven Erfahrung zu machen.

## Zunächst das Organisatorische

> **Inhalt kurzgefasst**
>
> Eine gute Vorbereitung ist alles! Das gilt auch für die Entbindung und die Zeit danach. In den folgenden Abschnitten geht es zunächst einmal um die Sicherstellung einer umfassenden Geburtsplanung, wie wir sie für jede Frau mit einer psychischen Erkrankung empfehlen.

Nicht nur mit dem behandelnden Frauenarzt, sondern auch mit der betreuenden Hebamme sollte schon frühzeitig in der Schwangerschaft über die bestehende psychische Problematik gesprochen werden.

Auf jeden Fall erforderlich ist das Gespräch über die Erkrankung und evtl. zu erwartende Symptome oder Komplikationen bei der Anmeldung zur Entbindung in der Klinik. Dabei können besondere Bedürfnisse (z. B. bezüglich einer Begleitperson oder des Stillens) rechtzeitig angesprochen werden. Ist eine solche Anmeldung in der Klinik Ihrer Wahl nicht üblich, dann bitten Sie Ihre Frauenärztin, einen speziellen Termin für Sie auszumachen.

Sind in der Schwangerschaft *Psychopharmaka* (wie etwa Antidepressiva oder Antipsychotika) erforderlich, empfiehlt sich darüber hinaus die Beratung mit der behandelnden Psychiaterin, ob beispielsweise vor der Entbindung die Dosis vorübergehend reduziert werden kann oder ob nach der Entbindung eine *vorbeugende Erhöhung* (= postpartale Prophylaxe) empfehlenswert ist. Wir nennen es deshalb »Beratung mit der behandelnden Psychiaterin«, weil nicht nur die Meinung Ihrer Ärztin, sondern auch Ihre eigenen Erfahrungen und Bedürfnisse dabei eine ganz wichtige Rolle spielen.

Auch die Notwendigkeit einer *besonderen Betreuung rund um die Geburt* (z. B. Mitaufnahme einer Begleitperson) sollte rechtzeitig mit der Ärztin besprochen werden, die Sie wegen der psychischen Erkrankung behandelt. Dann kann sie ggf. Ihre Anliegen gegenüber der Geburtsklinik unterstützen. Im Einzelfall kann beispielsweise eine Bescheinigung für die Krankenkasse schon im Vorfeld helfen, die Kostenübernahme zu sichern (für eine Begleitperson, einen evtl. längeren Aufenthalt, die Verordnung einer Haushaltshilfe etc.).

## Keine falsche Scham

Einige Betroffene überlegen, ob es überhaupt sinnvoll ist, wenn der Gynäkologe, das geburtshilfliche Team oder die begleitende Hebamme von ihrer Vorerkrankung wissen. Sie befürchten Voreingenommenheit und Vorurteile ihnen gegenüber. Im schlimmsten Fall haben sie Angst, dass bei ihnen »mehr als bei anderen Frauen hingeschaut« wird, ob sie denn wirklich gut für ihr Kind sorgen können. Wir würden das gerne entkräften, ohne für jede Person im medizinischen Betrieb Garantien abgeben zu können. Gerade der offene Umgang mit psychischen Vorerkrankungen erfährt unserer Erfahrung nach große Anerkennung. Zudem ist es gut, sich als Expertin seiner Erkrankung zu fühlen und somit auch selbstbewusst unpassenden Bemerkungen etwas entgegensetzen zu können. Auch der Partner kann dabei hilfreich sein. Übrigens wird der offene Umgang mit den eigenen Problemen auch in den »Hilfesystemen«, wie Familienhilfe, Jugendamt etc., positiv gesehen und als Bereitschaft dafür gewertet, dass Sie Hilfe annehmen können.

## Vorbesprechung organisieren

Alle Informationen müssen unbedingt *frühzeitig* an das geburtshilfliche Team weitergegeben werden, damit spezielle Bedürfnisse und Erfordernisse bei der Planung berücksichtigt werden können. Sie müssen immer bedenken, dass für Hebammen, für Geburtshelfer und für Kinderärztinnen der Umgang mit psychischen Problemen nicht die tägliche Routine ist. Informationen, die Sie beitragen, können dabei helfen, Unsicherheiten zu vermeiden. Eine Vorbesprechung mit dem Frauenarzt, der die Schwangerschaft begleitet, ist im Vorfeld ebenfalls sinnvoll, um seine Einschätzung und Empfehlungen zu hören.

Alle diese Vorbesprechungen und Planungen sollten nicht zu kurz vor dem errechneten Entbindungstermin stattfinden, so dass man auch für eine vorzeitige Geburt gewappnet ist. Aus unserer Erfahrung ist ein *Zeitpunkt etwa 6 Wochen vor dem errechneten Entbindungstermin* optimal.

## Den Partner einbeziehen

Wann immer möglich, sollte der Partner (oder auch ein anderes Familienmitglied) in alle Vorbesprechungen einbezogen werden. Möglicherweise erinnert er sich noch besser an Symptome in früheren Krankheitsphasen, und auch für die Unterstützung nach der Entbindung ist er besonders wichtig.

Ein zusätzlicher positiver Effekt: Ihr Partner wird sich in der Geburtssituation nicht ausgeschlossen fühlen und sich insbesondere beim Auftreten von Problemen an deren Lösung beteiligen können. Er wird sich weniger hilflos fühlen und für Sie eine bessere Unterstützung sein. Außerdem: Vier Ohren hören mehr als zwei!

## Informationen frühzeitig sammeln

Frühere Erfahrungen sind für die Geburtsplanung besonders wichtig. Eine gute Basis für die Beurteilung – wie hoch beispielsweise die vorbeugende Dosierung der Medikation ab dem Tag der Entbindung sein sollte oder welche Symptome zu erwarten sind – stellen *frühere Behandlungsberichte* dar. Wenn diese, und zwar möglichst alle, nicht bereits bei Ihrer behandelnden Psychiaterin vorliegen, sollten Sie selbst dafür sorgen, dass sie rechtzeitig vor der Geburtsplanung bei vorbehandelnden Ärzten bzw. Kliniken angefordert werden. Üblicherweise müssen Sie dafür Ihr schriftliches Einverständnis in Form einer *Schweigepflichtentbindung* geben.

Vor allem bei Krankheitsphasen mit *manischer Symptomatik* im Rahmen einer bipolaren Störung oder bei *psychotischen Episoden* sind die Berichte über eine frühere stationäre Behandlung von Bedeutung, denn erfahrungsgemäß ist es schwierig, sich nach mehreren Jahren noch an alle für Psychiater wichtigen Informationen zu erinnern. Auch die schriftlichen Aufzeichnungen, die Ihre Psychiaterin während der ambulanten Behandlung gemacht hat, ersetzen nicht den schriftlichen Abschlussbericht der Klinik. So etwa dazu, wie die genaue Symptomatik damals war, wie akut oder »stürmisch« die Erkrankung verlaufen ist, wie rasch oder wie langsam sie unter Behandlung abgeklungen ist und welche Maßnahmen sonst erforderlich waren. All das gibt jedoch wichtige Anhaltspunkte dafür, auf welche *Symptome in den ersten Tagen und Wochen* nach der Entbindung besonders geachtet werden muss, weil das erste Symptome einer Wiedererkrankung sein könnten.

Da Geburtshelfer und Hebammen nicht speziell in der Psychiatrie ausgebildet sind, hilft es ihnen besonders, wenn von der Psychiaterin, die diese Befunde kennt, auf *mögliche Frühwarnzeichen*, typische erste Symptome oder besondere Notwendigkeiten hingewiesen wird (z. B. darauf, dass ausgeprägte Schlafstörungen oder eine euphorische Stimmung erste Symptome einer beginnenden Manie sein können oder dass unbedingt ausreichend Schlaf sichergestellt werden muss).

## Informationen an alle Beteiligten weitergeben

Optimal ist es, wenn die verfügbaren Informationen und Empfehlungen in einem *Geburtsplan* zusammengefasst werden. Beispielsweise könnte das Ihre Psychiaterin tun. Aber wie auch immer die Form dieser Informationen und Empfehlungen ist – sie sollten an alle Beteiligten weitergegeben werden; beispielsweise an die Schwangerenambulanz, in der Sie in Behandlung sind, die betreuende Hebamme und die beteiligten Ärzte.

Vor allem für die *Vorbesprechung der Geburt in der Geburtsklinik* ist ein solcher Geburtsplan wichtig. Damit Sie selbst jederzeit auf die Informationen zugreifen können, legen Sie ein Exemplar in Ihren Mutterpass, denn den haben Sie ja üblicherweise immer dabei. Es könnte schließlich sein, dass Sie irgendwo und irgendwann von der einsetzenden Geburt überrascht werden und dann mit Betreuungspersonen zu tun haben, die weder Sie noch Ihre Erkrankung kennen.

## Checkliste für die persönliche Geburtsplanung

**Inhalt kurzgefasst**

In der Checkliste sind die wichtigsten Aspekte der Geburtsvorbereitung im Überblick skizziert. Die nähere Erläuterung erfolgt in den Abschnitten danach.

Für die Geburtsplanung gibt es so vielfältige Aspekte zu bedenken, dass die Erstellung einer Art von Checkliste zur Vorbereitung von Arztgesprächen sinnvoll ist. Und machen Sie sich jeweils schriftliche Notizen über das Ergebnis des Gespräches. Optimal ist es, wenn Ihr Psychiater seine Empfehlungen in einem Geburtsplan zusammenstellt, der sich inhaltlich an der folgenden Checkliste orientiert. Den können Sie dann an alle Beteiligten weitergeben, so etwa an die Geburtsklinik und die Hebamme sowie die Frauenärztin.

In ▶ Tab. 6.1 haben wir die wichtigsten Themen für eine solche Vorplanung zusammengestellt und kurz erläutert; in den danach folgenden Abschnitten werden sie näher beschrieben.

Tab. 6.1: Checkliste Geburtsplanung (basierend auf den Erfahrungen der AutorInnen)

| Thema | Wichtige Aspekte |
|---|---|
| Hebammenbetreuung | • Es empfiehlt sich, *möglichst früh* eine Hebammenbetreuung zu organisieren.<br>• Optimal ist eine *Beleghebamme*, die nicht nur die Schwangerschaft betreut, sondern auch zur Entbindung mit in die Klinik geht.<br>• Eine *Familienhebamme* betreut die Familie bis zum Ende des 1. Lebensjahres des Kindes. |
| Entbindungsklinik | • Bei Medikamenteneinnahme oder zu erwartenden Komplikationen die Entbindung in einer Geburtsklinik mit angeschlossener *Neugeborenen-Intensivstation* (möglichst Perinatalzentrum Level 1) anstreben.<br>• Geburtshaus oder Hausgeburt sind <u>nicht</u> empfehlenswert. |
| Entbindung | • in der Regel *Spontangeburt*, in Abhängigkeit von der geburtshilflichen Situation Kaiserschnitt<br>• Diesbezügliche Klärung ebenso wie Frage einer PDA (= Periduralanästhesie) bzw. *Schmerzmedikation* unter der Entbindung im Vorgespräch mit den Geburtshelfern.<br>• Falls ein *geplanter Kaiserschnitt* aufgrund der psychischen Situation gewünscht ist, schriftliche Empfehlung des Psychiaters einholen. |
| Stillen, Abstillen | • Neben dem Wissen, dass Stillen grundsätzlich gut ist für das Kind, dürfen auch *persönliche Vorlieben* berücksichtigt werden.<br>• Nicht zu vernachlässigen sind *organisatorische Aspekte*.<br>• Wurde bereits im Vorfeld entschieden, dass abgestillt werden soll, ist auch die Frage der *Abstillmethode* von Bedeutung (mittels der Gabe einer »Abstilltablette« oder natürlich = Umschläge, Tees etc.?). |

Tab. 6.1: Checkliste Geburtsplanung (basierend auf den Erfahrungen der AutorInnen) – Fortsetzung

| Thema | Wichtige Aspekte |
|---|---|
| Medikation gegen Ende der Schwangerschaft | • In bestimmten Fällen kann Tage bis zwei Wochen vor der Geburt die *Dosis verringert* werden, um Anpassungsprobleme beim Kind zu mindern. Der Nutzen davon ist allerdings nicht klar belegt.<br>• *Keinesfalls* Medikamente ganz absetzen! |
| Medikation nach der Entbindung | • Sofort, ab dem Tag der Entbindung, *zurückkehren zur vorherigen Dosis*, falls vor der Geburt reduziert wurde.<br>• Je nach Art der Erkrankung *vorbeugende zusätzliche Erhöhung* in einen Dosisbereich, wie er bei einer akuten Erkrankung gelten würde (= postpartale Prophylaxe).<br>• Medikamente in die Geburtsklinik *mitbringen* und auch während der Entbindung *zur üblichen Zeit einnehmen.*<br>• Psychiatrische »*Notfallmedikamente*« rechtzeitig verschreiben lassen und in die Klinik mitnehmen. |
| Frühwarnzeichen und Notfallplan | • Im Gespräch mit dem Psychiater *Frühwarnzeichen* anhand früherer Erkrankungen herausarbeiten.<br>• *Notfallplan* erstellen |
| Psychiatrische Weiterbehandlung | • Schon im Vorfeld *Termine machen* für Wiedervorstellung beim Psychiater: Spätestens 2 Wochen nach Entbindung bei bipolarer Erkrankung oder Psychose, spätestens 4–6 Wochen bei Depression, Angst- oder Zwangserkrankung.<br>• Wenn möglich, *Telefon- oder Videokontakt* mit dem behandelndem Psychiater für die ersten Tagen nach der Geburt vereinbaren.<br>• Bei *Frühwarnzeichen* mindestens 1 ×/Woche Telefon- oder Videokontakt, um die Behandlung engmaschig anpassen zu können. |

Tab. 6.1: Checkliste Geburtsplanung (basierend auf den Erfahrungen der AutorInnen) – Fortsetzung

| Thema | Wichtige Aspekte |
|---|---|
| Umgebungsbedingungen planen | • *Stressreduktion und Reizabschirmung* (z. B. durch Einzelzimmer bzw. Familienzimmer, Besuchsregulierung, evtl. längerer Aufenthalt)<br>• *Mitaufnahme des Partners* organisieren |
| Unterstützung sicherstellen | • *Elternzeit des Partners* direkt nach der Geburt vorplanen<br>• *Unterstützung organisieren* (z. B. Angehörige, Freunde, Haushaltshilfe, ggf. ehrenamtliche Helfer) |
| Informationen an alle Beteiligten weitergeben | • Optimal ist die Zusammenstellung aller Informationen und Empfehlungen in einem »*Geburtsplan*« (z. B. durch den behandelnden Psychiater).<br>• Unabhängig von der Form: Informationen *an alle Beteiligten weitergeben*, z. B. Schwangerenambulanz, Hebamme, Frauenärztin, Kinderarzt, Psychiater, Psychotherapeutin.<br>• Unbedingt ein Exemplar in den *Mutterpass* legen! |

# Hebammenbetreuung

> **Inhalt kurzgefasst**
>
> Die Suche nach einer Hebamme, der Sie sich in der Schwangerschaft und rund um die Entbindung anvertrauen möchten, sollte bereits frühzeitig in der Schwangerschaft beginnen. Die folgenden Abschnitte

> informieren Sie über die verschiedenen Modelle der Hebammenbetreuung.

## Hebammenbetreuung rechtzeitig organisieren

Die Betreuung durch eine erfahrene Hebamme ist sowohl in der Schwangerschaft als auch in der Zeit nach der Entbindung wichtig; vor allem beim ersten Kind, bei dem noch besonders viele Unsicherheiten bestehen. Das *Vertrauensverhältnis* zwischen den beteiligten Personen ist von großer Bedeutung; deshalb sollte man sich rechtzeitig bei der Wunschhebamme anmelden. Dies ist manchmal schwieriger als erwartet, da sich in den letzten Jahren u. a. die Arbeitsbedingungen und die finanzielle Situation der freien Hebammen verschlechtert haben. Nicht wenige Hebammen haben sich deshalb gegen die Selbständigkeit entschieden. Also frühzeitig darum kümmern!

Über die offizielle bundesweite Website des Deutschen Hebammenverbandes können Hebammen wohnortnah gesucht werden (www.ammely.de).

## Beleghebamme

Manche Frauen profitieren von der Betreuung durch eine Beleghebamme. Die hat mit einer Geburtsklinik einen speziellen Vertrag, der es ihr möglich macht, die werdende Mutter zur Geburt in die Klinik und bei der Geburt zu begleiten. Die Entbindung mit Hilfe einer vertrauten Hebamme gibt zusätzliche Sicherheit.

Nach einer Beleghebamme zu suchen, lohnt sich insbesondere für Frauen, die besondere Geburtsängste haben, bzw. für Frauen mit *Angststörungen*, weil sich bei ihnen naturgemäß auch besonders häufig starke Ängste vor der Geburt entwickeln.

Leider haben nicht alle Kliniken Verträge mit Beleghebammen, trotzdem ist es sinnvoll, danach zu fragen. Beleghebammen sind meist früh ausgebucht, weil sie nur wenige Patientinnen gleichzeitig betreuen können. Wenn sie eine Beleghebamme in Anspruch nehmen möchten, sollten sie also bereits in den ersten Wochen der Schwangerschaft Kontakt aufnehmen.

Falls man sich *entscheiden muss* zwischen »Klinik mit angeschlossener Neugeborenen-Intensivstation« (s. u.) und »Entbindung mit Beleghebamme«, lohnt sich die Betrachtung der speziellen Situation: Welche psychische Erkrankung besteht, wie ist die aktuell eingenommene Medikation, und wie viel weiß man über mögliche Anpassungsstörungen des Kindes bei dem jeweilgen Medikament. Bei einem relativ neuen Medikament, für das bisher wenige Erfahrungen vorliegen und das vielleicht in hoher Dosierung eingenommen werden muss, oder bei einer Kombination von Medikamenten sollte man sich eher für die Klinik mit Neugeborenen-Intensivstation entscheiden. Handelt es sich um ein schon oft in der Schwangerschaft eingesetztes Medikament in niedriger Dosierung, das kaum Komplikationen erwarten lässt, und ist die individuelle Sicherheit oder intensive persönliche Betreuung für die Frau besonders wichtig, sollte man eher die Beleghebamme vorziehen.

Wie bei vielen anderen Aspekten ist dabei das *Bauchgefühl* der werdenden Mutter, aber ebenso ihres Partners, durchaus von Bedeutung: Man sollte bei solchen Entscheidungen als Betroffene immer nachzuspüren versuchen, ob man sich mit dem eingeschlagenen Weg wohl fühlen wird (so sollte das Gefühl sein) oder ob man etwas gegen seine innere Überzeugung tut (was keine gute Voraussetzung für eine positive Erfahrung ist).

## Familienhebamme

Bei psychischen Erkrankungen kann auch die Einbeziehung einer Familienhebamme sinnvoll sein. Das sind speziell ausgebildete Hebammen, die Sie bis zum Ende des ersten Lebensjahres des Kindes begleiten und die Familie regelmäßig zuhause besuchen. Dabei steht die Unterstützung bei der Versorgung des Kindes im Vordergrund, aber auch für sonstige Probleme ist die Familienhebamme ansprechbar. Falls die Familienhebamme als freie Hebamme tätig ist, kann sie Sie bereits ab Beginn der Schwangerschaft begleiten; ansonsten beginnt sie mit der Betreuung nach der Geburt des Kindes. Während die normale Hebamme von der Krankenkasse bezahlt wird, übernehmen die Kommunen die Finanzierung der Familienhebammen. Beantragt werden kann diese beispielsweise über eine Schwangerenberatungsstelle oder das Jugendamt.

### Einzel-Geburtsvorbereitung

Falls Sie wegen einer besonders schwierigen körperlichen oder psychischen Situation nicht an einem regulären Geburtsvorbereitungskurs teilnehmen können, gibt es die Möglichkeit der Einzel-Geburtsvorbereitung, bei Bedarf auch zuhause. Die Kosten für diese Einzelbetreuung durch die Hebamme übernimmt nach ärztlicher Verordnung und nach Einzelfallprüfung die gesetzliche Krankenkasse.

Erkundigen Sie sich auch, ob es evtl. eine Hebamme gibt, die sich speziell mit psychischen Problemen rund um die Entbindung auskennt. Oder einen Geburtsvorbereitungskurs, in dem speziell auf die Bedürfnisse von Frauen mit psychischen Problemen eingegangen wird.

## Die Entbindung

> **Inhalt kurzgefasst**
>
> Bei der Vorbereitung der Entbindung gilt es, eine geeignete Geburtsklinik auszuwählen und sich Gedanken über die Art der Entbindung und eine mögliche Schmerzmedikation zu machen.

Ebenso wie die Auswahl der Hebamme ist die Wahl der Geburtsklinik von den örtlichen Gegebenheiten und persönlichen Vorlieben abhängig. Sicherlich kann auch Ihr Frauenarzt Sie dabei unterstützen.

## Neugeborenen-Intensivstation, Perinatalzentrum

Wenn Sie regelmäßig Psychopharmaka einnehmen müssen, sollte das bei der Wahl der Klinik bedacht werden. Aus rein medizinischer Sicht ist in dem Fall Entbindung in einer Geburtsklinik mit angeschlossener Neugeborenen-Intensivstation (= Intensiv-Neonatologie) sinnvoll. Oftmals wird diese Kombination auch als *Perinatalzentrum* bezeichnet und hat je nach Ausstattung die Zusatzbezeichnung Level 1 oder Level 2.

Wodurch sich die verschiedenen Stufen der Perinatalzentren unterscheiden, ist in ▶ Kap. 8 beschrieben.

Die Verfügbarkeit der Intensivstation hat den Vorteil, dass dort das Neugeborene bestmöglich überwacht werden kann, falls es nach der Geburt unter *Anpassungsstörungen* leidet. In einem solchen Fall ist damit keine Verlegung in eine räumlich getrennte Kinderklinik erforderlich, was für die Mutter eine vollständige Trennung vom Kind bedeuten würde, wenn sie selbst noch in der Klinik bleiben muss (z. B. nach einem Kaiserschnitt).

Die Wahl eines Perinatalzentrums kann man in den meisten Fällen als reine *Vorsichtsmaßnahme* betrachten, denn nach unserer Erfahrung wird die Intensivstation nur selten wegen tatsächlicher Probleme in Anspruch genommen; dennoch gibt diese Vorsorge *größtmögliche Sicherheit*.

Ein Muss ist die Geburtsklinik mit angeschlossener Intensiv-Neonatologie bei Kindern von *substanzabhängigen Müttern*, da diese Neugeborenen i. d. R. nach der Geburt *Entzugssymptome* haben und entsprechende Behandlung benötigen.

Auch wenn wir davon ausgehen können, dass die meisten Medikamente für das Neugeborene keine oder nur geringe Auswirkungen haben und dass auftretende Anpassungsprobleme nicht ausgeprägt sind, kann die Umgebung eines Perinatalzentrums zusätzliche Sicherheit geben. Allerdings empfehlen wir aufgrund unserer Erfahrungen, *vorher abzuklären*, wie im Fall einer Medikamenteneinnahme mit dem Neugeborenen umgegangen wird. Es gibt nämlich Kliniken, die auch unauffällige Neugeborene vorsichtshalber für einige Tage zur Überwachung auf die Intensivstation verlegen. Die dadurch bedingte Trennung von Mutter und Kind – zumindest für den größeren Teil des Tages – ist nicht für jede betroffene Frau und ihren Partner akzeptabel.

## Geburtshaus, Hausgeburt, hebammengeleiteter Kreißsaal

Die bisherigen Ausführungen zu diesem Thema haben wahrscheinlich schon deutlich gemacht, dass bei Einnahme von Psychopharmaka und ebenso bei instabiler psychischer Situation die Entbindung in einem *Geburtshaus* oder eine *Hausgeburt* aus psychiatrischer und geburtshilflicher Sicht nicht angebracht sind. In den meisten Fällen werden wahrscheinlich keine gravierenden Komplikationen auftreten. Wenn es aber dennoch einmal zu ernsthaften Problemen bei der Geburt oder beim Neugeborenen kommt, die auf die Medikamenteneinnahme oder die psychische Problematik zurückzuführen sind, werden sich alle Beteiligten hinterher fragen, warum sie nicht diesen kleinen Kompromiss eingegangen sind und die Geburt in einer Klinik haben überwachen lassen.

Eine Zwischenlösung kann die Entbindung in einem *hebammengeleiteten Kreißsaal* sein, wie ihn manche Kliniken mittlerweile haben. Die gesamte Geburt wird von Hebammen betreut, und nur im Falle von Komplikationen, die eine ärztliche Intervention erfordern, wird ein Arzt hinzugezogen.

## Art der Entbindung

Bezüglich der Art der Entbindung – Spontangeburt oder geplanter Kaiserschnitt – gibt es unterschiedliche Ansichten bei Schwangeren. Wir sprechen jetzt nicht über die sogenannte sekundäre Sectio, also den Kaiserschnitt, der während der Entbindung erforderlich wird, weil die Geburt nicht vorankommt oder weil Komplikationen unter der Geburt auftreten. Und auch nicht über die primäre Sectio aufgrund medizinischer Gründe, also den geplanten Kaiserschnitt, beispielsweise weil das Kind falsch liegt.

Es geht um die Fälle, in denen das Kind die richtige Lage hat und eigentlich eine Spontangeburt möglich wäre. Trotzdem fragen manche Frauen mit psychischer Erkrankung schon früh nach einem *Kaiserschnitt*, und zwar aus genauso unterschiedlichen Gründen wie psychisch gesunde Frauen auch. Manche haben große Angst davor, die normale Geburt nicht durchstehen zu können, vielleicht dann doch »irgendwann aufgeben zu müssen« und einen Kaiserschnitt zu bekommen. Oder sie haben von negativen Erfahrungen anderer Frauen bei spontanen Entbindungen gehört. Und manche haben selbst eine Geburt erlebt, die sie schrecklich fanden, und wollen so etwas nicht noch einmal durchmachen. Nicht selten treten nach traumatischen Geburtserfahrungen zusätzliche psychische Probleme auf, sodass die Frauen erst recht das Gefühl haben, sich dem nicht wieder aussetzen zu wollen.

Natürlich ist die *Art der Entbindung* immer mit den Geburtshelfern zu besprechen. Wichtig ist aber, dass Sie sich dazu schon vorher Gedanken machen. Wenn für Sie *nur ein Kaiserschnitt* in Frage kommt, machen Sie Ihre Gründe deutlich. Hängt dieser Wunsch mit Ihrer psychischen Erkrankung oder Ihrer Vorgeschichte zusammen, kann die Psychiaterin diesbezüglich eine Empfehlung abgeben und ggf. Ihren Wunsch unterstützen. Wenn Sie aber »nur ängstlich« sind, was verständlich ist, dann können Geburtsvorbereitungskurs und Gespräche mit dem Frauenarzt und der Hebamme dazu beitragen, Unsicherheiten zu beseitigen.

Auf jeden Fall sollten Sie die Entscheidung für den Kaiserschnitt nicht zu früh treffen. Manchmal ist es schon hilfreich, sich *beide Möglichkeiten offenzuhalten.*

Aus unserer Erfahrung können wir sagen, dass Frauen mit psychischer Erkrankung die Geburt genauso gut hinbekommen wie andere Frauen. Versuchen Sie, für sich selbst zu klären (auch im Gespräch mit anderen): Was spricht für eine Spontanentbindung, und was könnte für einen Kaiserschnitt sprechen? Gibt es tatsächlich gute Gründe für einen gewünschten Kaiserschnitt, dann hilft die frühzeitige Besprechung des Themas mit Offenlegung der Gründe.

## PDA und Schmerzmedikation

Zu den Gedanken, mit denen Sie sich wie andere Frauen vor einer Entbindung beschäftigen werden, gehört auch die Frage, ob Sie eine Schmerzmedikation in Form einer PDA (= *Periduralanästhesie*) möchten. Dabei wird das Schmerzmittel in den Rückenmarkskanal gespritzt, während Sie selbst völlig wach und klar sind, aber keine oder weniger Geburtsschmerzen empfinden. Beim Kaiserschnitt wird als Alternative zur

Vollnarkose häufig eine *Spinalanästhesie* eingesetzt. Dadurch wird der ganze Unterkörper betäubt, so dass die Kaiserschnitt-Operation durchgeführt werden kann. Die Mutter benötigt so keine Vollnarkose; sie kann die Entbindung in wachem Zustand mitverfolgen und das Kind in Empfang nehmen.

Nicht für jede Frau sind diese Verfahren geeignet, da die Betäubung (bei der PDA) bzw. die Lähmung (bei der Spinalanästhesie) des Unterkörpers das Gefühl des Kontrollverlustes mit sich bringen kann. Wenn das für Sie ein Problem sein könnte (z. B. bei einer Traumafolgestörung) dann sprechen Sie das spätestens beim Vorgespräch mit dem Geburtshelfer an. Fragen Sie nach Alternativen zur Schmerzlinderung bzw. lassen Sie sich bezüglich einer Narkose beraten.

## Stillen oder nicht?

Die Frage, ob Sie grundsätzlich stillen möchten, hat ganz viel mit Ihren persönlichen Wünschen zu tun. Falls Sie Medikamente einnehmen müssen, stehen vielleicht Sorgen wegen der Verträglichkeit für Ihr gestilltes Kind im Vordergrund. Vieles ist bei Beantwortung der Frage »Stillen oder nicht« zu berücksichtigen, da Sie als Mutter sich wohl fühlen müssen mit Ihrer Entscheidung. Insofern schadet es nicht, sich auch damit bereits frühzeitig auseinanderzusetzen.

In ▶ Kap. 7 geht es ausführlich um das Thema Stillen, ebenso auch um das Abstillen und mögliche Zwischenlösungen.

# Rund um die Entbindung aus psychiatrischer Sicht

> **Inhalt kurzgefasst**
>
> Aus psychiatrischer Sicht sind bei der Geburtsplanung ganz andere Dinge zu bedenken als aus geburtshilflicher Perspektive, und das abhängig von der jeweiligen Erkrankung. In diesem Kapitel geht es um die Gestaltung der medikamentösen Behandlung rund um die Entbindung, Frühwarnzeichen und Notfallpläne sowie die psychiatrische Behandlung zeitnah nach der Geburt.

## Medikamente vor der Entbindung reduzieren?

Besprechen Sie mit Ihrem Psychiater, ob in den letzten Tagen oder ein, zwei Wochen vor der Entbindung eine Herabsetzung der Dosis Ihres Medikamentes möglich bzw. sinnvoll ist, um dem Kind die Anpassung nach der Geburt zu erleichtern. Direkt nach der Entbindung sollten Sie dann auf jeden Fall wieder zur ursprünglichen Dosis zurückkehren.

Falls Sie die vorübergehende Reduktion aber nicht möchten oder sich nicht zutrauen, müssen Sie kein schlechtes Gewissen haben: In der Regel spricht nichts dagegen, die Medikation aus der Zeit der Schwangerschaft auch bis zur Geburt beizubehalten. Der Nutzen einer vorübergehenden Reduktion der Medikamente für das Kind ist bisher *nicht wissenschaftlich belegt*. Daher sollte dieses Vorgehen nur gewählt werden, wenn Sie sich in einer sehr stabilen psychischen Situation befinden.

Am ehesten ist eine vorübergehende Reduktion bei Depressionen und Angsterkrankungen machbar.

Bei Psychosen oder bipolaren Störungen sollte sie dagegen *nur im Ausnahmefall* und nur in geringem Maße erfolgen.

In keinem Fall darf aus unserer Sicht kurz vor der Entbindung die medikamentöse Behandlung *vollständig abgesetzt* werden. Das führt nur dazu, dass es nach der Geburt des Kindes entsprechend länger dauert, bis man wieder von einer Wirksamkeit des Medikamentes ausgehen kann. Das kann unter Umständen Tage dauern, und das in einer Zeit, in der die psychische Instabilität schon fast vorprogrammiert ist.

## Postpartale Prophylaxe?

Hinter dem etwas sperrig wirkenden Begriff postpartale Prophylaxe versteckt sich die medikamentöse Vorbeugung, um in der besonders sensiblen Zeit nach der Entbindung mit rascher Hormonumstellung und psychologischen Turbulenzen verstärkt in Richtung psychische Stabilität und Verhinderung eines Rückfalls zu arbeiten.

Dieser Punkt ist aus unserer Sicht als AutorInnen besonders wichtig, um bei bestimmten Erkrankungen die Verschlechterung des psychischen Befindens und insbesondere eine stationäre psychiatrische Behandlung nach der Entbindung möglichst zu verhindern. Vor allem bei hoher Rückfallgefahr, wie etwa bei Psychosen oder bipolaren Störungen, ist das von Bedeutung.

### Depressionen, Angsterkrankungen, Zwangsstörungen

Bei Depressionen und Angsterkrankungen reicht es oftmals aus, die bereits in der Schwangerschaft bestehende Medikation weiter einzunehmen und nur beim Auftreten neuer Symptome zu erhöhen. Ist vor der Entbindung eine vorübergehende Reduktion erfolgt, kehrt man wieder zur Dosis davor zurück.

Weil wiederauftretende Depressionen eher langsam schleichend beginnen, ebenso wie Verschlechterungen bei Angsterkrankungen und Zwangsstörungen, ist es i. d. R. ausreichend, auf *erste Symptome mit einer Erhöhung* zu reagieren. Zumal bei diesen Erkrankungen eine Verschlechterung üblicherweise nicht zur stationären Behandlungsbedürftigkeit führt, sondern gut ambulant zu behandeln ist – anders als bei bipolaren Erkrankungen oder Psychosen.

## Wochenbettdepression bei früherer Entbindung

War eine frühere Entbindung schon einmal von einer postpartalen Depression (auch als Wochenbettdepression bezeichnet) gefolgt, beschäftigt betroffene Frauen in der Regel die Frage, ob das erneut geschehen wird und vor allem, was sie selbst vorbeugend tun können.

Zunächst einmal kann man Entwarnung geben, denn bei den Depressionen ist die Studienlage ganz eindeutig: Bei der *ersten Entbindung* sind postpartale Depressionen sehr viel häufiger als bei einer zweiten oder dritten; so ist auch unsere praktische Erfahrung. Das ist auch einleuchtend, wenn man sich vor Augen führt, dass bei Depressionen nicht nur biologische Aspekte (wie etwa der Einfluss von Hormonen) eine Rolle spielen, sondern dass nach der Entbindung psychologische Aspekte, Umgebungsbedingungen (wie etwa unzureichende Unterstützung) sowie kindliche Faktoren (wie etwa Stillprobleme, Schreibaby) ebenfalls von Bedeutung sind.

Unsere Erfahrung ist auch, dass Frauen, die bereits ein Kind haben, einer Entbindung mit sehr viel mehr Gelassenheit entgegensehen als Erstgebärende. Sie wissen, was auf sie zukommt, haben nicht mehr die Unsicherheit bezüglich der Versorgung des Kindes und vertrauen ihrer Fähigkeit, auf die Bedürfnisse des Neugeborenen einzugehen.

Insofern gilt aus unserer Sicht hinsichtlich der Vorbeugung: Besteht eine Medikation mit Antidepressiva, weil es neben der Wochenbettdepression in der Vergangenheit auch *weitere depressive Krankheitsepisoden* gab, dann wird diese nach den vorbeschriebenen Regeln fortgeführt. Gibt es *keine Medikation* und war die Depression ein *einmaliges Ereignis*, dann kann abgewartet werden, wie sich die Stimmung der Mutter nach der Entbindung entwickelt. Allerdings sollte trotzdem eine gute Unterstützung und Entlastung für die Mutter sichergestellt sein.

Gibt es einen behandelnden Psychiater oder eine Psychotherapeutin, dann besteht vielleicht auch die Möglichkeit, sich über Frühwarnzeichen zu informieren und einen Krisenplan zu erstellen – für den Fall, dass die Stimmung doch wieder in die Depression abrutscht.

## Bipolare Erkrankungen, Psychosen

Bei bipolaren Erkrankungen oder Psychosen ist in der Schwangerschaft oftmals keine sehr hohe Dosis notwendig, um die psychische Stabilität aufrechtzuerhalten. Sowohl wissenschaftliche Studien als auch praktische Erfahrungen zeigen, dass in der Schwangerschaft die Zunahme von Symptomen und vor allem schwere Rückfälle eher selten sind, vor allem wenn man es mit der Zeit nach der Entbindung vergleicht.

Den Tagen und Wochen *nach der Entbindung* muss jedoch besondere Aufmerksamkeit gelten, da wegen der hormonellen Veränderungen in dieser Zeit die Vulnerabilität (= Empfindlichkeit) besonders hoch ist und man außerdem eine Krankheitsepisode in der Zeit auf jeden Fall vermeiden möchte. Nicht nur die Auswirkungen auf die Versorgung des Kindes können nämlich gravierend sein, sondern auch die notwendigen Behandlungsmaßnahmen. Fast immer ist bei manischen oder psychotischen Rezidiven (= Rückfällen) eine stationäre Behandlung erforderlich, die Wochen bis Monate dauern kann und meist zur Trennung von Mutter und Kind führt.

Es ist vielfach belegt, dass sich nach der Entbindung gerade bei bipolaren Erkrankungen oder Psychosen die *Krankheitssymptome sehr rasch*, d. h. innerhalb von wenigen Tagen, manchmal sogar Stunden, entwickeln können und dann oftmals auch sehr vielfältig und stürmisch sind. Das ist am ehesten auf die ausgeprägten hormonellen Veränderungen in den ersten Tagen nach der Geburt in Kombination mit den psychologischen Herausforderungen zurückzuführen.

Da sich bei ersten Symptomen die weitere Entwicklung in eine Krankheitsphase meist trotz sofortiger Erhöhung der Medikation *nicht mehr stoppen lässt*, empfiehlt sich aus unserer Sicht eine *vorbeugende Erhöhung der Medikamente* – auch als postpartale Prophylaxe bezeichnet. Dabei wird *ab dem Tag der Geburt* die Medikation, meist ein Antipsychotikum, in einen Dosisbereich erhöht, von dem man eine Wirkung in einer akuten Krankheitsphase erwarten kann. Rückschlüsse, wie hoch eine solche Dosis (annähernd) sein sollte, ergeben sich aus Ihrer Vorgeschichte. Aus früheren Behandlungsberichten kann man in der Regel entnehmen, welche Medikamente und wie viel davon in der akuten Krankheitsphase erforderlich waren. Wichtig ist übrigens auch die Information über *damals nicht wirksame* Substanzen.

Ob man einige Tage vor der Entbindung im Einzelfall die Medikamente etwas reduziert, hängt vom Krankheitsverlauf bis dahin ab; allenfalls bei ganz hoher Stabilität unter niedriger Dosis sollte man darüber nachdenken. Soll man es pauschal formulieren, dann lautet die Empfehlung bei bipolaren Erkrankungen oder Psychosen bezüglich einer Reduktion vor der Entbindung: *eher nicht.*

Manche Frauen machen sich Sorgen, dass sie bei einer deutlichen Erhöhung der Medikamentendosis nach der Entbindung zu müde sein werden, um sich um das Baby zu kümmern. Dem kann man entgegnen, dass gerade in den ersten Tagen im Krankenhaus oder zu Hause i.d.R. noch Unterstützung da ist. Vor allem wenn der Partner als Begleitperson in der Klinik aufgenommen ist, sollte das kein Problem sein. Und man kann auch das Positive dabei sehen: Wenn die Müdigkeit sehr ausgeprägt ist, dann ist das letzten Endes als gutes Zeichen zu werten, denn es bedeutet, dass die Mutter wie eine Gesunde reagiert und dass eine Herabsetzung der Dosis schon bald wieder erfolgen kann. Ist sie nicht müde, sondern vielleicht trotzdem aufgedreht, dann deutet das darauf hin, dass die Dosierung sogar noch weiter erhöht werden sollte, weil »im Untergrund der Rückfall schlummert«.

Für betroffene Schwangere ist es manchmal schwer, *sich auf solche Empfehlungen einzulassen*, weil sie sich selbst ja gesund fühlen und nicht so recht einsehen, warum sie sich und vielleicht sogar das gestillte Kind den Nebenwirkungen des Medikamentes aussetzen sollen. Dann kann man nur noch einmal darauf hinweisen, dass manische oder psychotische Krankheitssymptome im Rahmen einer ambulanten Behandlung kaum noch zu stoppen sein werden, wenn sie einmal da sind – selbst dann nicht, wenn sofort hochdosiert Medikamente eingesetzt werden. Und darauf, dass dann in den meisten Fällen eine stationäre Behandlung in einem psychiatrischen Krankenhaus unumgänglich sein wird, was in der Regel die Trennung von Mutter und Kind und die Beendigung des Stillens bedeutet.

## Wochenbettpsychose bei früherer Entbindung

Gab es in der Vorgeschichte *einmalig* eine Psychose, und zwar nach einer vorherigen Entbindung (= postpartale Psychose), dann kann man bis zu einem gewissen Grad Entwarnung geben: Etwa ¾ der postpartalen Psychosen beginnen nach einer *ersten Entbindung*.

Der Verlauf danach ist u. a. abhängig von der Art der Psychose. Grundsätzlich muss man jedoch von einer dauerhaften Vulnerabilität (= Empfindlichkeit) für Psychosen ausgehen, wobei diese bei manchen Frauen nur in ganz speziellen Stresssituationen zum Tragen kommt, während bei anderen nach der ersten Psychose, die postpartal aufgetreten ist, weitere Krankheitsepisoden folgen. Ist letzteres der Fall, richtet sich die postpartale Prophylaxe nach der Art der Psychose (etwa bipolare, schizoaffektive oder schizophrene Erkrankung), (▶ Kap. 10).

War es tatsächlich nur eine einzige Psychose und ist diese nach der ersten Entbindung aufgetreten, dann kann man vorsichtig optimistisch sein. Die psychologischen Belastungen und Unsicherheiten einer ersten Mutterschaft entfallen bei der zweiten oder späteren Entbindung. Dennoch, eine gewisse Wiederholungsgefahr bleibt. Und dann spielt das *persönliche Sicherheitsbedürfnis* eine Rolle. In der praktischen Beratung sind wir Frauen begegnet, die unter keinen Umständen wieder etwas ähnliches erleben wollen wie bei der ersten Entbindung. Die Erfahrung der Psychose, des stationären Aufenthaltes und i. d. R. auch der Trennung vom Kind sowie der erforderliche Abschied vom Stillen haben sie so nachhaltig geprägt, dass sie nach vorbeugenden Maßnahmen fragen.

Ein wichtiger Beitrag zur *Vorbeugung* sind in einem solchen Fall alle Maßnahmen, die in diesem Kapitel beschrieben sind – Unterstützung, Reizabschirmung, Stressvermeidung, Sicherstellung des Schlafes, Achten auf Frühwarnzeichen.

In Einzelfällen kann man auch über die Möglichkeit einer *medikamentösen Vorbeugung* nachdenken, ähnlich wie bei bipolaren oder psychotischen Erkrankungen allgemein. Das ist ein rein pragmatisches, erfahrungsbasiertes Vorgehen, ohne dass wir wissenschaftliche Belege für die Wirksamkeit vorlegen können. Es trägt aber u. a. dem Sicherheitsbedürfnis Betroffener Rechnung.

Wir würden in einem solchen Fall bereits *wenige Tage bis zwei Wochen* vor dem errechneten Entbindungstermin mit einer sehr niedrigen Dosis eines *Antipsychotikums* beginnen, von dem wir annehmen, dass es auf eine erneute Psychose wirken wird. Nach der Entbindung erfolgt dann die Erhöhung in einen mittleren Dosisbereich, immer in der Bereitschaft, beim Auftreten erster Krankheitssymptome sofort weiter zu erhöhen. Kommt es nicht zu einer erneuten Psychose, mit der man am ehesten in den ersten Tagen bzw. ersten zwei Wochen rechnen muss, oder kommt es zu ausgeprägten Nebenwirkungen wie Müdigkeit, dann kann bald wieder mit dem schrittweisen Ausschleichen des Medikamentes begonnen werden.

Ein *alternatives Vorgehen*, wenn das erneute Risiko einer postpartalen Psychose nicht hoch eingeschätzt wird, ist die Verschreibung einer Notfallmedikation im Vorfeld, die dann nach der Geburt eingesetzt wird, sobald sich erste Frühwarnzeichen zeigen. Dieses Vorgehen bedingt allerdings eine gute Einsicht in die eigenen Symptome und ein stabiles und zuverlässiges familiäres Umfeld, so dass die Angehörigen mit auf erste Symptome achten und ggf. auch die Einnahme der empfohlenen Medikation sicherstellen.

## Hohe familiäre Belastung mit Psychosen oder bipolaren Erkrankungen

Ein ähnliches Vorgehen wie das gerade beschriebene kann man wählen, wenn eine hohe familiäre Belastung mit Psychosen oder bipolaren Erkrankungen besteht, die werdende Mutter selbst aber noch nicht krank war. Es gibt Frauen, die besorgt sind, weil beispielsweise Mutter und Großmutter an einer postpartalen Psychose erkrankt waren. Andere machen sich Gedanken, weil sie wissen, dass mehrere Familienangehörige bipolar erkrankt sind und weil sie bei sich selbst schon festgestellt haben, dass Stress oder Belastungen zu Schlafstörungen oder Stimmungsveränderungen geführt haben, auch wenn das noch kein behandlungsbedürftiges Ausmaß hatte.

Natürlich sind das Einzelfälle, die aber jeweils sorgfältig betrachtet werden sollten. Mindestens ebenso wichtig wie die Bereitschaft, sich auf eine vorbeugende Medikation bzw. eine Notfallmedikation einzulassen, sind für betroffene Frauen vor allem die beschriebenen *nicht-medikamentösen Maßnahmen* der postpartalen Prophylaxe.

## Anpassung von Stimmungsstabilisatoren nach der Entbindung

Bei manchen Erkrankungen, wie etwa wiederkehrenden Depressionen oder bipolaren Störungen, werden langfristig Stimmungsstabilisatoren eingesetzt. Bei diesen Substanzen, wie etwa Lithium oder Lamotrigin, muss regelmäßig der Blutspiegel überprüft werden, der für die Wirksamkeit in einem bestimmten Bereich liegen muss. Unabhängig davon, ob die Dosis dieses Medikamentes in der Schwangerschaft angepasst wurde oder nicht, muss der *Blutspiegel* nach der Entbindung *mehrfach und engmaschig überprüft* werden.

Wurde in der Schwangerschaft eine Erhöhung vorgenommen, muss *sofort nach der Entbindung zur ursprünglichen Dosis* aus der Zeit vor der Schwangerschaft zurückgekehrt werden, damit keine Nebenwirkungen bzw. Überdosierungserscheinungen auftreten. Tägliche Blutspiegel-Kontrollen in den ersten Tagen nach der Entbindung und dann zunächst wöchentliche Überprüfungen helfen dabei.

## Bedarfsmedikation um die Zeit der Geburt herum

Gerade Frauen mit Ängsten bzw. Angsterkrankungen machen sich oft Sorgen, ob sie während der Entbindung, die ja meist viele Stunden, manchmal sogar einige Tage dauert, möglicherweise eine Panikattacke bekommen oder sonst irgendwie »abdrehen« bzw. psychisch instabil werden könnten. Frauen mit derartigen Befürchtungen erleben es als sehr hilfreich, wenn sie für einen solchen Fall eine Bedarfsmedikation haben. Aber Vorsicht: Besonders die gut angstlösenden Beruhigungsmittel haben ein hohes Abhängigkeitspotenzial, weshalb sie auch nicht in die Routinebehandlung von Angststörungen gehören. Dennoch können sie im Ausnahmefall verordnet werden. Unsere praktische Erfahrung zeigt, dass gerade Angstpatientinnen sehr von dem Gefühl der Sicherheit profitieren, wenn sie für den Ernstfall auf eine Bedarfsmedikation zurückgreifen könnten. Nur selten wird die dann tatsächlich in Anspruch genommen.

Anders ist es bei der Gabe von Antipsychotika. Da schadet die zusätzliche Gabe nicht; viel wichtiger ist die psychische Stabilität auch während der Entbindung.

Falls Sie also den Eindruck haben sollten, dass *eine Bedarfsmedikation für Sie wichtig* sein könnte, besprechen Sie dies bitte mit Ihrem Psychiater, der Ihnen eine Verordnung dafür ausstellen und den Geburtshelfern eine entsprechende Empfehlung geben kann.

## Medikamente regelmäßig weiternehmen

Natürlich stehen während der Entbindung und in der Zeit davor bzw. danach andere Dinge im Vordergrund als die Einnahme der Medikamente. Dennoch ist das ein wichtiger Punkt, denn für manche Erkrankungen und für Psychopharmaka generell ist die regelmäßige Einnahme von Bedeutung; es sollte keine Dosis vergessen oder ausgelassen werden. Es geht um die bereits wiederholt angesprochene Rückfallgefahr, vor allem bei bipolaren Erkrankungen und Psychosen, aber auch um die Vermeidung von Absetzeffekten.

Sorgen Sie also vor, indem Sie Ihre Medikamente immer dabeihaben und sich zusätzlich erinnern lassen. Beispielsweise durch Ihren Partner, der Sie begleitet, oder eine Alarmfunktion auf Ihrem Smartphone.

## Ausreichend Medikamente mit in die Klinik nehmen

In dem Zusammenhang noch der Hinweis: Nehmen Sie Ihre Medikamente in ausreichender Menge mit in die Geburtsklinik. Sie dürfen nicht davon ausgehen, dass die von Ihnen eingenommenen Präparate dort vorrätig sind; und oftmals dauert es, bis die von der Station bestellten Arzneimittel eintreffen. Medikamente gehören also mit in die für die Entbindung vorbereitete Tasche. Lassen Sie sich deshalb auch rechtzeitig ein neues Rezept ausstellen.

## Auf Frühwarnzeichen achten

In den ersten Tagen und Wochen – bei bestimmten Erkrankungen eigentlich schon in den ersten Stunden – ist besonders auf beginnende Krankheitssymptome zu achten. Frühwarnzeichen und die ggf. zu erwartenden ersten Symptome leiten sich vor allem aus dem ab, was in der Vorgeschichte schon einmal aufgetreten ist. Aber Vorsicht: Es können auch bis dahin unbekannte Verhaltensänderungen und Symptome sein.

Typische *psychotische Symptome zu Beginn* sind etwa Unruhe, Ängstlichkeit und Schlafstörungen – deshalb ist die Aufmerksamkeit für den Schlaf besonders wichtig! Es kann aber auch ein *Stimmungstief* sein, aus dem Sie nicht wieder herauskommen – oftmals verbunden mit dem Gefühl, eine schlechte Mutter zu sein. Das könnte auf eine beginnende *postpartale Depression* hindeuten, von der übrigens auch manche Frauen mit ganz anderen psychischen Erkrankungen als Depressionen betroffen sind.

Da Sie selbst und wahrscheinlich auch Ihr Partner die besten Experten für Ihre Erkrankung sind, erkennen Sie auch am ehesten, wenn etwas nicht gut läuft. Unsere Patientinnen ermutigen wir immer gerne, ihr Wissen über die eigene Erkrankung weiter auszubauen, indem sie sich darüber informieren, sich über Einflussfaktoren Gedanken machen und auch ihre Erfahrungen mit Medikamenten aufschreiben, um später darüber genau Auskunft geben zu können. Vertrauen Sie diesbezüglich nicht zu sehr auf ihr Gedächtnis, irgendwann werden die Einzelheiten in Vergessenheit geraten.

In der Psychiatrie gehören solche Bemühungen unter dem Stichwort Psychoedukation mittlerweile fest zum Behandlungskonzept nach Abklingen der Akutsymptomatik. Wir drücken es auch so aus: Werden Sie zur Expertin für Ihre Erkrankung!

## Mit der Psychiaterin einen Notfallplan festlegen

Wenn bei Ihnen eine bipolare Erkrankung oder eine Psychose bekannt ist, empfehlen wir die Erstellung eines Notfallplanes mit der Psychiaterin, nämlich wie Sie sie erreichen können oder wohin Sie sich wenden bzw.

was Sie tun können, wenn außerhalb der Sprechstunde Probleme auftreten.

Zu einem solchen Notfallplan gehört aus unserer Sicht auch die Festlegung *bestimmter Behandlungsspielräume*, die Sie selbst haben: Beispielsweise die Absprache, bis zu welcher Dosis Sie das Medikament erhöhen können, wenn Sie Probleme bemerken (etwa bei Schlafstörungen, Misstrauen, Ängsten o. ä.). Bei manchen Patientinnen ist auch die vorausschauende Verordnung eines Medikamentes für einen solchen *Bedarfsfall* hilfreich (z. B. ein Schlafmittel für den Fall, dass zuhause das Schlafen nicht funktioniert). Fragen Sie danach, wenn das Thema nicht von Ihrer Ärztin angesprochen wird!

Besonders wichtig ist die *Einbeziehung des Partners* auch bei diesem Punkt, denn er kann im Zweifelsfall, vor allem bei beginnenden Krankheitssymptomen, manchmal viel besser als Sie selbst beurteilen, dass sich etwas verändert und Sie auch bitten, das Medikament zu nehmen. Bitte zögern Sie mit einer solchen *zusätzlichen Medikamenteneinnahme* nicht zu lange, denn wenn die manischen bzw. psychotischen Symptome schlimmer werden, schwindet zunehmend auch Ihre eigene Einsicht, dass das nötig ist. In der Fachsprache wird dann von *fehlender Krankheitseinsicht* gesprochen, die zu manchen Erkrankungen einfach dazugehört und oftmals die nötige Behandlung verhindert.

Solche Strategien für den Notfall sind extrem hilfreich, um *keine wertvolle Zeit zu verlieren*, wenn Probleme auftauchen. Auch die Nacht oder die zwei Tage am Wochenende, die man abwarten muss, weil die Psychiaterin erst am nächsten Morgen bzw. am Montag wieder in der Praxis erreichbar sein wird und weil vor Ort keine psychiatrische Betreuung verfügbar ist, können zu lang sein. Denn möglicherweise ist am nächsten Morgen oder montags die Entwicklung einer erneuten Krankheitsphase nicht mehr zu stoppen – leider haben wir solche Erfahrungen in der Praxis gemacht.

Wenn nicht schon vorher festgelegt wurde, was in einem solchen Fall zu tun ist, drängen Sie in der Geburtsklinik auf eine *möglichst baldige psychiatrische Beratung*. Größere Kliniken haben oftmals eine psychiatrische Abteilung, aus der jemand zu Ihnen kommen kann. Und wenn auch das nicht möglich ist, könnte der diensthabende Arzt der Entbindungsstation mit dem diensthabenden Arzt in der nächsten psychiatrischen Klinik telefonieren und nach einer Behandlungsempfehlung fragen – z. B. einer

Anpassung der Medikamentendosis oder die Empfehlung eines zusätzlichen Medikamentes.

Alle Ausführungen machen hoffentlich deutlich, was wir zu vermitteln versuchen: Das Beste ist die Besprechung all dieser Möglichkeiten bereits im Vorfeld mit den Ärzten, die Sie kennen!

## Psychiatrische Weiterbehandlung nach der Entbindung

Gerade in den ersten Wochen nach der Entbindung sollte die psychiatrische Weiterbehandlung engmaschig sein, d. h. in nicht zu großen Zeitabständen erfolgen. Bereits vor der Entbindung können Sie mit Ihrer Psychiaterin besprechen, wann eine Wiedervorstellung sinnvoll ist – aus unserer Sicht spätestens in der zweiten Woche nach der Entbindung bei einer Psychose oder einer bipolaren Störung in der Vorgeschichte, spätestens nach vier bis sechs Wochen bei Vorliegen einer depressiven Störung, einer Angsterkrankung oder einer Zwangsstörung. Das hat etwas damit zu tun, wann erste Krankheitssymptome zu erwarten sind bzw. wann eine Verschlechterung deutlich werden könnte und welche medikamentöse Vorbeugung gegeben wird. Vielleicht treten Nebenwirkungen auf, wie etwa Müdigkeit, die eine Veränderung der Medikation erforderlich machen. Fragen Sie Ihre behandelnde Ärztin also frühzeitig danach, wann Sie nach der Geburt wiederkommen sollen.

Vereinbaren Sie auf jeden Fall die *Termine* bereits vor der Geburt, orientiert am errechneten Entbindungstermin, denn die meisten Ärzte planen längerfristig. Terminverschiebungen sind immer leichter zu organisieren als völlig neue Termine. Fragen Sie Ihren Psychiater, ob es möglich ist, mindestens *einen telefonischen Kontakt* (oder Videokontakt) wenige Tage nach der Geburt zu haben, um gemeinsam eine erste Einschätzung der psychischen Situation vorzunehmen.

Vereinbaren Sie auch, welche Kontakte beim Auftreten von Frühwarnzeichen möglich sind. Wir empfehlen für diesen Fall mindestens 1 ×/Woche einen Telefon- oder Videokontakt, um die Behandlung engmaschig anpassen zu können.

# Umgebungsbedingungen planen

> **Inhalt kurzgefasst**
>
> Auch äußere Gegebenheiten, wie etwa die Unterbringung in einem ruhigen Zimmer in der Klinik, eine zurückhaltende Besuchsregelung sowie Maßnahmen zur Stressreduktion und Reizabschirmung tragen wesentlich zur Beruhigung der Gesamtsituation bei und erleichtern die Erholung nach der Entbindung.

## Stressreduktion, Reizabschirmung

Eine Geburt ist für Frauen naturgemäß ein emotional aufwühlendes Erlebnis, manche bezeichnen es auch als Grenzerfahrung. Insofern ist es nicht verwunderlich, dass es schwirig ist, danach zur Ruhe zu kommen und das innere Gleichgewicht wiederzufinden. Dies geht letzten Endes allen Frauen so; nicht selten sind aber gerade Frauen mit einer psychischen Störung in der Vorgeschichte besonders stressanfällig oder in besonderen Lebenssituationen weniger belastbar. Deshalb gehört die *Reizabschirmung* zu den Strategien, die wir empfehlen, um nach der Entbindung wieder Ruhe hineinzubringen. Das ist manchmal gar nicht so einfach, weil die Mutter durch die Geburtserfahrung und das Neugeborene glücklich und euphorisch ist und ihr gar nicht nach Schonung ist. Gerade deshalb ist die gemeinsame Vorbesprechung und Planung hilfreich.

Allgemeines Ziel ist, der frischgebackenen Mutter die Möglichkeit zu geben, zur Ruhe zu kommen, sich auf die neue Situation zu konzentrieren, mit dem Baby Kontakt aufzunehmen und sich in den ersten Tagen eine gewisse Routine zu erarbeiten.

Nicht immer gelingt es, ein *Einzelzimmer* oder ein *Familienzimmer* zu bekommen; trotzdem lohnt es sich danach zu fragen. Ist bei Ihnen Reizabschirmung besonders wichtig (wie etwa bei einer bipolaren Erkrankung), könnte möglicherweise auch Ihr Psychiater das befürworten (z. B. durch eine kurze Bescheinigung, dass es aus medizinischen Gründen notwendig ist, damit die Krankenkasse die Mehrkosten übernimmt). Optimal ist die Mitaufnahme Ihres Partners in Ihrem Zimmer.

Empfehlenswert ist auch die *Besuchsplanung* bereits im Vorfeld, so dass es in den ersten Tagen kein Besuchs-Marathon von Familie und Freunden wird, die das neue Baby betrachten möchten. Es ist hilfreich, Familie und Freunde bereits vorher darüber zu informieren, um niemanden vor den Kopf zu stoßen.

Wie schon an anderen Stellen erwähnt, ist vor allem bei bipolaren Erkrankungen und Psychosen das *Schlafen* wichtig, um möglichst früh wieder in einen Rhythmus zu kommen. Wir wissen, dass bei den meisten Erkrankungen Schlafentzug die psychische Instabilität fördert.

## Etwas mehr Zeit für die Anpassung an die neue Situation?

Es hilft manchen Frauen, den stationären Aufenthalt nach der Entbindung um ein bis drei Tage zu verlängern. In der heutigen Situation mit Kostendruck in den Kliniken besteht immer mehr die Tendenz, Frauen frühzeitig nach der Geburt zu entlassen, selbst nach einem Kaiserschnitt. Deshalb ist es hilfreich, wenn darüber schon im Vorfeld gesprochen wird. Der behandelnde Psychiater kann die »medizinische Indikation« für einen längeren Aufenthalt bescheinigen, mit der Begründung, dass dies für den Erhalt der psychischen Stabilität erforderlich ist (weil beispielsweise dadurch der Mutter die Anpassung an die neue Situation erleichtert wird). Frauen mit psychischen Vorerkrankungen sind oft unsicher und haben ein stärkeres Bedürfnis, sich in der Sicherheit der Klinik auf die neue Situation einzustellen.

Erfahrungsgemäß ist das bei der zweiten oder einer weiteren Geburt weniger von Bedeutung, da in dem Fall schon eine Routine in der Kinderbetreuung vorhanden ist. Gibt es noch ein älteres Kind zuhause, haben Mütter eher die Tendenz, sich früh entlassen zu lassen. Mit Unterstützung zuhause funktioniert das dann in der Regel auch gut.

## Mitaufnahme des Partners

Auch die Mitaufnahme des Partners trägt sehr dazu bei, die Unsicherheiten nach der Entbindung zu vermindern, und ist insofern auch ein Beitrag zur Stressreduktion. Besonders beim ersten Kind kann dies helfen. Es ist heute eine Selbstverständlichkeit, dass der Partner bei der Geburt anwesend ist (auch wenn in Corona-Zeiten diese Selbstverständlichkeit in manchen Kliniken ganz rasch aufgegeben wurde).

Können Sie mit Ihrem Partner in einem *Familienzimmer* untergebracht werden, wie es manche Geburtskliniken anbieten, dann ist das die beste Lösung. Gibt es diese Möglichkeit nicht, kann man vorher darum bitten, dass der Partner für die Tage der stationären Behandlung als *Begleitperson* im gleichen Zimmer mit aufgenommen wird. In den meisten Krankenhäusern ist dies heute möglich, wenn prinzipiell Platz verfügbar ist, allerdings entstehen dadurch Kosten. Diese sogenannten Hotelkosten für die Begleitperson sind in den Kliniken unterschiedlich, man kann sie vorher erfragen.

Man kann versuchen, die entstehenden Kosten über die Krankenkasse wieder zurückzubekommen. Dann empfiehlt es sich, dies im Vorfeld mit der Krankenkasse abzuklären. Helfen kann beispielsweise eine spezielle Bescheinigung des Psychiaters, dass es eine *medizinische Indikation* gibt, dass es also aus medizinischen Gründen wegen der psychischen Erkrankung erforderlich ist, den Partner mit aufzunehmen.

Der Partner gibt nicht nur Sicherheit, sondern kann die Mutter von Anfang an bei der Versorgung des Kindes unterstützen. Das ist besonders hilfreich, wenn das Kind rund um die Uhr bei der Mutter ist, weil es kein extra Kinderzimmer gibt, wo das Neugeborene zeitweise betreut werden kann. Der Partner kann auch Informationen, die beispielsweise Hebammen oder Schwestern geben, mit aufnehmen. Und natürlich kann er in dieser Situation am besten erkennen, ob es irgendwelche Anhaltspunkte für psychische Symptome gibt und dann vielleicht auf die vorher vereinbarten Strategien (z. B. Schlafmedikation oder ähnliches) hinweisen bzw. diese umsetzen.

## Elternzeit des Partners

Auf die Bedeutung der Unterstützung des Partners schon in der Geburtsklinik wurde bereits hingewiesen. Eine weitere, sehr wirksame Möglichkeit der Unterstützung ist nach unseren Erfahrungen die Anwesenheit des Partners bzw. Vater des Kindes *in den ersten Wochen zuhause*. Mittlerweile ist ja die Inanspruchnahme von Elternzeit für Väter nichts Ungewöhnliches mehr. Wir raten dem Paar, schon früh in der Schwangerschaft darüber nachzudenken, ob der Partner Elternzeit beantragt. Aber: Dafür nicht die Zeit nach der Elternzeit der Mutter vorsehen, wie es häufiger gemacht wird, sondern zu Beginn, *direkt nach der Geburt des Kindes.*

In den ersten Wochen nach der Entbindung ist die Unterstützung und Entlastung am wichtigsten, auch zur Vorbeugung von postpartalen Depressionen ist dies eine wirksame Maßnahme. Der Vater kann beispielsweise nachts die Versorgung des Kindes übernehmen, vielleicht auch mit der Flasche zufüttern, während die Mutter sich tagsüber schwerpunktmäßig kümmert. Dieses Vorgehen empfehlen wir besonders, wenn aufgrund der Krankheitsvorgeschichte die Sicherstellung von genug Schlaf für die Mutter wichtig ist. Die praktische Erfahrung zeigt, dass dieses Vorgehen auch für die *Bindung zwischen Vater und Kind* gut ist und vor allem für die Entwicklung des Gefühls, eine Familie zu sein.

Lässt sich eine Elternzeit beim Partner nicht umsetzen, weil beispielsweise die berufliche Verantwortung das nicht zulässt oder einen kleinen Betrieb vor unüberwindbare Probleme stellt, dann kann man stattdessen versuchen, mit etwas gutem Willen des Vorgesetzten eine längere Phase mit *Urlaub* und *Überstundenabbau* einzuplanen. Und falls auch das nicht geht, gibt es vielleicht die Möglichkeit, im Homeoffice zu arbeiten. Schon die Anwesenheit des Partners im Haus bzw. in der Wohnung kann der Mutter das Gefühl geben, nicht ganz auf sich allein gestellt zu sein.

## Unterstützung organisieren

Offen mit den eigenen Problemen umzugehen und sich umfassende Unterstützung zu sichern, ist vor allem bei Erkrankungen mit einer deutlichen Rückfallgefahr oder bei besonderer Unsicherheit und Ängstlichkeit der Mutter von Bedeutung. In ▶ Kap. 10 sind die diesbezüglichen Besonderheiten für die jeweiligen Erkrankungen dargestellt.

Neben dem *Partner* sind auch andere *Familienangehörige und Freunde* von Bedeutung, wenn beispielsweise in der Schwangerschaft Schonung verordnet wurde oder nach der Entbindung, sobald die Entlassung nach Hause erfolgt ist. Sie können vielfältige Unterstützung leisten, vor allem, wenn der Partner nicht verfügbar ist oder wenn es bereits ältere Kinder in der Familie gibt.

Nicht nur bei der Sicherstellung von Ruhephasen und Schlaf für die Mutter, sondern auch im Hinblick auf die *Vorbeugung einer postpartalen Depression*, von der jede Frau betroffen sein kann – auch wenn ihre psychische Erkrankung eine ganz andere ist –, sind Hilfe und Entlastung durch Familienangehörige von Bedeutung. In der Zwischenzeit wissen wir, dass fehlende Unterstützung nach der Entbindung ein wichtiger Risikofaktor für die Entwicklung einer postpartalen Depression ist.

Natürlich muss die Unterstützung der Familienangehörigen gut organisiert werden, aber sie muss auch von der Schwangeren bzw. von der Wöchnerin *akzeptiert werden*. Das geht am besten, wenn eine gute Beziehung zu der in Frage kommenden Person besteht. Die Unterstützung soll eine positive Erfahrung werden und die eigene psychische Stabilität verbessern – und damit letzten Endes der gesamten Familie zugutekommen. Es ist wenig hilfreich, wenn beispielsweise die Mutter oder Schwiegermutter zu Besuch kommt, zu der aber eine sehr angespannte Beziehung besteht oder die vielleicht auch noch versorgt werden möchte. Das führt dann eher zur zusätzlichen Belastung.

Hilfreich ist es, wenn bereits im Vorfeld miteinander besprochen wird, welche Unterstützung erwartet wird bzw. hilfreich sein könnte und was man aber auf keinen Fall möchte. Möglicherweise müssen Sie vorher klarstellen, dass Sie die Versorgung des Kindes keinesfalls völlig abgeben wollen und welche Strategien Ihnen bei der Versorgung des Kindes besonders wichtig sind.

Gibt es keine Familienangehörigen oder Freunde in der Nähe, die Sie unterstützen können, kommen vielleicht auch *ehrenamtliche Helfer* in Frage. Dazu und auch zu allen Möglichkeiten der *professionellen Unterstützung* (z. B. Haushaltshilfe) erhalten Sie Informationen in ▶ Kap. 8.

Überlegen Sie sich selbst ausführlich und ehrlich, welche Unterstützung Sie in der jeweiligen Phase brauchen, und machen das auch deutlich.

**Unsere Meinung**

All die beschriebenen Überlegungen und Vorplanungen sowie die Aufmerksamkeit für Krankheitssymptome sollten auf keinen Fall die positive Stimmung in der aufregenden Zeit rund um die Geburt Ihres Kindes verdrängen. Auch für diese Zeit gilt: Kein Grund zur Panik!

Es gibt immer eine Lösung; wichtig ist nur die frühzeitige Reaktion auf Zeichen von Instabilität und Krankheitssymptome. Wenn Sie bewusst und gut vorbereitet in die Entbindungssituation hineingehen, haben Sie sehr gute Chancen, dass es Ihnen und Ihrer Familie in den Wochen und Monaten danach gut gehen wird und dass ggf. auftretende Schwankungen im Befinden nicht sehr ausgeprägt sein werden.

# 7 Stillen

> **Inhalt kurzgefasst**
>
> Stillen oder nicht stillen? Das ist eine der Fragen, an denen sich vielfältige Diskussionen entzünden, wenn eine Frau wegen einer psychischen Erkrankung regelmäßig Psychopharmaka einnehmen muss. In diesem Kapitel haben wir die wichtigsten Informationen und Entscheidungshilfen zusammengestellt.

Dass das Stillen wegen vielerlei Vorteilen empfehlenswert ist, gehört mittlerweile zum Allgemeinwissen. Nicht selten ist ein Nebeneffekt dieser allgemeinen Befürwortung des Stillens, dass sich Schwangere bzw. Mütter von Neugeborenen einem gewissen gesellschaftlichen Druck ausgesetzt fühlen, stillen zu müssen – selbst wenn das problematisch ist, nicht richtig funktioniert oder auch dem inneren Gefühl der Frau entgegensteht. »In meinen Kreisen stillt man«, sagte einmal eine unserer Patientinnen in der Gynäkologischen Psychosomatik in Bonn als Begründung, warum sie sich so schwer damit tat, vom Stillen Abschied zu nehmen, obwohl ihr das zunehmend Schwierigkeiten bereitete.

Genau diesem Druck sehen sich Frauen mit psychischer Erkrankung auch ausgesetzt – es sei denn, sie sagen offen, dass sie Medikamente einnehmen müssen. Dann gibt es sofort die gegenteilige Reaktion, dass nämlich selbstverständlich davon ausgegangen wird, dass diese Mutter »unter keinen Umständen stillen darf«, weil sie sonst ihrem Kind schaden könnte.

Beide Haltungen sind nicht richtig, wenn sie so verallgemeinert werden: Nicht für jede Mutter bzw. jede Mutter-Kind-Beziehung ist das Stillen richtig, vor allem wenn es über einen längeren Zeitraum geht. Und nicht jede Mutter, die Psychopharmaka einnimmt, muss auf das Stillen verzichten.

## Auch beim Stillen gilt die Nutzen-Risiko-Abwägung

> **Inhalt kurzgefasst**
>
> Die eventuellen Auswirkungen auf das gestillte Kind müssen den positiven Aspekten des Stillens für Mutter und Kind gegenübergestellt werden. Für die üblicherweise bei psychischen Erkrankungen angewendeten Medikamente gibt es kein absolutes Verbot des Stillens.

Zum letzteren Thema zuerst: Ebenso wie für die Gabe von Medikamenten in der Schwangerschaft gilt für die Stillzeit das Prinzip der Nutzen-Risiko-Abwägung. Und auch wenn die meisten Medikamente in die Muttermilch übergehen, kann das Ergebnis dieser Nutzen-Risiko-Abwägung sein, dass es für das Kind mehr Vorteile hat, wenn es gestillt wird, als wenn ganz darauf verzichtet wird (so etwa bessere Immunabwehr, Verhinderung von Allergien etc.).

Zurück zur Frage, was das Beste für Mutter und Kind ist: Stillen kann ein wichtiger Baustein sein bei der Entwicklung einer guten *Mutter-Kind-Beziehung*, die gerade bei psychischen Störungen bzw. unter dem Einfluss einer akuten Symptomatik nicht immer leicht ist. Die körperliche Nähe zum Kind kann zur gefühlsmäßigen Nähe beitragen; allerdings kann sich auch der gegenteilige Effekt einstellen: In manchen Situationen können Mütter diese Nähe, die ja über mehrere Stunden am Tag erforderlich ist, kaum aushalten, reagieren darauf mit inneren Fluchtgedanken, die wiederum zu Schuldgefühlen führen. Kommen dann noch Stillprobleme hinzu, ist die Mutter rasch in einer Abwärtsspirale gefangen: Das Stillen ist problematisch, das Kind ist unzufrieden und wird nicht satt, die Schuldgefühle nehmen zu, die Überzeugung, als Mutter zu versagen, ebenfalls. Genau das Gegenteil der psychischen Grundvoraussetzungen, die wir uns wünschen, damit Frauen die Zeit nach der Entbindung positiv erleben und ihre psychische Stabilität erhalten können.

Wenn die Mutter stillt, gehört das bei den meisten Medikamenten laut Produktinformation zu den *relativen Kontraindikationen* (▶ Kap. 4), weil Medikamente i. d. R. in die Muttermilch und damit zum Kind übergehen, wenn auch meist nur in geringem Maße. Noch weniger Studien als für die Schwangerschaft gibt es für die Stillzeit; die möglichen Auswirkungen von Medikamenten wurden bisher nicht systematisch untersucht. Das hat einerseits damit zu tun, dass man Kindern ungern Blut zu Forschungszwecken abnimmt, und man andererseits nach bisherigen Erfahrungen davon ausgeht, dass nur bei sehr wenigen Psychopharmaka hohe Dosen zum gestillten Kind gelangen.

Generell kann man sagen, dass für die meisten Antidepressiva und Antipsychotika (= Neuroleptika) die beim Kind feststellbare Konzentration des Medikamentes nur einen *Bruchteil der mütterlichen* Werte ausmacht. Dennoch führen die spärlichen Forschungsergebnisse dazu, dass kaum ein Medikament vom Hersteller ausdrücklich für die Stillzeit empfohlen wird.

Die entsprechenden Informationen auf dem Beipackzettel sind also unter dieser Voraussetzung zu lesen. Für sich allein genommen stellen *Beipackzettel keine verlässliche Grundlage* für eine Entscheidung über das Stillen dar. Jeweils aktuell sind jedoch die Informationen zu den Einzelsubstanzen, die sich unter www.embryotox.de finden – sowohl für die Einnahme in der Schwangerschaft als auch in der Stillzeit.

# Vorplanung des Stillens

> **Inhalt kurzgefasst**
>
> Wie auch in vielen anderen Zusammenhängen befürworten wir die frühzeitige Auseinandersetzung mit dem Thema. Das heißt, dass die Frage Stillen oder Abstillen unter Berücksichtigung der verfügbaren Informationen zum Medikament sowie zum Krankheitsverlauf bereits rechtzeitig vor der Entbindung betrachtet werden sollte.

Wenn eine Mutter schon vor oder während der Schwangerschaft behandelt wurde, sollte im Rahmen der Geburtsplanung bereits vor der Entbindung überlegt werden, wie nach der Entbindung mit dem Thema »Stillen und Medikamente« umgegangen werden soll. Die Entscheidung für das Stillen fällt im Allgemeinen leichter, wenn eine Therapie bereits in der Schwangerschaft durchgeführt wurde. Denn dann hat das Kind ja bereits Kontakt mit den Medikamenten gehabt. Zumal der *Übergang von Medikamenten* über die Nabelschnur zu höheren Blutspiegeln beim Kind führt als über die Muttermilch.

Im Beratungsalltag bemühen wir uns darum, bereits in der Schwangerschaft oder wenn möglich sogar vor der Schwangerschaft die Medikation dahingehend zu überprüfen, ob das Stillen damit möglich ist. In den meisten Fällen sind die für die Schwangerschaft passenden Medikamente auch in der Stillzeit akzeptabel, so dass nur sehr selten eine Umstellung des Stillens wegen anzuraten ist. Auf jeden Fall sollte man anstreben, möglichst mit *einem* Psychopharmakon auszukommen (= Monotherapie), und es sollten zumindest bei einer Neueinstellung Präparate bevorzugt werden, über die möglichst viele Erfahrungen in der Stillzeit vorliegen. Im Vordergrund steht aber die Herstellung bzw. Wahrung der psychischen Stabilität, wofür manchmal auch eine Kombination von Medikamenten oder ein nicht so erprobtes Präparat erforderlich ist.

> **Hinweis**
>
> Generell kann man sagen: Die Entscheidung, die hinsichtlich der Medikamente für die Schwangerschaft getroffen wird, kann auch für die Stillzeit übernommen werden.

Wenn erst *nach der Entbindung* mit der Behandlung mit Psychopharmaka begonnen wird, kann von Anfang an unter den wirksamen Medikamenten das Präparat gewählt werden, für das die meisten Erfahrungen während der Stillzeit vorliegen und bei dem keine besonderen Risiken bekannt sind.

# Wann und wie ist Abstillen sinnvoll?

> **Inhalt kurzgefasst**
>
> Ist die Entscheidung für das Abstillen gefallen, geht es um die Methode, die dafür angewendet wird – natürlich abstillen oder eine Abstilltablette nehmen. Die dabei zu berücksichtigenden Aspekte, die für die verschiedenen Erkrankungen unterschiedlich sind, werden dargestellt.

Es gibt Krankheitszustände der Mutter, die so ausgeprägt sind, dass schon allein deshalb das Abstillen sinnvoll ist; das sind am ehesten Psychosen bzw. manische Episoden. Auch wenn die Mutter durch monatelanges Stillen körperlich sehr angegriffen ist oder wenn das Stillen »nur noch Stress« ist, sollte nicht lange mit dem Abstillen gezögert werden.

Aus diesen Gründen gehören wir, die Autorinnen bzw. der Autor dieses Buches, zu den Verfechtern einer *autonomen Entscheidung* der Frau: Sie selbst sollte nach guter Beratung – nicht zuletzt auch hinsichtlich ihrer speziellen Situation mit der jeweiligen Erkrankung – eine Entscheidung treffen dürfen, die für sie richtig ist: Volles Stillen, Abstillen oder eine Lösung mit Teilstillen und Zufüttern.

Hat man sich für das Abstillen entschieden, sollte das *natürliche Abstillen* in Erwägung gezogen werden, da Medikamente, die das Einsetzen der Milchproduktion verhindern, die psychische Situation verschlechtern können. Ihre Hebamme bzw. auch eine Stillberaterin kann mit praktischen Tipps dabei weiterhelfen und kennt die Möglichkeiten des natürlichen Abstillens (z. B. mit Tees, Umschlägen etc.).

Allerdings ist bei dieser Entscheidung zu berücksichtigen, dass das Abstillen auf natürlichem Wege auch stressreich sein kann. Beispielsweise wenn es dennoch zum Milcheinschuss kommt oder wenn sich eine Brustentzündung entwickelt. Auch die psychische Belastung ist nicht zu unterschätzen, da die betroffene Mutter sich u. U. immer wieder mit der Frage beschäftigt, ob sie nicht vielleicht doch hätte stillen sollen, solange das Thema nicht abgeschlossen ist.

Bei einer eher unkomplizierten psychischen Erkrankung (wie etwa einer stabil eingestellten Depression oder Angsterkrankung) ist möglicherweise die einmalige Gabe einer *Abstilltablette* (Cabergolin) das kleinere Übel. Sehr ernsthaft muss man jedoch darüber nachdenken, wenn es um eine Psychose oder eine bipolare Erkrankung geht, ob nämlich die Abstilltablette möglicherweise die psychische Instabilität fördern könnte. Allerdings gilt es auch bei diesen Erkrankungen abzuwägen: Sind die Herausforderungen des natürlichen Abstillens möglicherweise gerade besonders stressauslösend und damit genau das Gegenteil von dem, was wir wollen – nämlich Stressvermeidung?

Auf <u>keinen</u> Fall sollte *Bromocriptin* eingenommen werden, das immer noch gerne beim späteren Abstillen eingesetzt wird (obwohl nicht mehr empfohlen), da sich darunter selbst bei psychisch bis dahin völlig gesunden Frauen *psychotische Symptome* (z. B. Halluzinationen) entwickeln können.

Auch die behandelnde Psychiaterin sollte in die Entscheidung – Stillen, natürliches Abstillen oder Gabe eines Abstillmedikamentes – einbezogen werden.

# Spezielle Fragen zum Stillen

> **Inhalt kurzgefasst**
>
> Hat sich die Mutter für das Stillen entschieden und funktioniert das auch, ergeben sich vielleicht weitere Fragen, die durch die Informationen in den folgenden Absätzen beantwortet werden. So etwa zu den Stillzeiten, zum Teilstillen bzw. zum Zufüttern.

## Nur kurzzeitig stillen oder zufüttern?

Manche Frauen möchten nur für einige Wochen stillen, um dem Kind die besonders zu Beginn wichtigen positiven Auswirkungen des Stillens mitzugeben, und dann abstillen. Aus unserer Sicht spricht nichts gegen eine solche Lösung.

Auch andere Strategien, wie etwa ein *Zufüttern zum Stillen* von Beginn an, können bereits vorher überlegt werden und sinnvoll sein. Dieses teilweise Stillen bringt dem Kind immer noch die positiven Effekte, wie etwa die Verbesserung der Immunabwehr. Der Mutter dagegen ermöglicht es die bessere Umsetzung von Ruhezeiten, die Sicherstellung des Schlafes oder auch mehr persönliche Freiheit. Ob für dieses Zufüttern abgepumpte eigene Muttermilch verwendet wird oder fertige Nahrung, kann mit der betreuenden Hebamme besprochen werden.

## Hat auch abgepumpte Muttermilch positive Effekte?

Ist aus psychischen Gründen der enge Körperkontakt mit dem Kind problematisch oder kann die Mutter die Notwendigkeit der ständigen Verfügbarkeit schlecht aushalten, ist das Abpumpen der Milch eine Möglichkeit. So kann dann die Mutter selbst oder eine andere Person die Milch per Fläschchen füttern. Das kann auch hilfreich sein, wenn es um die Sicherstellung des Nachtschlafes bei der Mutter geht.

Aber Vorsicht: Auch das Abpumpen kann für manche Frauen zur Qual werden, z. B., wenn es schmerzhaft ist. Wenn es also in Stress ausartet: lieber auf Fertignahrung umstellen.

## Sollte man bestimmte Stillzeiten einhalten?

Die früher vertretene Auffassung, dass die Stillzeiten und die Einnahmezeiten der Medikamente aufeinander abgestimmt werden sollten, wurde mittlerweile aufgegeben. Denn Studien haben gezeigt, dass es von Mutter zu Mutter sehr unterschiedlich ist, wie schnell und in welcher Menge Medikamente in die Muttermilch übergehen. Und ebenso ist es von Säugling zu Säugling verschieden, wie schnell und in welchem Umfang die Substanzen über die Muttermilch und den Darm im Blut des Kindes ankommen. Die beste Strategie ist, wie bei allen Kindern, dass sie dann trinken dürfen, wenn sie danach verlangen.

## Worauf muss man bei Medikamenteneinnahme beim Kind achten?

Der Kinderarzt sollte in die Entscheidung zum Stillen einbezogen werden, denn er kann beurteilen, ob gerade bei sehr jungen Säuglingen unter 2 Monaten mit noch eingeschränktem Stoffwechsel und eventuellen anderen gleichzeitig bestehenden Problemen die Übertragung von Medikamenten mit der Muttermilch »zu viel des Guten ist«. Dies gilt besonders für frühgeborene Kinder (siehe nächsten Abschnitt).

Außerdem muss auf Nebenwirkungen beim Kind geachtet werden. Entwickelt das Kind Symptome, die anders nicht erklärt werden können, sollte auch an die Medikamente der Mutter gedacht werden, die mit der Milch zum Kind gelangt sein können. In ausgewählten Fällen kann man dann im Blut des Kindes prüfen, ob dort das Medikament überhaupt nachweisbar ist und wie hoch dessen Konzentration ist. In der Praxis ist das aber selten erforderlich, weil bei genauer Betrachtung der Situation meist andere Gründe für die Symptome beim Kind verantwortlich sind.

## Muttermilch auch für frühgeborene Kinder?

Wurde ein Kind deutlich zu früh geboren, ist der erste Impuls nicht selten, vom Stillen abzuraten, da man glaubt, das noch unreife Kind werde durch die Medikamente geschädigt. Doch gerade sehr früh geborene Kinder *profitieren von den Abwehrkräften*, die sie über die Muttermilch bekommen.

In der Regel sind die Kinder in der Situation nicht in der Lage, selbst zu saugen, oder sie dürfen auch für das Stillen nicht aus dem Brutkasten genommen werden. Dann bietet sich das Abpumpen der Milch und die Gabe über die Ernährungssonde oder später mit dem Fläschchen an. Sobald das Kind kräftig genug ist, kann dann noch versucht werden, das Stillen an der Brust in Gang zu bringen.

# 8 Unterstützungsmöglichkeiten

> **Inhalt kurzgefasst**
>
> In diesem Kapitel möchten wir aufzeigen, welche Hilfsangebote zu den unterschiedlichsten Problemstellungen rund um Schwangerschaft und Geburt in Deutschland existieren. Dabei erheben wir keinen Anspruch auf Vollständigkeit; regional können die Angebote sehr variieren.

Wiederholt finden Sie in diesem Buch unseren Hinweis, wie wichtig die Unterstützung durch Familie bzw. Freunde bzw. professionelle Helfer ist und dass sie eine wichtige Ergänzung zu den verschiedenen Behandlungsmaßnahmen darstellt.

Informieren Sie sich umfassend, welche Institution welche Unterstützungsmaßnahmen anbietet und finanziert und was Ihnen zusteht. Dabei helfen u. a. die Schwangerenberatungsstellen. Viele Städte stellen diese Informationen rund um das Thema Familie auf ihren Websites zur Verfügung. In ▶ Kap. 11 nennen wir eine Vielzahl von Anlaufstellen und Links.

Hilfe annehmen zu können und vielleicht auch aktiv danach zu fragen, ist eine gute Voraussetzung dafür, dass es Ihnen während Schwangerschaft und Mutterschaft gut geht und dass Sie psychisch stabil bleiben. Unterstützung kann bei der Problembewältigung helfen und nicht zuletzt zum Aufbau einer guten Mutter-Kind-Beziehung beitragen.

# Professionelle Hilfe – Beratungsstellen, Frühe Hilfen und Co.

> **Inhalt kurzgefasst**
>
> Neben Informationen zu Beratungsstellen finden Sie Erläuterungen zur Qualifikation der unterschiedlichen Geburtskliniken bzw. Perinatalzentren sowie Informationen über die verschiedensten Hilfsangebote bei speziellen Problemen rund um die Entbindung.

## Beratungsstellen

### Schwangerenberatungsstellen

Schwangerenberatungsstellen sind durch unterschiedliche Träger finanziert und bieten relativ niederschwellig Unterstützung rund um die Geburt und bis zum 3. Lebensjahr des Kindes an. Weit verbreitet sind beispielsweise Beratungsstellen von kirchlichen Trägern (wie Caritas, Diakonie, Donum vitae, Sozialdienst katholischer Frauen), freien Trägern (pro familia) oder auch kommunalen Trägern (Beratungsstellen der Städte und Gemeinden).

Angeboten wird *allgemeine Schwangerenberatung*, so etwa zur Beantragung von finanziellen Hilfen bei öffentlichen Trägern und Stiftungen sowie zu Elterngeld und Elternzeit. Spezielle Informationen beziehen sich auf die Beratung und Begleitung bei Krisen in der Schwangerschaft und nach der Geburt, bei psychischer Belastung im Beruf, belastender Geburtserfahrung oder Tot- und Fehlgeburt. Angebote zu *Regulationsschwierigkeiten* des Babys (z. B. Schreibabys) und bei Kleinkindern inkl. Früherziehungsberatung unterstützen die Mütter bzw. Eltern nach der Entbindung.

Die Beratungsstellen sind meist *sehr gut vernetzt* und können weitervermitteln zu allen wichtigen Anlaufstellen bei finanziellen, rechtlichen und psychiatrisch-psychotherapeutischen Fragestellungen und auch an die

Jugendhilfe. Meist gibt es Ärztinnen im Team, die medizinisch beraten können. Zudem sind Beratungsfachkräfte in psychosozialen und auch psychotherapeutischen Fragen geschult. Die multiprofessionellen Teams bieten die Gespräche oftmals in verschiedenen Sprachen an oder halten Informationsblätter in vielen Übersetzungen vor. Diese Gespräche sind in der Regel kostenfrei, oder der Kostenbeitrag wird an das Einkommen der Betroffenen angeglichen.

**Erziehungsberatungsstellen**

Erziehungsberatungsstellen, die u. a. auch ein Teil des Jugendhilfesystems sind, unterstützen z. B. bei peripartalen Krisen oder bieten Beratung der Familie bei psychischer Erkrankung eines Elternteils an. Sie haben zudem eine Lotsenfunktion, um passende Hilfen zu vermitteln, und unterstützen mit ihren Angeboten eine positive Eltern-Kind-Interaktion. Nicht zuletzt haben sie Angebote für Kinder psychisch erkrankter Eltern.

**Weitere Beratungsangebote**

Darüber hinaus gibt es eine Vielzahl von Beratungsangeboten, so etwa in Mütterberatungsstellen, Eltern-Kind-Zentren, Elternschulen und Familienbildungsstätten. Alle diese Beratungsstellen haben zum Ziel, Familien und Alleinerziehende von Anfang an zu begleiten und mit verschiedenen Hilfsangeboten zu unterstützen. Am besten informieren Sie sich gezielt über Angebote in Ihrer Umgebung.

In besonderen Situationen traut sich eine Schwangere eventuell nicht in eine Beratungsstelle, in der sie ihren Namen und weitere Daten angeben muss. Dafür gibt es ein bundesweites *Hilfetelefon für Schwangere in Not*, das kostenfrei und anonym angerufen werden kann. Die Beratung ist 24 Stunden erreichbar und auch in verschiedenen Sprachen abrufbar. Zum Thema »*vertrauliche Geburt*« gibt es weitere Informationen unter www.geburt-vertraulich.de.

## Medizinische Versorgung, Perinatalzentren

Die *Schwangerenvorsorge* bei der Gynäkologin, im Idealfall schon frühzeitig geteilt mit der Hebamme, ist heute für alle werdenden Mütter eine Selbstverständlichkeit. In den Mutterschaftsrichtlinien sind bestimmte Untersuchungen und Früherkennungsmaßnahmen festgehalten, die jeder Schwangeren zustehen. Diese individuellen Informationen und die Entwicklung des Ungeborenen werden im Mutterpass festgehalten, so dass sie von jedem weiteren behandelnden Arzt oder in einer Klinik einsehbar sind. Darüber hinaus wird bei Bedarf weitergehende Pränataldiagnostik angeboten. Ausführliche Informationen zum Thema Schwangerenvorsorge finden sich in ▶ Kap. 5.

*Geburtskliniken* sind in vier verschiedene Versorgungslevel (= Versorgungsstufen) eingeteilt. Das bedeutet, dass sich die Kliniken in Ausstattung und Personalverfügbarkeit unterscheiden. In *Versorgungstufe 4* sind Kliniken, die eine geburtshilfliche Abteilung haben, allerdings ohne angeschlossene Kinderklinik. Dort werden nur weitestgehend unkomplizierte Schwangerschaften betreut und Entbindungen nahe am errechneten Geburtstermin vorgenommen.

Die unterschiedlichen Stufen der *Perinatalzentren* sind in ▶ Tab. 8.1 zusammengestellt. Die Gründe dafür, dass die Versorgung bei Behandlung mit Psychopharmaka in der Schwangerschaft möglichst in einem Perinatalzentrum Level 1 stattfinden sollte, sind ausführlich in ▶ Kap. 6 dargestellt.

**Tab. 8.1:** Perinatalzentren, Ausstattung und Zuständigkeit

| Perinatalzentrum Level | Ausstattung und Zuständigkeit |
|---|---|
| Level 1 | • Betreuung von Schwangeren mit schweren geburtsassoziierten (= mit der Schwangerschaft zusammenhängenden) Erkrankungen<br>• Betreuung von Schwangeren, bei denen die Pränataldiagnostik Hinweise auf Fehlbildungen beim Kind erbracht hat<br>• Entbindung bei Frühgeburten vor der 29. SSW<br>• durchgehende Anwesenheit von Fachärzten (Geburtshilfe, Neonatologie) schon in der Schwangerschaftsbetreuung, rund um die Entbindung und auch im OP |
| Level 2 | • Betreuung von Schwangeren mit schweren geburtsassoziierten (= mit der Schwangerschaft zusammenhängenden) Erkrankungen<br>• Entbindung, wenn das geschätzte Geburtsgewicht über 1.250 Gramm liegt oder bei Frühgeburten ab der vollendeten 29. SSW |
| Level 3 | • geburtshilfliche Abteilung mit angeschlossener Kinderklinik, die über einen perinatalen Schwerpunkt verfügt (d.h. auf Neugeborene spezialisiert ist).<br>• Entbindung von Frauen schon vor der abgeschlossenen 36. SSW, wenn das Geburtsgewicht des Kindes auf mindestens 1.500 Gramm geschätzt wird. |

*Kinderärzte* übernehmen bereits in den Geburtskliniken die ersten Untersuchungen der Neugeborenen. Bis zum 6. Lebensjahr gibt es vorgeschriebene Früherkennungsuntersuchungen (U1–U9) in vorgegebenen Zeitabständen. Die U1 erfolgt direkt nach der Geburt, die U2 zwischen dem 3. und 10. Lebenstag, die U3 in der 4. bis 5. Lebenswoche. Während die U1 und häufig auch die U2 noch in der Geburtsklinik erfolgen, werden die weiteren Untersuchungen vom niedergelassenen Kinderarzt durchgeführt, der dann auch Ansprechpartner für alle weiteren Erkrankungen und Sorgen um das Kind ist.

*Kinderkliniken* mit ihren verschiedenen Fachabteilungen sind bei speziellen Erkrankungen oder akuten Krankheitszuständen für die Versorgung der Kleinen zuständig.

## Hebammen und Geburtsbegleitung

Hebammen begleiten Frauen bereits während der Schwangerschaft, bieten Vorsorgeuntersuchungen, Geburtsvorbereitungskurse, Babypflegekurse, Geburtsbegleitung und Nachsorge nach der Entbindung an.

Sich früh um eine begleitende und nachsorgende Hebamme zu bemühen, ist sinnvoll, um sich diese Unterstützung zu sichern. Manche gynäkologischen Praxen kooperieren mit Hebammen, mit denen sie sich bei komplikationslosen Schwangerschaften auch die Mutterschaftsvorsorge teilen.

Beleghebammen und Familienhebammen können vor allem für Frauen mit psychischer Erkrankung eine gute Unterstützung sein (▶ Kap. 6).

Nach der Entbindung besuchen Hebammen im Rahmen der *Nachsorge* die jungen Mütter im Wochenbett zuhause, unterstützen beim Stillen und schauen nach der Gesundheit von Mutter und Baby. Diese Hilfe kann bei Bedarf bis zum 9. Lebensmonat bzw. bis zum Ende der Stillzeit erfolgen. Die Hebamme weiß Rat bei Fragen zur Nabelversorgung, wunden Pos, schmerzenden Brustwarzen, warum das Baby schreit oder nicht schläft. Sie kann auch besonders unterstützen, wenn sie Anzeichen einer Depression wahrnimmt, und reagieren, wenn sie eine deutliche psychische Belastung erkennt, die weitere Beobachtung oder auch Behandlung erfordert.

Für manche Frauen, die sich bei der Entbindung über die Unterstützung des Partners und der Hebammenbetreuung in der Klinik hinaus eine Begleitung durch eine geburtserfahrene Frau wünschen, kommen auch Doulas infrage. *Doulas* (griechisch für Dienerin) haben selbst schon Kinder bekommen und begleiten Frauen unter der Geburt, nachdem sie vorbereitende Kurse absolviert haben. Sie gehen mit in den Kreißsaal und kümmern sich um die Bedürfnisse und Belange der werdenden Mutter. Allerdings ersetzt die Doula nicht die Hebamme, sondern eher die Mutter oder gute Freundin, die sonst Begleitperson sein könnte. Während die Begleitung von Hebammen von den Krankenkassen finanziert wird, werden Doulas privat bezahlt. Ob es in Ihrer Region eine Doula gibt, müssen Sie recherchieren.

## Stillberatung

Die Stillberatung ist eine Zusatzausbildung, die in der Regel Hebammen, aber auch Kinderkrankenschwestern bzw. Krankenschwestern und Geburtshelfer absolvieren können.

Werdende Mütter können von einer Stillberaterin Informationen über alle Aspekte des Stillens erhalten. Aber vor allem die konkrete Beratung und Anleitung zum Anlegen und Füttern direkt nach der Geburt und begleitend im Wochenbett kann über anfängliche Stillschwierigkeiten hinweghelfen. Auch die Unterstützung beim gewünschten bzw. erforderlichen *Abstillen* gehört zu den Aufgaben einer Stillberaterin.

Das *längerfristige Stillen* kann durch Stillberaterinnen, aber auch in Stillgruppen gefördert werden. Weitere Informationen gibt es z. B. über die La Leche Liga Deutschland (www.lalecheliga.de).

Hinweise zum Thema Stillen unter Medikation finden Sie in ▶ Kap. 7.

## Haushaltshilfe

Eine von der gesetzlichen Krankenkasse bezahlte Haushaltshilfe kann in der Zeit nach der Geburt eine sehr gute Unterstützung sein; leider übernehmen private Krankenversicherungen die Kosten in der Regel nicht.

Die Haushaltshilfe kann üblicherweise nur für die Zeit beantragt werden, in der der Partner nicht verfügbar ist. Ist er in Elternzeit, dann geht die Krankenkasse davon aus, dass er die Unterstützung übernimmt.

Eine Haushaltshilfe kann auch *bereits in der Schwangerschaft* genehmigt werden, wenn beispielsweise ältere Kinder zu versorgen sind und die Schwangere das aus gesundheitlichen Gründen bzw. wegen verordneter Schonung nicht leisten kann. Auch bei einer psychischen Erkrankung kann in bestimmten Fällen schon in der Schwangerschaft eine Haushaltshilfe genehmigt werden.

Es gibt eine Vielzahl von *Sondersituationen* (dazu gehört beispielsweise, wenn der Vater des Kindes ebenfalls an einer psychischen Erkrankung leidet und nur begrenzt belastbar ist), in denen sich die Beantragung lohnt.

Ist die Unterstützung wegen *körperlicher Komplikationen* in der Schwangerschaft oder Folgen der Geburt nötig, dann kann die Gynäkologin Ihnen bei der Antragstellung helfen. Ist der Grund die *psychische Erkrankung*, dann bescheinigt der Psychiater die Notwendigkeit. Auch für einen *Verlängerungsantrag* wird von der Krankenkasse jeweils eine ärztliche Bescheinigung gefordert.

Eine Haushaltshilfe wird beispielsweise über Schwangerenberatungsstellen *vermittelt*. Regional gibt es darüber hinaus unterschiedliche Institutionen (wie etwa »Frühe Hilfen«), wo man mit der Suche ansetzen kann. Manchmal muss man sich selbst nach einer Privatperson umsehen, daher sollte man dies möglichst schon in der Schwangerschaft vororganisieren, wenn absehbar ist, dass eine Haushaltshilfe nötig sein wird.

Einen Wermutstropfen gibt es: Nicht immer reichen die zur Verfügung gestellten Mittel aus, um die über eine Beratungsstelle vermittelte Haushaltshilfe vollständig zu bezahlen, so dass in der Regel ein *Eigenanteil* bleibt. Gerade wenn das ein Problem sein sollte, darf auch ein Familienmitglied gegen Bezahlung diese Funktion der Haushaltshilfe übernehmen; meist reichen dann die verfügbaren Mittel.

Und noch ein Hinweis: Lassen Sie sich nicht so schnell entmutigen, wenn der Antrag zunächst abgelehnt wird. Vielleicht reicht einfach die Begründung auf der ärztlichen Bescheinigung nicht aus und muss erweitert werden. Besprechen Sie mit Ihrer Ärztin, was für einen *Widerspruch* nötig ist. Letzten Endes haben auch die Krankenversicherungen ein Interesse daran, dass eine Schwangere bzw. eine Mutter mit einem Neugeborenen nicht übermäßig belastet wird und dadurch vielleicht in eine neue Krankheitsphase rutscht.

## Frühe Hilfen

Ab der Schwangerschaft und bis zum 3. Lebensjahr unterstützen die »Frühen Hilfen« Eltern und Familien in belasteten Lebenslagen, wozu auch Eltern mit psychischen Erkrankungen zählen. Die vielfältigen Angebote des bundesweiten Netzwerks kommen aus unterschiedlichen Bereichen, wie der Kinder- und Jugendhilfe, dem Gesundheitswesen, der Frühförderung und der Schwangerschaftsberatung. Die verschiedenen Fachkräfte sind in lokalen Netzwerken organisiert und arbeiten eng zusammen.

Alle Informationen über die Dachorganisation finden sich unter www.fruehehilfen.de. Um herauszufinden, was konkret vor Ort angeboten wird, empfiehlt sich die Suche nach dem Stichwort »Frühe Hilfen« unter Angabe des Wohnortes bzw. der nächstgrößeren Stadt.

Die Angebote werden an die individuellen Belastungen und Bedürfnisse der Eltern und Familien angepasst. Dazu können alltagspraktische Unterstützung und aufsuchende Begleitung durch eine Frühe-Hilfen-Fachkraft bis hin zu intensiveren Programmen über längere Zeiträume hinweg gehören. Beispiele für Frühe Hilfen sind:

- Lotsendienste an Geburtskliniken für Wöchnerinnen
- Begleitung und Anleitung durch Gesundheitsfachkräfte, wie etwa Familienhebammen und Kinderkrankenpflegende
- Unterstützung von Familien durch ehrenamtliche Patinnen und Paten des Deutschen Kinderschutzbundes
- Einsatz spezieller Programme zur Förderung der Eltern-Kind-Bindung und Eltern-Kind-Interaktion

## Schreibaby-Ambulanz

Sogenannte Schreibaby-Ambulanzen gibt es in unterschiedlicher Trägerschaft an vielen Standorten. Häufig sind es Teams, in denen verschiedene Berufsgruppen zusammenarbeiten. Sie unterstützen die belasteten Eltern, deren Babys (0 bis 3 Jahre) viel schreien, wenig schlafen und sich schlecht beruhigen lassen. Nicht selten stellt die betroffene Mutter die Mutter-Kind-Bindung in Frage, wenn sie das Baby nicht beruhigen kann, oder es werden die eigenen elterlichen Kompetenzen angezweifelt, was zu immer mehr Spannung und Stress führen kann. Gemeinsam wird dann versucht, die Signale des Babys zu verstehen und herauszufinden, wie die psychischen und körperlichen Spannungszustände bei Mutter und Kind abgebaut werden können.

## Elterntelefon

Für akute Fragen, bei plötzlicher Verzweiflung oder aufkommenden Konflikten mit den Kindern können Eltern kostenfrei und anonym Antworten und Rat am Telefon bekommen. Vor allem, wenn keine Zeit übrig ist oder organisatorische Schwierigkeiten verhindern, dass Hilfe über eine Beratungsstelle organisiert wird, kann ein Telefonat eine erste deutliche Entlastung bringen und zu einem Fahrplan führen, wie es weiter gehen kann. Entsprechende Telefonnummern, auch bezogen auf Ihre Region, finden Sie unter dem Stichwort »Elterntelefon« im Internet. Besonders empfehlenswert sind die Angebote, bei denen Sie erkennen können, dass dahinter eine offizielle Beratungsstelle steht.

## Jugendamt

Auch das Jugendamt hat eine wichtige Unterstützungsfunktion und kann z. B. bei schwerwiegenden Belastungen und schweren psychischen Erkrankungen eine sozialpädagogische Familienhilfe (SPFH) bereitstellen, die bis zu mehrmals in der Woche die Familie zu Hause unterstützt. Das Jugendamt kann zudem bei der *Vermittlung von Tagesmüttern und Krippenplätzen* helfen sowie Erziehungsbeistand leisten.

Bei sehr akuten psychischen Erkrankungen, wenn nur noch eine stationäre Behandlung ohne das Kind in Frage kommt und es keine Möglichkeit in der Familie oder im Freundeskreis gibt, bieten die Jugendämter die Vermittlung der Kinder in einer *Notfall-Bereitschaftspflege* an.

Manchmal ist im Zusammenhang mit einer psychischen Erkrankung von *Kindeswohlgefährdung* die Rede, die dann natürlich abgeklärt werden muss. Es gibt durchaus akute Krankheitszustände (wie etwa eine Manie oder Psychose), bei denen das Kind gefährdet sein kann. In fast allen Fällen lässt sich nach Behandlung und Abklingen der akuten Erkrankung eine solche Gefährdung nicht mehr feststellen, so dass das Kind in die Familie zurückkehren kann. Die dauerhafte Herausnahme eines Kindes aus seiner

Ursprungsfamilie ist auch bei psychisch erkrankten Eltern nur das letzte Mittel und sehr selten. Vorher werden alle anderen Unterstützungsmaßnahmen eingesetzt, um das möglichst zu vermeiden.

## Unterstützung in Familie und sozialem Umfeld

**Inhalt kurzgefasst**

Gerne weisen wir auch in diesem Kapitel noch einmal auf die Bedeutung der Unterstützung durch Partner, Familie und Freunde sowie ehrenamtliche Helfer und Selbsthilfegruppen hin.

## Elternzeit, Partnermonate und mehr

Psychisch vorerkrankte Eltern sollten frühzeitig ihre Elternzeit planen und die Betreuung und Unterstützung nach der Geburt gut vororganisieren.

Die Elternzeiten können hintereinander oder auch miteinander genommen werden. Vor allem bei schwereren psychischen Erkrankungen ist es für die Mutter jedoch sehr hilfreich, wenn der Partner *direkt nach der Geburt* Elternzeit nimmt (s. auch ▶ Kap. 6).

Weitere Informationen, z. B. über die Voraussetzungen für Elterngeld und die »Partnermonate«, sind auf der Website der Familienkassen zu finden.

Beratung zu Elternzeit und Elterngeld bieten die Schwangerenberatungsstellen an.

## Unterstützung aus dem Familien- und Freundeskreis

Es muss nicht immer eine professionelle Unterstützung im Haushalt oder mit dem Kind sein. Eine wichtige Quelle sozialer Unterstützung sind Familienangehörige und Freunde. Insofern ist es sinnvoll, bereits vor der Entbindung darüber nachzudenken, wer vor allem in der ersten Zeit zur

Unterstützung da sein kann. Eventuell sind es auch mehrere Personen, die sich abwechseln.

Auch wenn es Ihnen schwerfällt – fragen Sie ganz offen nach Möglichkeiten der Hilfe bei Menschen, mit denen Sie sich gut verstehen – bei den Eltern, Großeltern, Geschwistern, guten Freunden oder Nachbarn. Hilfreiche Nachbarn haben den Vorteil, dass sie vor Ort sind, mal ein Kind hüten, das Babyphon übernehmen oder unkompliziert Besorgungen mit erledigen können.

Hilfreich ist die Unterstützung eines Familienmitgliedes nur, wenn die Beziehung vertrauensvoll und gut ist. Wenn beispielsweise abzusehen ist, dass die Unterstützung von Mutter oder Schwiegermutter eher zu Konflikten oder Belastungen führen wird, suchen Sie nach anderen Möglichkeiten. Immer wieder berichten uns Patientinnen, dass sie es als zusätzliche Belastung empfinden würden, wenn »die oder die Person« kommt, weil sie dann das Gefühl haben, diese auch noch mit versorgen zu müssen – manches Mal stehen da auch die eigenen Ansprüche im Wege. In solchen Fällen hilft das frühe Ansprechen von Problemen und Grenzen. Auch die genaue Absprache, welche Aufgaben denn die Unterstützungsperson übernehmen soll, ist sinnvoll und stellt Klarheit her. Je konkreter der Hilfebedarf formuliert wird, desto eher gelingt es, Erwartungen und Angebote miteinander abzugleichen.

Weitere Hilfen sind zum Teil auch von finanziellen und räumlichen Möglichkeiten abhängig, z. B., ob ein Au-pair, eine Kinderfrau oder eine Tagesmutter eingeplant werden kann.

## Ehrenamtliche Hilfe

Auch ehrenamtliche Helfer können enorm unterstützend sein und in konkreten Situationen für Sie da sein.

Gerade wenn Eltern, andere Familienangehörige oder Freunde fehlen, können ehrenamtliche Helferinnen nach der Geburt Hilfe anbieten. Sie stehen meist stundenweise zur Verfügung. Die Hilfe kann darin bestehen, den Säugling für einige Zeit zu übernehmen, während sich die Mutter ausruht oder beispielsweise Arzttermine wahrnimmt. Auch das Spielen mit

Geschwisterkindern oder eine Unterstützung bei Mehrlingen kann dazu gehören und individuell abgestimmt werden.

Ein Beispiel ist das 2002 gegründete Sozialunternehmen »wellcome«, das eine Art Nachbarschaftshilfe für Eltern und Familien organisiert. Es werden geringe Unkostenbeiträge erhoben. Bei Familien in finanzieller Not kommen Spendengelder zum Einsatz.

Schwangerenberatungsstellen wissen, welche ehrenamtlichen Unterstützungsmöglichkeiten in Ihrer Region verfügbar sind.

## Selbsthilfegruppe Schatten & Licht e. V.

Fühlen sich werdende Mütter in der Schwangerschaft oder nach der Geburt psychisch belastet, kann der Austausch zu ebenfalls betroffenen Frauen helfen, sich mit dem Problem nicht allein zu fühlen und von den Erfahrungen der anderen zu profitieren. Gerade bei Müttern entsteht schnell der Eindruck, dass »alle anderen es viel besser hinbekommen« oder dass andere »die besseren Mütter sind«. Aus diesem Tunnelblick kommt man am besten heraus, wenn man Frauen trifft, die etwas ähnliches rund um Schwangerschaft, Geburt und Wochenbett erlebt haben oder sogar gerade erleben. Oder Frauen, die ebenfalls an einer psychischen Erkrankung leiden und mit ihren speziellen Sorgen und Nöten kämpfen.

Die Selbsthilfeorganisation Schatten & Licht e. V. bietet auf ihrer Homepage umfangreiche Informationen zu peripartalen psychischen Störungen an (www.schatten-und-licht.de). Es gibt Listen zu den bundesweit organisierten Selbsthilfegruppen, Beraterinnen, Fachleuten, Behandlungseinrichtungen und darüber hinaus Informationen zu den Störungsbildern und entsprechende Selbsttests.

# Abgestufte Möglichkeiten der Behandlung

> **Inhalt kurzgefasst**
>
> Auch wenn unser Bestreben dahin geht, dass Sie als betroffene Schwangere oder Mutter möglichst keine psychiatrische Behandlung in einer Klinik bzw. Tagesklinik in Anspruch nehmen müssen, möchten wir Sie über die verschiedenen Angebote und »Zwischenstufen« informieren.

Falls es trotz aller Vorbereitung und Hilfestellungen doch zu einer Verschlechterung der psychischen Situation kommen sollte, gibt es verschiedene Settings der Behandlung bei peripartalen psychischen Erkrankungen.

## Ambulante Behandlung, Spezialsprechstunden

In den letzten Jahren sind zunehmend Spezialsprechstunden für psychische Erkrankungen in der Zeit um die Geburt in psychiatrischen Institutsambulanzen entstanden. Auch einige niedergelassene Psychiaterinnen und Psychotherapeuten beschäftigen sich schwerpunktmäßig mit dem Thema. Listen finden sich auf den Homepages der Marcé Gesellschaft und der Selbsthilfegruppe Schatten & Licht e. V. Oftmals findet man in diesen Spezialsprechstunden auch Unterstützung, wenn es Probleme in der Entwicklung der Mutter-Kind-Bindung gibt.

Nicht immer ist eine Spezialambulanz erforderlich. Optimal ist die ambulante Betreuung durch den Psychiater, der Sie vielleicht schon seit Jahren kennt. Falls erforderlich, wird er sich Rat holen, z. B. bezüglich einer Medikation bei Embryotox in Berlin.

## Teilstationäre, tagesklinische Behandlung mit und ohne Kind

Wenn eine ambulante Behandlung, die maximal einen Termin pro Woche bietet und somit eher größere Abstände beinhaltet, nicht mehr ausreichend ist, kann eine tagesklinische Behandlung eine gute Möglichkeit sein. Hier finden die Therapieprogramme Montag bis Freitag von morgens bis nachmittags statt. Abends und nachts ist die Mutter zuhause.

Die Angebote bestehen meist aus psychiatrisch und psychotherapeutisch geleiteten Einzel- und Gruppenbehandlungen. Hinzu kommen verschiedene andere Angebote wie Ergotherapie, Sporttherapie, Kunst- und Musiktherapie sowie auch Beratung durch Sozialarbeiter hinsichtlich sozialer Probleme.

In einigen Städten gibt es die Möglichkeit einer *Eltern-Kind-Behandlung* in einer Tagesklinik. Dabei wird das Kind entweder als Begleitkind mit aufgenommen oder auch mitbehandelt, wenn es unter Regulationsstörungen leidet, beispielsweise ein Schreibaby ist.

Bei einigen Eltern-Kind-Tageskliniken gibt es die Möglichkeit, auch etwas ältere Kinder mit aufzunehmen; allerdings überwiegen die Angebote für Mütter mit einem Säugling.

Selbst die tagesklinische Behandlung, die bis in den Nachmittag hineinreicht, ist nicht für alle Mütter machbar – wenn beispielsweise ältere Kinder nach der Schule versorgt werden müssen. Deshalb beginnt mittlerweile auch die Entwicklung von Behandlungskonzepten für tagesklinische Angebote, die am Mittag enden.

Leider muss man sagen, dass alles in allem die tagesklinischen Behandlungsangebote speziell für Mütter in der Zeit nach der Entbindung nicht flächendeckend vorhanden und nicht ausreichend sind. Die Angebote sind zusammengestellt auf der Website von Schatten & Licht e. V. und der Marcé Gesellschaft.

## Vollstationäre Behandlung mit und ohne Kind

Wenn die Symptomatik so schwerwiegend ist, dass weder eine ambulante noch eine teilstationäre Behandlung ausreichend ist, lässt sich leider eine vollstationäre Behandlung nicht vermeiden.

Hierbei ist es wichtig zu wissen, dass eine Aufnahme des Säuglings nur dann möglich ist, wenn die Mutter sich überwiegend *allein um den Säugling* kümmern kann. Ist die Erkrankung so schwer, dass dies nicht geht (z. B. bei einer Manie oder Psychose oder einer sehr schweren Depression mit Suizidalität) dann muss die Mutter zunächst allein aufgenommen werden, und der Säugling kann später dazu kommen (wenn das in der Klinik möglich ist). In der Zwischenzeit muss das Kind entweder von der Familie oder in einer Notfall-Pflegestelle (vermittelt durch das Jugendamt) versorgt werden.

Noch ein Hinweis: Auch wenn in Ihrer Gegend keine Mutter-Kind-Behandlungseinrichtung verfügbar ist, lohnt sich die Nachfrage bei der für Sie zuständigen Klinik. Manche sind so flexibel, dass sie auch auf einer normalen Station die Mitaufnahme des Säuglings möglich machen.

> **Merke**
>
> Informationen über Behandlungsangebote gemeinsam für Mutter und Kind finden sich bei Schatten & Licht e. V. (www.schatten-und-licht.de) und bei der Marcé Gesellschaft (www.marce-gesellschaft.de).

## Stationsäquivalente psychiatrische Behandlung (StäB)

Da es auch bei schwerer psychischer Erkrankung der Mutter wünschenswert sein kann, dass diese mit ihrem Säugling im heimischen Umfeld verbleibt, gibt es an manchen Kliniken die Möglichkeit einer sogenannten stationsäquivalenten psychiatrischen Behandlung. Dann ist die Mutter anders als in einer Klinik nicht in einer abgeschirmten Krankenhaussituation, sondern kann in ihrem privaten Umfeld bleiben, ihre Fähigkeiten ausprobieren und je nach Befinden die Versorgung des Kindes selbst übernehmen. Auch ein stationärer Aufenthalt kann durch eine anschließende StäB deutlich verkürzt werden.

In der Regel kommt bei der StäB jeden Tag ein Mitglied des multiprofessionellen Teams nach Hause, und es erfolgt eine engmaschige Überwachung und ggf. Anpassung der Therapie.

Für die StäB ist die Unterstützung der Familie erforderlich. Und es darf keine Fremd- oder Eigengefährdung der Mutter vorliegen.

## Reha-Behandlung, Mutter-Kind-Kur

Nach Abklingen der akuten Erkrankung kann eine sogenannte Rehabilitations-Behandlung (meist verkürzt als Reha-Behandlung bezeichnet) für Sie in Frage kommen. Rehabilitation ist dabei im medinischen Sinne gemeint, wobei die *Wiederherstellung der Erwerbsfähigkeit* im Zentrum steht. Man könnte auch sagen, dass es eine Zwischenstufe zwischen (weitgehender) Wiederherstellung der Gesundheit und Überprüfung der beruflichen Leistungsfähigkeit ist.

Auch im Vorfeld der Genehmigung einer Erwerbsunfähigkeitsrente wird in der Regel eine Reha-Behandlung durchgeführt. Dabei erfolgt u. a. auch die Einschätzung, ob jemand für den bisherigen Beruf noch geeignet ist bzw. welche Einschränkungen hinsichtlich der zukünftigen Erwerbsfähigkeit ggf. bestehen.

Da die Wiederherstellung der Erwerbsfähigkeit im Vordergrund steht, wird die Reha-Behandlung über die *Rentenversicherung finanziert* und nicht über die Krankenversicherung. Bei dem speziellen Antrag helfen die behandelnden Ärzte. Die Rückmeldung, ob die Reha-Behandlung genehmigt wird und in welcher Klinik sie stattfinden soll, kann einige Wochen bis Monate dauern.

Anders ist der Gedanke bei der *Mutter-Kind-Kur* (oder auch Vater-Kind-Kur): Kuren sind immer vorbeugende Maßnahmen, also um die Gesundheit zu stabilisieren und zukünftige Erkrankungen oder Einschränkungen möglichst zu vermeiden. Deshalb sind Kuren *Leistungen der gesetzlichen Krankenkassen* und müssen bei diesen beantragt werden. Die Wartezeiten sind meist etwas kürzer. Wünsche bezüglich der Kurklinik können geäußert, aber nicht immer berücksichtigt werden.

# Bindungs- und Interaktionsverhalten zum Kind stärken

> **Inhalt kurzgefasst**
>
> Zeigen sich Probleme beim Aufbau einer guten Mutter-Kind-Bindung, empfiehlt sich frühzeitig die Inanspruchnahme von Unterstützung, wenn nicht die Behandlung der psychischen Erkrankung das Problem beseitigt. Der Beschreibung von Hilfsmöglichkeiten haben wir Ausführungen dazu vorangestellt, wie sich die Mutter-Kind-Bindung entwickelt und welche Störfaktoren das verhindern können.

Der erste Bindungsaufbau der Eltern, vor allem der Mutter zum Kind beginnt im besten Falle schon in der Schwangerschaft. Die heute üblichen frühen und wiederholten Ultraschallaufnahmen geben das Gefühl, dass man das Kind schon kennt.

Die erste direkte Kontaktaufnahme nach der Geburt, möglichst mit Hautkontakt zwischen Kind und Mutter, wird als *Bonding* bezeichnet. Dies ist die prägende Phase der beginnenden emotionalen Beziehung zum Säugling. Allerdings ist es normal, dass die Bindung nicht sofort sehr stark vorhanden ist, sondern dass es einige Stunden bis Tage dauert, bis diese sich von Seiten der Mutter aus aufgebaut hat und im Laufe der folgenden Wochen und Monate dann immer intensiver wird. Schließlich ist ein Ultraschallbild bzw. die Übertragung des Herzrhythmus beim CTG oder die Wahrnehmung von Kindsbewegungen im Körper etwas anderes als die direkte Begegnung mit dem neuen kleinen Menschen, der seine eigene Persönlichkeit mitbringt und entwickelt. Nach einigen Wochen sollte jedoch eine gute Bindung der Mutter zum Kind bestehen. Ist dies nicht der Fall, spricht man zunächst von *Bindungsverzögerung*, die dann auch in eine *Bindungsstörung* übergehen kann.

Eine gute Bindung bedeutet übrigens nicht, dass man sein Baby rund um die Uhr nur liebt und vergöttert. Manchmal sind die *Erwartungen an die Muttergefühle* überzogen und unrealistisch. Viele Mütter und Väter beschreiben das Gefühl zu ihrem Kind mit einem sehr großen Verantwortungsgefühl, Fürsorglichkeit und dem Wunsch, das Kind die eigene Zuwendung spüren zu lassen. Man möchte das Beste für sein Kind, alles Unheil und Unangenehme von ihm fernhalten, und ist glücklich, wenn das Baby zufrieden wirkt. Aber Eltern dürfen auch ab und an das Gefühl des Überfordertseins haben, sie dürfen manchmal genervt sein oder ratlos – das stellt die Bindung nicht infrage.

## Feinfühligkeit kann man lernen bzw. verbessern

Auch Eltern ohne psychische Erkrankung müssen vor allem nach der ersten Entbindung ihr Baby »lesen lernen«. Für Eltern und Kind ist dies ein herausfordernder Anpassungsprozess, der viel Flexibilität erfordert. Gerade Elternteile, die eher zu ängstlichem und zwanghaftem Verhalten tendieren, haben manchmal Schwierigkeiten, sich auf die starken Veränderungen der Bedürfnisse des Babys im ersten Lebensjahr einzustellen.

Besteht bei der Mutter bzw. den Eltern eine psychische Erkrankung, dann gibt es ein höheres Risiko, dass sich eine Bindungsverzögerung bzw. Bindungsstörung entwickelt. Dies kann nachhaltig die Eltern-Kind-Interaktion, also den Umgang der Eltern mit dem Kind und dessen Reaktionen darauf, beeinflussen und sich im schlechtesten Fall negativ auf die Entwicklung des Kindes auswirken. Ist nur ein Elternteil von solchen Problemen betroffen, kann der andere allerdings einiges davon ausgleichen. Auch andere Personen außer den Eltern können diese wichtige Beziehungsfunktion übernehmen. Wichtig ist es daher, die Entwicklung der Bindung und der Interaktionen zu beobachten und ggf. Maßnahmen zur Verbesserung möglichst frühzeitig einzuleiten.

Eine wichtige Fähigkeit für die Entstehung einer guten Bindung ist die *elterliche Feinfühligkeit*. Hiermit meint man die Fähigkeit, dass Eltern spüren, was das Kind momentan für Bedürfnisse hat, und die Möglichkeit, darauf angemessen einzugehen. Manche Menschen haben diese Fähigkeit von Natur aus, anderes müssen sie trainieren. Bedingt durch ihre Erkrankung haben beispielsweise Mütter mit schizophrenen Psychosen oder Borderline-Persönlichkeit manchmal Probleme damit.

Ein *Beispiel für unzureichende Feinfühligkeit* ist ein Säugling, der gerade gefüttert wird und noch keine Anzeichen zeigt, dass er satt ist. Trotzdem beendet die Mutter das Füttern und bietet dem Kind stattdessen Wasser an. Der Säugling reagiert mit Unwillen, weil das nicht seinem aktuellen Bedürfnis entspricht; er ist noch hungrig. Oder ein Säugling schaut neugierig herum und würde gerne seine Umgebung näher erkunden. Stattdessen nimmt die Mutter ihn auf den Schoß und will mit ihm spielen. Das kann zu Irritationen auf Seiten des Kindes und Unverständnis und Frustration bei der Mutter führen, die gar nicht versteht, was genau schiefgelaufen ist.

## Fehlende Muttergefühle als Krankheitssymptom

Sind die Schwierigkeiten, Muttergefühle zu empfinden, eingebettet in verschiedene weitere psychische Symptome, dann kann es sich um Anzeichen für eine *postpartale Depression* handeln. Das Symptom heißt *Gefühl der Gefühllosigkeit* und betrifft dann alle Gefühle zu Personen im Umfeld; aber natürlich bemerkt eine Mutter vor allem, dass ihre Gefühle zum Neugeborenen nicht so sind, wie sie es erwartet und erhofft hat. Gerade diese als unzureichend erlebten Muttergefühle mit den folgenden Schuldgefühlen sind ein wichtiger Grund für die rasche Behandlung einer solchen Depression. Nicht zuletzt, um die bei längerem Bestehen daraus möglicherweise entstehende Bindungsstörung zu verhindern.

Auch Frauen, die eine Geburt als traumatisch erlebt haben, leiden oftmals unter der fehlenden gefühlsmäßigen Bindung zum Kind. Da ist die Dynamik noch etwas anders als bei der Depression, denn natürlich erinnert das Baby immer an die schrecklichen Geburtserlebnisse. Auch bei dieser Problematik gilt es frühzeitig dagegen zu steuern und sich ggf. professionelle Hilfe zu sichern.

> **Merke**
>
> Als unzureichend erlebte Muttergefühle können Teil einer psychischen Erkrankung sein, die sich nach der Entbindung entwickelt hat (wie etwa einer postpartalen Depression). Mit Behandlung und Abklingen der psychischen Störung entwickeln sich die vermissten Muttergefühle dann rasch.

## Frühintervention und Behandlung bei Bindungsstörungen

Es gibt verschiedene Möglichkeiten zur Frühintervention bei der drohenden Entwicklung von Bindungsstörungen sowie Behandlungsstrategien, falls diese schon eingetreten sind.

Den meisten Verfahren gemeinsam ist *eine Förderung der Feinfühligkeit* im Umgang mit dem Kind, oft videogestützt, unter Berücksichtigung der mütterlichen Beziehungserfahrungen und der bestehenden psychischen Erkrankung.

Diese Verfahren werden nicht als gesonderte Psychotherapie von den Krankenkassen übernommen, finden aber in spezialisierten Eltern-Kind-Ambulanzen oder den verschiedenen Beratungsstellen Anwendung. Auch manche Kliniken bieten im Rahmen ihrer Behandlungen, entsprechende Video-Trainings bzw. -Therapien an, beispielsweise für Depressionen nach der Entbindung. Welches Angebot in Ihrer Umgebung verfügbar ist, können Sie unter anderem über die Selbsthilfegruppe Schatten & Licht e. V. erfahren.

## Eltern-Kind-Kurse

Weniger zur Behandlung als vielmehr zur Förderung und Unterstützung guter Eltern-Kind-Beziehungen dienen auch die vielfältigen Eltern-Kind-Angebote von Hebammen, Geburtshäusern, Praxen, Beratungsstellen, Familienzentren, Bildungsstätten und anderen Anbietern. Dazu gehören Baby-Massage, PEKiP (= »Prager Eltern-Kind-Programm«), Baby-Schwimmen und Krabbel-Gruppen.

## »Gut genug« ist ausreichend!

Der amerikanische Kinderarzt und Psychoanalytiker Donald Winnicott hat in den 1950er-Jahren den Begriff »good enough mother«, also der »ausreichend guten Mutter« geprägt, um vom Bild der idealisierten Mutter wegzuführen. In die ganz eigene Mutterrolle darf man hineinwachsen, und das Ziel ist nicht, eine Supermutter zu werden.

Nicht nur, um eine »ausreichend gute Mutter« zu werden, sondern auch um eine gute Mutter-Kind-Bindung aufzubauen, braucht man Zeit. Rückschläge gehören dazu. Man muss seine eigenen Erfahrungen machen, aus den guten Ratschlägen anderer das herausfiltern, was für einen selbst und das eigene Kind richtig ist, und seinen eigenen Rhythmus finden. Vor allem sollte man davon ausgehen, dass nicht von Anfang an alles perfekt sein kann und auch nicht sein muss – dass es wahrscheinlich nie perfekt werden wird. Das schon allein deshalb, weil sich die gesellschaftlichen Ansprüche an Mütter bzw. Eltern ständig wandeln, kulturell beeinflusst sind und dem jeweiligen Zeitgeist unterliegen.

Eine gute Mutter wird die Frau, der es gelingt, die *Bedürfnisse des Kindes zu erfüllen*, die aber darüber ihre *eigenen Bedürfnisse nicht vergisst*. Und auch der *Vater des Kindes* braucht seinen Platz in der Dreier-Beziehung.

Eine gute Mutter zeichnet sich *nicht* dadurch aus, dass sie 24 Stunden am Tag, also rund um die Uhr und jederzeit, für ihr Kind da ist und sofort springt. Sie braucht kein schlechtes Gewissen zu haben, wenn nicht immer alles funktioniert. Mutter zu sein, ist ein Lernprozess. Um dem gewachsen zu sein, braucht man eigene Reserven, und die müssen aufgefüllt werden.

Auch wenn es gerade depressiven Müttern oftmals schwerfällt, das Neugeborene von einer anderen Person betreuen zu lassen – selbst der Partner hat es da manchmal nicht leicht –, ist das genau das Richtige. Endlich einmal richtig zu schlafen oder auch etwas Zeit für sich zu haben, kann sehr zur Entspannung beitragen. Und für die Entwicklung einer stabilen Mutter-Kind-Bindung sind solche kurzen Trennungsphasen ebenfalls wichtig.

# 9 Selbsthilfestrategien

> **Inhalt kurzgefasst**
>
> In diesem Kapitel haben wir Verhaltensweisen und Übungen zusammengetragen, die Sie bei leichten Symptomen oder ergänzend zu aktuellen Therapien zuhause selbst einsetzen können. Manche kennen Sie bestimmt schon. Die folgende Auflistung kann Ihnen vielleicht helfen, sich für bestimmte Symptome und Probleme gezielt Übungen auszusuchen und diese auszuprobieren.

An verschiedenen Stellen dieses Buches haben wir deutlich gemacht, wie wichtig eine zeitnahe und fachlich qualifizierte Behandlung bei psychischen Problemen allgemein und im Zusammenhang mit Schwangerschaft und Entbindung im Besonderen ist. Bei den meisten psychischen Erkrankungen gehört dazu die Behandlung mit Psychopharmaka und/oder Psychotherapie. Welche Art von Therapie sinnvoll ist, richtet sich nach Art und Ausmaß der Symptome und den daraus folgenden Beeinträchtigungen im allgemeinen Leben. Aber Sie können selbst einiges beitragen, indem Sie den Umgang mit bestimmten Symptomen noch besser lernen.

Im Folgenden stellen wir Ihnen Strategien vor, die Sie als Selbsthilfe in bestimmten Situationen anwenden können, um besser damit zurecht zu kommen. Diese Selbsthilfestrategien *ersetzen nicht die Behandlung* durch eine Ärztin oder einen Psychologen! Und wenn Sie nicht sicher sind, ob eine bestimmte Strategie für Sie geeignet ist, sprechen Sie Ihre Behandlerin an und stellen genau diese Frage.

Geeignet sind diese Strategien vor allem bei *leichteren Symptomen*, bei denen nicht immer sofortige professionelle Hilfe oder längerfristige Psychotherapie erforderlich ist, auch wenn sie als störend wahrgenommen werden – abgesehen davon, dass diese Hilfe ja oftmals nicht kurzfristig verfügbar ist. Es ist uns deshalb wichtig, Ihnen etwas an die Hand zu geben, womit Sie sich rasch besser fühlen und eine vielleicht erforderliche Wartezeit überbrücken können, wenn das aufgrund der Symptomatik vertretbar ist. Die dargestellten Strategien haben sich schon vielfach bewährt. Aber noch einmal: Sind Sie sich nicht sicher, wie bestimmte Symptome einzuordnen sind, holen Sie sich direkt professionellen Rat.

Die hier gewählten Strategien werden teils auch in Psychotherapien und Beratungssituationen professionell angeleitet und genutzt, so etwa einige Entspannungsmethoden oder die Betrachtung von Modellen der Angstentstehung. Viele sind einfach zu erlernen und brauchen keine langen Kurse oder Anleitungen. Manche Strategien sind vielseitig und nicht nur gegen ein bestimmtes Symptom einsetzbar. Losgelöst von der Grundproblematik können sie deshalb je nach Bedarf individuell zusammengestellt und vor allem ausprobiert werden.

> **Merke**
>
> Wichtig ist es, die Grenzen zu erkennen. Es gibt einige Symptome, die auf jeden Fall der professionellen Einschätzung und meist auch Behandlung bedürfen, das werden wir an den entsprechenden Stellen hervorheben. Und auch wenn Symptome nicht besser werden, sollten Sie psychiatrische oder psychotherapeutische Hilfe suchen.
>
> Besonders wichtig: Die Selbsthilfestrategien sind für leichtere Symptome gedacht und ersetzen nicht die Behandlung durch eine Ärztin oder einen Psychologen.

Bevor wir auf die einzelnen Symptome und den Umgang damit eingehen, möchten wir drei Themen voranstellen.

Wenn es um Selbsthilfe geht, spielen die *eigenen Ressourcen*, also das bereits vorhandene Vermögen, auf Probleme zu reagieren, eine wichtige Rolle. Zudem stellen wir *Entspannungstechniken und Achtsamkeitsübungen* an den Anfang, da sich diese bei fast allen Symptomen einsetzen lassen und manchmal sogar die Basis für weitere Strategien darstellen. Auch in der

Psychotherapie, z. B. in der Verhaltenstherapie, werden manche Übungen erst nach dem Erlernen von Entspannungstechniken eingesetzt.

## Die eigenen Ressourcen nutzen

### Inhalt kurzgefasst

Nicht alle Strategien müssen neu erworben werden. Hier finden Sie Hinweise, wie Sie die bei Ihnen bereits vorhandenen persönlichen Ressourcen und Bewältigungsstrategien nutzen können.

Ressourcen sind Mittel bzw. Stärken, mit deren Hilfe man sein Leben gestaltet und Schwierigkeiten begegnet. Dies können *Fähigkeiten und Kompetenzen* sein, die zur Persönlichkeit gehören oder die man im Laufe des Lebens erworben hat. So beispielsweise Eigenschaften wie Humor, Organisationstalent, Ausgeglichenheit und Optimismus oder im Laufe des Lebens erworbenes Wissen und antrainierte Fähigkeiten. Und vielleicht sogar am wichtigsten: Möglichkeiten der zwischenmenschlichen Beziehungsgestaltung, die aus der eigenen Kommunikationsfähigkeit und erlernten Konfliktlösungsstrategien resultieren, aber auch aus der Zugehörigkeit zur Familie, aus der Entwicklung und Pflege von Freundschaften, aus Erfahrungen mit den Höhen und Tiefen von Partnerschaften und aus der eigenen Fähigkeit, Hilfe annehmen und vielleicht sogar darum bitten zu können.

Als Ressourcen gelten auch *materielle Mittel* (z. B. Einkommen, Wohnraum), womit Unterstützung und Hilfe, wie z. B. eine Haushaltshilfe oder Kinderbetreuung oder auch von der Krankenversicherung nicht finanzierte Behandlungsmöglichkeiten, leichter organisiert werden können.

Alle Menschen nutzen ständig ihre eigenen Ressourcen, um Probleme zu lösen bzw. diesen zu begegnen und sie zu bewältigen. Manchmal müssen die vorhandenen Ressourcen nur erneut aktiviert werden oder nochmals konkret benannt werden, damit sie auch verfügbar sind. Und auch ein gezielter Ausbau vorhandener Ressourcen ist möglich.

Es wird sich für Sie lohnen, eine Art *Positiv-Liste Ihrer eigenen Ressourcen* zu erstellen. Sie werden erstaunt sein, wie viel da zusammenkommt. Dann können Sie in Situationen, in denen Sie sich selbst infrage stellen, auf Ihre Liste schauen und sich erinnern, was Sie normalerweise von sich denken und über sich wissen. Und welche Fähigkeiten Sie auszeichnen!

Vielleicht sind Sie aber in einer Situation, in der Sie feststellen müssen, dass diese bereits erprobten Ressourcen nicht ausreichen oder Ihnen gerade nicht zur Verfügung stehen. Dann können die nachfolgend beschriebenen Strategien Ihnen helfen, diese zu reaktivieren. Oder Sie gewinnen ganz neue Ressourcen hinzu, die Sie nicht nur im Zusammenhang mit aktuellen Problemen nutzen können.

# Strategien zur Entspannung

> **Inhalt kurzgefasst**
>
> Strategien zur Entspannung, die man unkompliziert für sich selbst zuhause einüben und praktizieren kann, bieten sofortige Erleichterung bei verschiedenen Symptomen. Hier haben wir Ihnen gängige Verfahren mit Beispielen zusammengestellt.

Entspannung kann das innere Anspannungsniveau herunterregulieren und beruhigt damit Körper und Psyche. Entspannung wird sehr unterschiedlich erzeugt und wahrgenommen. Jeder muss für sich die verschiedenen Strategien ausprobieren und herausfinden, welche geeignet und wirksam sind.

Wissenschaftliche Studien konnten aufzeigen, was Entspannung in unserem Körper bewirkt. Das *vegetative Nervensystem* (= autonomes Nervensystem) regelt die Körperfunktionen wie Herzschlag, Atmung und

Blutdruck. Im vegetativen Nervensystem agieren zwei Gegenspieler, der Sympathikus und der Parasympathikus.

Durch den *Sympathikus* können wir auf Belastungen und Stress aktiv reagieren, sind zu körperlichen und geistigen Höchstleistungen fähig. *Unter Stress* werden Adrenalin und Noradrenalin (auch als Stresshormone bezeichnet) ausgeschüttet. Blutdruck und Atemfrequenz steigen, der Herzschlag erhöht sich. Auch die Muskelspannung nimmt zu, zudem werden die Zucker- und Fettreserven im Körper mobilisiert. Beschwerden wie beispielsweise Schmerzen können durch diese Reaktionen weiter verschlimmert werden.

Daher versucht man, den Gegenspieler zu aktivieren, den *Parasympathikus*, der bei Regeneration und Entspannung wirksam wird. Bestimmte Körperprozesse und Organfunktionen werden von ihm durch die Entspannung der Muskulatur gedämpft. Die Atmung wird tiefer, langsamer und gleichmäßiger, die tiefe Bauchatmung wird möglich. Die Herzfrequenz nimmt ab, der Puls beruhigt sich, der Blutdruck sinkt. Viele Menschen spüren während der Entspannungsübungen ein Kribbeln und Wärmegefühle in Händen und Füßen, was durch die Gefäßerweiterung erreicht wird. Die Blutgefäße weiten sich, es fließt mehr Blut hindurch. Misst man während eines Entspannungszustands die Hirnströme, lassen sich auch dabei Veränderungen feststellen.

Entspannung kann nicht alle körperlichen Beschwerden bekämpfen, aber Reaktionen des Körpers auf Stress abmildern.

Wir zeigen hier die *gängigsten Entspannungsmethoden* auf, ohne einen Anspruch auf Vollständigkeit zu haben. Diese Entspannungsverfahren werden auch als ergänzende Maßnahmen zur medikamentösen und insbesondere psychotherapeutischen Behandlung psychischer Störungen eingesetzt. Im ambulanten Bereich werden diese Verfahren oft unter psychotherapeutischer Begleitung eingeübt.

**Merke**

Entspannungsverfahren sind sehr gut *eigenständig* einzuüben und zu erlernen, wenn man z. B. zunächst Anleitungen aus dem Internet oder App-Angebote für das Smartphone nutzt. Für Entspannungsverfahren werden auch Kurse über die Krankenkassen, bei Beratungsstellen oder Volkshochschulen und Familienbildungsstätten angeboten.

## Progressive Muskelentspannung (PME) nach Jacobson

Die Progressive Muskelentspannung nach Edmund Jacobson (dem »Erfinder« der PME) ist in der Regel gut zu erlernen. Im Wechsel von Anspannung und Entspannung bestimmter Muskelgruppen erlernt man, aktiv einen entspannten Zustand herbeizuführen, was man dann – besonders bei regelmäßiger Anwendung – als Einschlafhilfe oder zur Beseitigung von Unruhe und Anspannung nutzen kann. Dies ist besonders für Menschen geeignet, die bei dem Wort »Entspannung sofort verspannen« oder eine hohe Grundanspannung mitbringen und sich daher zu Beginn von Entspannungsübungen eher als nervös wahrnehmen. Nacheinander werden verschiedene Muskelgruppen bewusst angespannt, diese Spannung wird kurz gehalten, dann wird diese Muskelgruppe losgelassen. Für fast alle Anwenderinnen ist sofort ein warmes Strömen oder zumindest eine Veränderung in der Körperpartie spürbar.

### Anwendungsbeispiel »Anspannung und Entspannung spüren«

Probieren Sie es einfach einmal mit den Händen aus: Bilden Sie zwei Fäuste, die sie ganz fest zusammenpressen, halten Sie die Spannung für etwa 10–15 Sekunden, öffnen dann beide Fäuste und spüren nach, wie sich die Hände nun anfühlen. Vielleicht stellt sich ein Gefühl der Wärme oder ein leichtes Kribbeln ein. So können auch Arme, Beine, Gesäß, Bauch, Rücken, Schulterpartie, der Kopf und Gesicht nacheinander an- und wieder entspannt werden.

Den Bauch lässt man in einer Schwangerschaft und kurz nach der Entbindung eher aus!

Dadurch wird das autonome Nervensystem entspannt, und vor allem Ängste lassen sich hiermit gut reduzieren. Im Liegen und mit geschlossenen Augen lassen sich die An- und Entspannungssequenzen am einfachsten durchführen. Wenn man schon etwas geübter ist, eignet sich PME auch für andere Haltungen, z. B. im Sitzen.

Ausführliche Anleitungen zu PME gibt es im Internet oder in verschiedenen Apps für das Smartphone. Häufig sind die Anleitungen zusätzlich mit entspannender Musik hinterlegt, was den Effekt verstärken kann. Volkshochschulen und Krankenkassen bieten Kurse zu PME an.

## Autogenes Training (AT)

Diese autosuggestive Methode (= Methode zur Selbstbeeinflussung) wurde von Johannes Heinrich Schultz aus der Hypnose heraus entwickelt. Das autogene Training ist wahrscheinlich das bekannteste Entspannungsverfahren, und viele Menschen haben sich daran schon einmal versucht. Allerdings liegt nicht jedem die Tiefe der Körperwahrnehmung, auf die man sich einlassen können muss, um beispielsweise die Schwere der Arme oder der Beine oder die Wärme im sogenannten Sonnengeflecht wahrzunehmen (damit wird das Geflecht von Nervenfasern am Übergang vom Brustkorb zum Bauch bezeichnet).

Besonders im akuten Zustand einer Erkrankung oder bei großer Unruhe und Anspannung ist das nicht einfach und kann sogar zur Verstärkung der Symptomatik führen. Es gibt aber viele andere Situationen, in denen sich die Geduld und die investierte Übungszeit auszahlen und das autogene Training zur Hilfe werden kann. Geübte können mit zusammengefassten Formeln schnell Ruhe und Wärme im Körper entstehen lassen. Einfacher ist es jedoch, sich diese Formeln zunächst aufsagen zu lassen bzw. vorher selbst eine Audioaufnahme zu machen, um dieser dann mit Konzentration folgen zu können.

> **Anwendungsbeispiel »Ruheformeln«**
>
> *Ruheformel:* »Ich bin ganz ruhig.«
> *Schwere- und Wärmeformeln:* »Mein rechter Arm ist schwer. Mein rechter Arm ist warm. Mein linker Arm ist schwer. Mein linker Arm ist warm. Meine Arme sind ganz schwer und warm. Mein rechtes Bein ist schwer. Mein rechtes Bein ist warm. Mein linkes Bein ist schwer. Mein linkes

Bein ist warm. Meine Beine sind ganz schwer und warm.«
*Formel für die Atmung:* »Mein Atem strömt leicht und regelmäßig.«
*Formel für den Herzschlag:* »Mein Herz schlägt ruhig und regelmäßig.«
*Formel für den Bauch:* »Mein Bauch ist strömend warm.«
*Formel für die Stirn:* »Meine Stirn ist angenehm kühl.«

Einzelne Formeln können wiederholt werden, bis sich das erwartete Gefühl einstellt. Auch für das AT gibt es Anleitungen im Internet oder als App. AT wird am einfachsten im Liegen und mit geschlossenen Augen erlernt. Aber auch im Sitzen kann es später angewendet werden.

## Imaginationsverfahren, Fantasiereisen

Imaginative Verfahren werden heute in vielfältigen Zusammenhängen angewendet. Die Bezeichnung ist abgeleitet von Imagination (= Vorstellung). Ein typisches Beispiel sind Fantasiereisen. In Geburtsvorbereitungskursen sind Übungen mit entspannender Musik und der Anleitung, dazu eine angenehme Vorstellung zu entwickeln, gang und gäbe.

Derjenige, der denkt »Was soll das bringen?«, dem kann ein kleines Experiment helfen, die Wirkung nachzuvollziehen:

### Anwendungsbeispiel »Experiment Zitrone«

Man stelle sich einmal so bildhaft wie möglich vor, wie man in eine leuchtend gelbe, aufgeschnittene Zitrone beißt. Was bemerkt man? Die meisten Menschen berichten bei dieser Übung von vermehrtem Speichelfluss, zu beobachten ist ein Zusammenziehen der Gesichtsmuskulatur. Zusätzlich wird das mit dem sauren Geschmack assoziierte Gefühl ausgelöst (ob angenehm oder unangenehm ist individuell verschieden). Verstärken kann man diese Effekte noch, wenn man sich den Geruch und den Geschmack der Zitrone aktiv vergegenwärtigt.

Bildliche Vorstellungen haben also unmittelbare Auswirkungen auf Körper und Gefühle.

Bei den imaginativen Verfahren wird die positive Macht der Vorstellung bzw. Fantasie gezielt zur Verminderung von Anspannung und auch Ängsten genutzt. Einfacher ist es, diese Übungen anzuwenden, wenn man sie zunächst unter fachlicher Leitung erlernt hat. Da das allerdings nicht immer sofort umzusetzen ist, lohnt sich die Suche nach entsprechenden Audio-Angeboten. Es gibt viele Fantasiereisen, die Sie im Internet oder als App finden.

Sich in Gedanken an einen fantasierten Ort zu begeben oder an einen konkret erinnerbaren Wohlfühl-Ort, kann sich sehr beruhigend auf Körper und Geist auswirken. Erinnern wir uns an eine angenehme Situation, z. B. im Urlaub, erinnert sich auch unser Körper an die Umgebungsfaktoren, wie Wärme, Wind, Entspannung, ruhiges Atmen, und begibt sich zurück in diesen erinnerten Zustand.

Hier eine kleine Fantasiereise zum Ausprobieren. Sie können Sie sich beispielsweise vorlesen lassen und die Augen dabei schließen, dann ist die Verbindung zu den inneren Bildern noch intensiver. Auch einer eigenen Audioaufnahme kann man gut folgen.

### Anwendungsbeispiel »Sandstrand«

Stell dir vor, dass du an einem schönen Sandstrand in den Dünen sitzt. Es ist ein herrlicher Sommertag, du spürst den Sand unter deinen Füßen und zwischen deinen Zehen. Du lässt etwas Sand durch die Finger rieseln. Du spürst die Sonne im Gesicht und auf der Haut, ein leichter Windhauch streicht dir durch die Haare. Du lässt den Blick über den Strand und über das Meer gleiten und genießt die Weite sowie die strahlenden Farben. Du riechst diesen typischen leicht salzigen Geruch des Meeres. Du hörst das Anbranden der Wellen und in der Ferne ein paar Möwen. Lass dir einen Moment Zeit, alles auf dich wirken zu lassen: den Sand unter den Füßen, die Sonne auf der Haut, den Wind in den Haaren, den Blick weit über das Meer schweifend, den Salzgeruch in der Nase. Nimm wahr, wie ruhig und tief dein Atem geht, wenn du dir alle diese Eindrücke vergegenwärtigst – das Spüren des Sandes, die Wärme der Sonne, das Wasser und den Wind, den Geruch und Geschmack der salzigen Luft, die Geräusche ringsherum, den weiten Blick in die Ferne. Genieße es! Nimm ein, zwei tiefe Atemzüge, bevor du dich langsam von den inneren Bildern und dem Strand verabschiedest und dich schrittweise wieder ganz zurück orientierst. Recke und strecke dich gründlich, um wieder ganz hier anzukommen.

Fantasiereisen können auch in die Berge, an einen See, in einen Garten führen oder zu einem Waldspaziergang einladen. Suchen Sie sich Ihren persönlichen Wohlfühl-Ort aus!

## Meditation

Es gibt die unterschiedlichsten Meditationstechniken, die sich nach ihrer traditionellen, meist religiösen Herkunft unterscheiden. Innerhalb der Religionen gibt es wieder verschiedene Richtungen und Schulen bzw. nach einzelnen Lehrern ausgerichtete Methoden. Bei den *passiven Übungen* geht es darum, durch Achtsamkeit bzw. Konzentration den Geist zu beruhigen und sich zu sammeln. Die in den östlichen Kulturen fest verankerten Meditationsformen fanden in den 1970er-Jahren ihren Weg in die westlichen Länder und bekamen hier mehr und mehr Zuspruch. Es gibt eine Vielzahl von Meditations-Seminaren und Kursen. Auch hierzu finden sich detaillierte Anleitungen im Internet und über Meditations-Apps. Probieren Sie doch mal eine aus!

## Yoga, aktive Entspannung

Manchen Menschen fällt es viel leichter, durch Bewegung den Kopf frei zu kriegen als mit den sogenannten passiven Entspannungsmethoden, wie z. B. Meditation. Das sind Menschen, die in der Lage sind, während der Aktivität oder direkt danach ein Gefühl der Entspannung entstehen zu lassen. Der Entspannungseffekt im Sinne einer Beruhigung des gesamten autonomen Nervensystems findet jedoch nicht so intensiv statt wie bei ruhigen, passiven Methoden.

Yoga steht in der buddhistischen Tradition und vereint körperliche Fitness mit Meditation, gilt somit neben Zen-Buddhismus, Tantra, Kampfkunst, Gehmeditation und Tanz zu den aktiven Meditationsformen. Viele Frauen profitieren sehr von dieser Kombination aus Meditation und

Aktivität. Inzwischen werden Yoga-Richtungen von sehr meditativer Ausrichtung bis hin zu extremer körperlicher Betätigung angeboten.

Entspannend wirkt beim Yoga neben der körperlichen Betätigung die achtsam-akzeptierende Grundhaltung. »Alles was ist« wird mit neugierig liebevollem Interesse wahrgenommen und dabei nicht bewertet. So wird z. B. bei der Atemmeditation achtsam wahrgenommen, wie der Atem einfließt und wieder ausströmt, ohne zu bewerten, ob das gut oder schlecht, schön oder schrecklich ist. Allein die Wahrnehmung, also das sinnliche Erleben, bringt Ruhe und Entspannung. Die Kombination aus Dehnung, Kräftigung, Entspannung, Atemübungen und Meditation kann gegen viele körperliche Beschwerden helfen und psychisch zur Ruhe führen.

Yoga in seiner ruhigen, achtsam-akzeptierenden Art ist auch für die Schwangerschaft und nach der Geburt zur Rückbildung gut geeignet, selbst wenn es bis dahin keine Erfahrungen damit gibt. *Spezielle Schwangerschafts- und Rückbildungs-Yogakurse* werden von Elternschulen, Krankenkassen, Volkshochschulen und privaten Yoga-Instituten vielerorts angeboten. Optimal wäre es, wenn Sie bereits in der Vorbereitung einer Schwangerschaft ein solches Verfahren einüben.

Gerade geübte »Yogis« können diese Bewegungsabläufe auch zuhause für sich selbst einsetzen oder finden eine Anleitung in Büchern, per Internet oder App ausreichend.

## Wichtige Hinweise zu Entspannungsverfahren

Wenn man mit der Anwendung von Entspannungsverfahren beginnt, ist es absolut normal, dass die Konzentration währenddessen auf Abwege gerät. Dadurch sollten Sie sich nicht entmutigen lassen! Wichtig ist es – beispielsweise beim Yoga –, neugierig und liebevoll, ohne sich selbst abzuwerten, darauf zu achten, wo die Aufmerksamkeit hinwandert; dann kann man sie wieder auf die Entspannungsübung richten. Das Gelingen von Entspannungsübungen ist einfach Trainingssache. Zu Beginn von Entspannungsübungen haben manche Anwender den Anspruch, dass sofort eine nachhaltige Wirkung spürbar sein sollte, und wenn das nicht gelingt, denken sie, sie hätten etwas falsch gemacht. Dem ist nicht so.

Zunächst wirkt die Entspannungsübung im Moment der Durchführung. Es ist anzunehmen, dass zu Beginn des Trainings die Anspannung nach Beendigung einer Entspannungsübung mehr oder weniger schnell wieder ansteigt, vor allem wenn bestehende Belastungen nicht grundsätzlich zu beseitigen sind. Aber der erneute Anstieg der Anspannung beginnt von einem niedrigeren Level als ohne Entspannungsübung, und die Seele hatte eine entspannte Pause.

> **Merke**
>
> Bei der Anwendung von Entspannungsübungen gilt: Möglichst häufiges Üben ohne Anspruch auf Perfektion. Dann tritt mit der Zeit auch ein nachhaltiger Effekt ein!

## Strategien der Achtsamkeit

> **Inhalt kurzgefasst**
>
> Die eigene Aufmerksamkeit gezielt auf sich selbst, die eigene Wahrnehmung und innere Prozesse zu richten, führt zu Achtsamkeit. Die wiederum hilft dabei, die eigenen Bedürfnisse zu erkennen. Es gibt mehrere Zugangs- und Übungswege, um die Achtsamkeit zu erhöhen, die wir hier im Ansatz aufzeigen.

Im Grunde handelt es sich bei den Übungen zur Achtsamkeit ebenfalls um eine Entspannungsmethode. Da diese mittlerweile weite Verbreitung gefunden hat, das Wort Achtsamkeit in vieler Munde ist und wir diesem Thema gerade als Bewältigungsmechanismus rund um die Geburt besondere Beachtung zukommen lassen wollen, heben wir die Achtsamkeit mit einem eigenen Abschnitt hervor.

Ende der 1970er-Jahre entwickelte der Medizinprofessor Jon Kabat-Zinn aus der Tradition buddhistischer Meditationen ein Programm zur Stressbewältigung, das sogenannte MBSR-Training (**M**indfulness-**B**ased **S**tress **R**eduction = Stressbewältigung durch Achtsamkeit).

Dabei geht es um eine besondere Form der Aufmerksamkeit. Sehr bewusst erlaubt man sich dabei, jede innere und äußere Erfahrung im gegenwärtigen Moment vorurteilsfrei zu registrieren und zuzulassen. Gewohnheitsmäßige, automatisch ablaufende und unbewusste Reaktionen können dadurch reduziert werden. Das Empfinden von Glück und Lebensfreude wird weniger von äußeren Bedingungen abhängig gemacht, die Verbindung zu eigenen inneren Ressourcen bewusster. Dadurch kommt es insgesamt zu einer Beruhigung und Stabilisierung. Menschen, die Achtsamkeit praktizieren, erleben sich als geduldiger, mit höherer Selbstakzeptanz, sehen sich Problemen besser gewachsen, fühlen sich weniger ängstlich oder deprimiert. Negative Impulse und aufbrausendes Verhalten können besser kontrolliert werden. Und nicht zuletzt: Es fällt mit der Zeit leichter, den eigenen Bedürfnissen auf die Spur zu kommen.

Jon Kabat-Zinn konnte die positiven Auswirkungen dieses Verfahrens an psychisch wie körperlich belasteten Patienten nachweisen. Deshalb eignet es sich unseres Erachtens besonders gut in den hier dargestellten Zusammenhängen mit Sorgen, Symptomen und Krankheiten rund um die Themen Schwangerschaft und Entbindung.

So wie Meditation kann Achtsamkeit nicht von einem auf den anderen Tag erlernt werden. Es gibt achtwöchige MBSR-Trainings, aber auch einzeln abrufbare Achtsamkeitsmeditationen, z. B. im Internet oder als App. Zur Selbsthilfe können schon einzelne Übungen beitragen; zwei davon sind in den folgenden Abschnitten dargestellt.

## Body-Scan

Die zum Training der Achtsamkeit gehörende Übung Body-Scan lässt sich sehr einfach erlernen:

### Anwendungsbeispiel »Den Körper scannen«

Im Liegen oder Sitzen schließen Sie die Augen (oder fixieren einen Punkt vor sich, wenn Sie die Augen zunächst noch nicht schließen möchten), damit sich die Konzentration mehr und mehr nach innen richten kann. Wandern Sie mit Ihrer Aufmerksamkeit zu Ihren Füßen. Nehmen Sie diese genau wahr. Wie fühlen sich die Zehen an, wie die Fußsohlen, welche Stellen berühren evtl. den Boden oder die Schuhe, sind sie warm oder kalt? Gehen Sie mit Ihrem inneren »Scanner« im Körper Stück für Stück nach oben, nehmen Sie Ihre Unterschenkel, Knie, Oberschenkel wahr. Scannen Sie die Empfindungen im Becken-, Wirbelsäulen-, Bauch- und Brustbereich. Betrachten Sie vor dem inneren Auge Ihre Oberarme, Ellbogen, Unterarme, Hände und die einzelnen Finger sowie die Daumen. Wie fühlen sich der Schulterbereich und der Nacken an? Wie geht es dem Kopf, der Kopfhaut, dem Gesicht, den Ohren, den Augen, der Nase, der Mundhöhle, den Lippen?

Nach und nach lassen störende Gedanken nach, und die Konzentration wird immer mehr auf den entspannt daliegenden Körper gelenkt. Deshalb eignet sich diese Übung auch gut zum Einschlafen.

## Atem-Meditation

Eine achtsame Atem-Meditation kann folgendermaßen aussehen:

### Anwendungsbeispiel »Bewusstes Atmen«

Sie begeben sich in eine angenehme Sitz- oder Liegeposition und schließen die Augen. Sie versuchen, die Konzentration von außen immer mehr nach innen wandern zu lassen. Jeder störende Gedanke, der auftaucht, wird von Ihnen auf eine Wolke gesetzt und von einem leichten Wind davongetragen. So darf jeder Gedanke kommen, und er darf vorbeiziehen, unwichtig werden für den Augenblick. Sie beobachten Ihren Atem, ohne die Atemfrequenz zu beeinflussen. Achten Sie darauf, wie es sich anfühlt, wenn der Atem von Ihrer Nase durch die

Luftröhre bis tief in Ihren Bauch gelangt. Sie spüren, wie sich Ihr Brustkorb langsam beim Einatmen hebt und beim Ausatmen wieder senkt. Sie merken, wie mit jedem Atemzug Ihr Körper bis in die Fuß- und Fingerspitzen gut mit Sauerstoff versorgt wird. Beobachten Sie das Ein- und Ausströmen des Atmens noch ca. zehn Mal. Alle störenden Gedanken ziehen auf Wolken vorbei, das Vorbeiziehen der Wolken passt sich vielleicht sogar der Atemfrequenz an. Dann orientieren Sie sich langsam zurück, indem Sie ein bis zwei tiefere, belebende Atemzüge nehmen.

Die Wahrnehmung wird bei dieser Übung immer wieder auf das Hier und Jetzt gelenkt, d. h. weg von den Gedanken an Vergangenheit oder Zukunft. Bei dieser vorbehaltlosen Wahrnehmung geht es darum, alles akzeptierend anzunehmen. Auch Gefühle wie Traurigkeit, Angst, Wut oder Schmerzen werden nur betrachtet, ohne sie aktiv loswerden zu müssen. Ein bildhaftes Beispiel, das in diesem Zusammenhang gerne genannt wird, ist der Versuch, einen Ball unter Wasser zu drücken – dieser kommt dann mit Wucht wieder hochgeschossen. Es kann also sinnvoll sein, ihn zu betrachten, wie er auf dem Wasser treibt, und ihn damit wegschwimmen zu lassen. Mit anderen Worten: Negative oder schmerzliche Wahrnehmungen und Gedanken werden wahrgenommen und akzeptiert, ohne sie zu bekämpfen.

## Selbsthilfestrategien bei Depressivität

> **Inhalt kurzgefasst**
>
> Bei Niedergeschlagenheit und leichter depressiver Verstimmung gibt es zahlreiche Strategien, die Ihnen dabei helfen können, sich selbst zu stabilisieren und aus dem gefühlten Tief »herauszuheben«. Hier finden Sie Möglichkeiten, die nach unserer Erfahrung bereits vielen Betroffenen geholfen haben.

Depressivität ist das erste der Einzelsymptome, auf die wir näher eingehen möchten. Eine depressive Stimmung kommt in vielerlei Ausprägung bei verschiedenen Störungen vor – in Ihrer Wahrnehmung vielleicht als Niedergeschlagenheit, Traurigkeit oder Depression. Leichte Depressionen können von selbst wieder verschwinden; trotzdem sollte nicht zu lange abgewartet werden. Wenn eindeutige depressive Symptome mehr als zwei Wochen bestehen, sollte auf jeden Fall ärztliche Hilfe gesucht werden oder – falls möglich – kurzfristig eine psychotherapeutische Vorstellung erfolgen. Wenn nicht sofort ein Termin für eine psychiatrische Untersuchung verfügbar ist, können die Frauenärztin oder der Hausarzt eingeschaltet werden, die die Dringlichkeit weiterer Behandlungsmaßnahmen abschätzen und evtl. weiterverweisen können.

Bei depressiver Stimmung neigen die Betroffenen dazu, sich in sich selbst zurückzuziehen, passiv zu sein und zu grübeln. Die Gedanken kreisen mehr um sich selbst, als dass der Blick nach außen gerichtet wird. Selbstabwertende Gedanken und Schuldgefühle (z. B. als Mutter zu versagen) sind typisch. Wenn Energie- und Interesselosigkeit dazukommen, kann sich diese Negativ-Spirale immer weiterdrehen.

## Das Bild der Waage

Das Bild der Waage erwähnen wir mehrfach bei den folgenden Selbsthilfestrategien. Hier wollen wir es detailliert ausführen, weil es vielen unserer Patientinnen als Vorstellung, was sie selbst in schwierigen Situationen tun können, geholfen hat (▶ Abb. 9.1).

### Anwendungsbeispiel »Die Waage«

Sie stellen sich vor, dass das, was Sie gefühlsmäßig gerade bewegt, in der einen Waagschale liegt. Das können Sorgen, negative Stimmungen, Ängste, aber auch körperliche Beschwerden oder belastende Themen sein. Sie können bestimmt eine Idee dazu entwickeln, wie schwer diese Waagschale sich gerade anfühlt. Manches von dem, was Sie in dieser Waagschale spüren, kann sich möglicherweise nicht einfach auflösen lassen. Dann ist es wichtig, gute Gegengewichte zu finden, damit sich diese Schwere ein Stück weit ausgleichen lässt, ohne das Vorhandensein der Sorgen und Nöte an sich zu leugnen. Was also könnten Sie in die Positiv-Waagschale bringen, um sich etwas besser, leichter, fröhlicher, zuversichtlicher zu fühlen?

Ein Beispiel: Anna fühlt sich sehr energielos und erschöpft, hat kaum eine Nacht genug Schlaf bekommen. Sie hat die Sorge, ihrem Kind, mit dem sie schwanger ist, nicht die entspannte, fröhliche Mutter sein zu können, die sie gerne wäre. Zudem schmerzen die geschwollenen Beine. Das alles liegt in der Negativ-Waagschale. In ihre Positiv-Waagschale legt Anna: Die Freude auf das Kind, das sie bald kennen lernen darf; sie hat einen liebevollen Partner; ihre Mutter würde anreisen, wenn sie sie bräuchte; sie hat eine schöne Wohnung und nette Nachbarn, die ihr Hilfe angeboten haben.

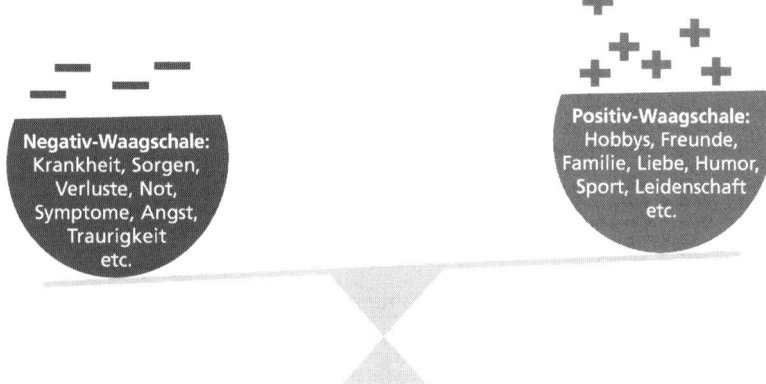

**Abb. 9.1:** Das Bild der Waage

Es lohnt sich, die eigenen Ideen und Erfahrungen, was einem guttut, tatsächlich *aufzuschreiben*. Gerade wenn die Stimmung einmal sehr schlecht ist, hat man das Gefühl, sich an nichts Positives erinnern zu können. Man steckt in einem Tunnelblick fest. Dann kann es helfen, sich seine Positiv-Liste vorzunehmen und sich daran erinnern zu lassen, was man selbst darauf geschrieben hat.

Die nachfolgenden Strategien können Ihnen Anregungen geben, was bei Sorgen und Niedergeschlagenheit bis hin zu Depressivität hilfreich sein und ein Gegengewicht zu der zweiten, negativ besetzten Waagschale darstellen könnte.

## Bewegung, Sport, Luft und Licht

Wissenschaftlich ist bewiesen, dass sich körperliche Bewegung positiv auf die Stimmung auswirkt. In großen Studien konnte gezeigt werden, dass sportliche Betätigung ähnlich wie ein Antidepressivum (also ein Medikament gegen Depressionen) wirkt. Viel Bewegung beeinflusst den Serotoninspiegel positiv, der für gute Stimmung mit verantwortlich ist. Serotonin ist einer der wichtigen Botenstoffe im Gehirn. Zudem fördern Sport und Bewegung das Wachstum neuer Nervenzellen im limbischen System – das ist ein Teil des Gehirns, der wesentlich zur Verarbeitung von Gefühlen beiträgt.

Frische Luft und Sonnenlicht wirken sich ebenfalls positiv auf die Stimmung aus. Schon ein Spaziergang bei trübem Wetter ist besser als drinnen sitzen zu bleiben.

Menschen, die z. B. auf die dunkle Jahreszeit empfindlich mit der Stimmung reagieren, profitieren von einer Lichttherapie mit Tageslichtlampen (▶ Kap. 4).

## Kontakt und Berührung

Einsamkeit verstärkt den inneren Rückzug, weshalb der Kontakt zu anderen Menschen wichtig ist. Sie können sich mitteilen, austauschen oder einfach nur etwas gemeinsam unternehmen.

Vor allem Frauen tauschen sich gerne in *Gesprächen* aus. Eine gute Freundin, die Mutter, Schwester, Cousine oder die Nachbarin – wer auch immer Ihnen gerade guttut, könnte aktiviert werden, Sie mit einem Besuch oder Treffen zu unterstützen. In der Schwangerschaft hilft der Austausch mit anderen Schwangeren, in der Zeit nach der Entbindung der mit anderen Müttern. Interessanterweise erfährt man dann nicht selten, dass andere Frauen ähnliche Probleme haben wie man selbst.

Zudem tut *Körperkontakt* vielen Menschen sehr gut und kann helfen, Anspannung zu reduzieren. Gerade in längeren Partnerschaften nehmen manchmal die Alltagszärtlichkeiten, wie sich kurz zu küssen, sich in den Arm zu nehmen, sich im Vorbeigehen zu berühren, ab. Wenn Sie niedergeschlagen sind, fällt es Ihnen vielleicht besonders schwer, Ihrem Partner zärtlich zu begegnen. Wenn Sie jedoch wissen, dass Ihnen Nähe, Berührung und auch Intimität guttun, dann fordern Sie es ruhig von Ihrem Partner ein. Wenn Sie es schaffen, dies ohne vorwurfsvollen Ton als Wunsch zu äußern, gibt er es Ihnen bestimmt gerne. Bedenken Sie bitte immer, dass er vielleicht merkt, dass es Ihnen nicht gut geht, sich gleichzeitig aber unsicher ist, womit er Ihnen helfen kann, und dankbar für Ihren Hinweis ist.

Auch von anderen nahestehenden, lieben Menschen in den Arm genommen zu werden, kann beruhigend wirken.

Manchmal tut zudem eine gezielte Massage gut. Das können beispielsweise Massagen der Hände und Füße sein oder auch des Nackens, wenn der Bauch in der Schwangerschaft oder nach der Entbindung ausgespart werden soll. Auch das übernimmt vielleicht Ihr Partner gerne, wenn Sie ihn das wissen lassen.

## Aktivitäten und Pausen

Aktiv zu sein und die trüben Gedanken für kurze Zeit beiseitezuschieben, ist ein gutes Mittel gegen Niedergeschlagenheit. Sie kommen so aus dem trüben Tunnelblick heraus, nehmen die Umgebung und andere Menschen wieder besser wahr. Manchmal muss man sich zunächst aufraffen, Dinge zu tun, von denen man eigentlich weiß, dass sie einem gut tun.

Schafft man es, aktiv zu sein, stellt sich die bessere Stimmung meist schnell ein. Das können Ihre bekannten Hobbys und Aktivitäten sein, aber es lohnt sich ebenfalls, Neues auszuprobieren. (Fröhliche!) Musik hebt übrigens bei sehr vielen Menschen die Stimmung, egal ob sie diese hören, selbst musizieren oder ein Lied vor sich hinsingen, was man fast immer realisieren kann.

Wir wissen alle, dass es bei Überforderung wichtig ist, sich bewusst *Pausen* einzuräumen und für Ruhe zu sorgen. Das tun bzw. erlauben sich viele Frauen nicht, weil es ja noch so viel zu erledigen gibt. Betrachten Sie das Einlegen von Ruhepausen einfach als Aufgabe, um Ihre psychische Stabilität zu erhalten. Auch die beschriebenen Entspannungsmethoden können in Ruhezeiten zum Einsatz kommen. Vielleicht wissen Sie selbst schon, was Sie entspannen und zur Ruhe kommen lässt, und müssen es nur umsetzen.

## Ablenkung, Zeitvertreib

Ablenkung ist in der Psychotherapie kein beliebtes Mittel. Bei psychischen Problemen, vor allem bei Ängsten, bringt Ablenkung im Sinne von »die Ängste vermeiden oder verdrängen« keine Verbesserung. Vielmehr führt das zur Verfestigung der Ängste, da keine »korrigierenden Erfahrungen« gemacht werden können. Dem eigentlichen Gefühl wird kein Raum gelassen, und somit ist eine Bearbeitung nicht möglich.

Warum empfehlen wir dann bisweilen trotzdem die *konkrete Ablenkung*? Weil Ablenkungsstrategien etwas sind, was Sie, um im Bild der Waage zu bleiben, schwierigen Situationen entgegensetzen können. Sie können damit den Fokus weglenken von dem Problem, das möglicherweise nicht so schnell zu lösen ist (z. B. körperliche Symptome, Schwangerschaftskomplikationen).

Diese Ablenkung ist ja nicht als Dauerlösung gedacht, sondern soll Ihnen die Freiheit geben, selbst zu entscheiden, wann Sie sich mit Ihren Ängsten bzw. den negativen Gedanken befassen, und vor allem die Zeit ohne Berufstätigkeit und sonstige Aufgaben sinnvoll zu füllen, die beispielsweise durch Krankschreibung oder verordnete Ruhe bei einer komplizierten Schwangerschaft entsteht. Gezielte Ablenkung kann Ihnen helfen, in freien Zeiten, die neben Beruf und Hausarbeit entstehen, etwas Positives zu tun und diese Zeit nicht nur mit zusätzlicher Arbeit zu füllen.

Übrigens gibt es Situationen, in denen Ablenkung gar nicht so einfach zu organisieren ist, z. B. wenn Sie etwa bei Schwangerschaftskomplikationen einen längeren Klinikaufenthalt auf sich nehmen müssen. Dann ist manchmal echte Fantasie gefragt, um nicht in einen »Klinik-Koller« zu geraten. Oder in Zeiten wie in der Corona-Pandemie, wenn Einschränkungen von außen vorgegeben werden.

Unsere Erfahrung zeigt, dass ein guter Wechsel von Strategien hilfreicher ist als immer das Gleiche zu probieren. *Nur* lesen, *nur* fernsehen, *nur* telefonieren bringt schnell Erschöpfung und Langeweile. Durch unsere Patientinnen ist eine kleine Liste entstanden, die Möglichkeiten des Zeitvertreibs und der Ablenkung aufzeigt:

- Meditation, Entspannungstechniken
- Lesen (Zeitschriften, Bücher, E-Books, Comics, Nachrichten vom Tablet)
- Hörbücher
- Fernsehen (fröhliche, entspannende Filme, Serien)
- Aufschreiben der Erfahrungen mit Tablet/Laptop
- Tagebuch oder auch wieder einmal einen Brief schreiben
- Zeichnen, Malen
- Fotobücher anschauen (z. B. mit Familienmitgliedern, eigene Kinderfotos), Fotobücher erstellen
- Stricken, Häkeln, sonstige Handarbeiten
- Kartenspiele, Gesellschaftsspiele
- Körperpflege, vielleicht mit besonderer Creme oder Körperöl
- sich vom Partner massieren lassen, Nacken-, Hand- oder Fußmassage
- sich besondere Lebensmittel gönnen (das Lieblingsobst, die Lieblingsschokolade), gemeinsam mit dem Partner das Essen zelebrieren
- netten Besuch organisieren

Möglicherweise finden Sie auf dieser Liste eine Reihe von Dingen, die Sie immer einmal tun wollten, zu denen Sie aber keine Zeit hatten. Oder Sie tun es bereits, ohne dem aber die Bedeutung beizumessen »Ich tue etwas für mich«. Wenn Sie das nun in einer schwierigen Zeit umsetzen und Ihr positives Befinden danach bewusst wahrnehmen, könnte das ein zusätzliches Erfolgserlebnis bringen.

Haben Sie keine körperlichen Einschränkungen und haben Sie nicht den Auftrag, sich zuhause möglichst stark zu schonen, dann können Sie sich natürlich auch andere Aktivitäten vornehmen, die Mobilität voraussetzen:

- ihren Hobbies nachgehen
- sportlich aktiv sein, soweit ärztlich erlaubt
- Museen und Kulturveranstaltungen besuchen
- einen Einkaufsbummel machen (und das nicht nur für das Kinderzimmer)
- Spaziergänge
- Treffen mit Freundinnen außerhalb der eigenen vier Wände

Auch dabei ist etwas Fantasie gefragt, vor allem wenn andere Menschen wegen ihrer Berufstätigkeit nicht als Begleitung zur Verfügung stehen. Doch auch wenn es manchmal etwas Überwindung kostet, Dinge allein zu unternehmen: Sehen Sie es sportlich und gleichzeitig als Übung für mehr Selbstbewusstsein.

## Akzeptanz

Neben allen Versuchen, unangenehme Gefühle »wegzubekommen«, weil wir sie alle ungern erleben, gehört die Akzeptanz dazu, dass es sich auch einmal schlecht anfühlen darf. Vor allem wenn der Auslöser für die schlechte Stimmung, die Niedergeschlagenheit oder die Traurigkeit bekannt ist, geht es nicht immer nur darum, alles ganz schnell wieder fröhlich aussehen zu lassen. Auch nicht darum, »immer nur glücklich zu sein«, weil doch die familiäre und finanzielle Situation »eigentlich nichts zu wünschen übriglässt«. Zu akzeptieren, dass das Leben bisweilen schwierige Situationen und Herausforderungen bereithält, und das zugehörige Gefühl zuzulassen und zu zeigen, ist durchaus sehr gesund. Die Fachleute nennen das affektive Schwingungsfähigkeit – die Stimmung schwingt mit den Situationen mit. Etwas ist traurig – ich kann weinen; etwas ist ärgerlich – ich kann wütend sein; etwas ist lustig – ich kann lachen.

Akzeptanz der Situation kann den Druck senken, etwas ganz schnell zum Guten wenden zu müssen, und damit auch für eine gewisse Entspannung trotz schwieriger Umstände sorgen. Dies fällt insgesamt optimistischer gestimmten Menschen leichter als pessimistischen. Menschen, die eher an das Schicksal glauben, tun sich häufig leichter damit, ungünstige Lebensumstände zu akzeptieren. Auch wenn Sie nicht zu den optimistischen, schicksalsakzeptierenden Menschen gehören: Wenn Sie sich bewusst damit auseinandersetzen, wird es Ihnen zunehmend besser gelingen!

Eine psychische Störung zunächst einmal als Gegebenheit zu akzeptieren, bedeutet nicht, den Kampf gegen die Symptome aufzugeben. Durch das Annehmen der Problematik kann man dann etwas leichter wieder die noch vorhandenen Kräfte mobilisieren und versuchen, mit den Möglichkeiten, die einem zur Verfügung stehen, wieder in einen angenehmeren Zustand zu kommen.

## Selbsthilfestrategien bei Angstsymptomen

### Inhalt kurzgefasst

Sicher kennen Sie wie jeder Mensch Ängste und haben Ihre Umgangsweisen damit. Aber vor allem bei neu aufgetretenen oder anhaltenden Ängsten können Ihnen manche Übungen helfen, aus dem Spannungszustand herauszufinden. Hier finden Sie Beispiele für alternative Sichtweisen sowie konkrete Anwendungsbeispiele.

Angst ist das Hauptsymptom einer Angsterkrankung, kommt jedoch auch als Begleiterscheinung bei anderen psychischen Störungen vor. Wenn es sich um eine unbestimmte Angst handelt, kann sie z. B. Begleiterscheinung einer Depression oder einer Psychose sein.

*Behandlungsbedürftig* sind Ängste immer dann, wenn sie völlig außerhalb bisher gewohnter Ausprägung auftreten und wenn sie den Alltag erheblich stören – wenn sie etwa dazu führen, dass bestimmte Situationen gemieden werden.

Für Frauen mit einer schon bestehenden *Grundängstlichkeit* kann es eine besondere Herausforderung sein, sich auf die großen körperlichen Veränderungen einzustellen, die mit einer Schwangerschaft und Geburt einhergehen. Da sie schon ansonsten sehr häufig in Alarmbereitschaft sind, scheinen besonders die Gefahren einer Geburt, die man beim ersten Kind nur aus der Theorie kennt, groß. Vermeintlich hilft die Suche nach Informationen über Risiken, z. B. im Internet. Allerdings wird das in der Regel zum Bumerang; die Ängste und Befürchtungen nehmen eher zu.

Reale Ängste und leicht ausgeprägte Ängste müssen nicht therapiert werden, aber vielleicht ist die eine oder andere Strategie gegen aufkommende Angstsymptome hilfreich, um normale Sorgen und Befürchtungen im Griff zu behalten, so dass sie nicht zu ernsthaften Problemen führen. Bei ausgeprägten Ängsten sind Sie wahrscheinlich bereits in psychotherapeutischer, evtl. auch psychiatrischer Behandlung. Ist ein Therapieplatz nicht in Sicht, aber auch ergänzend zur Psychotherapie, empfehlen sich einige der im folgenden beschriebenen Übungen.

Wir sprechen von *balancierter Angst*, weil es möglich ist, Angst in ein Gleichgewicht zu bringen mit ihren Gegenspielern bzw. Gegenmaßnahmen. Wir kommen auf das Bild der Waage zurück (▶ Abb. 9.1). Ist zu viel Angst in der einen Waagschale, haben sich also zu viele Sorgen und Befürchtungen angesammelt, dann muss etwas in die andere Schale gelegt werden, um einen Ausgleich zu schaffen. Das kann alles sein, was gegen Angst wirkt. In den folgenden Abschnitten gehen wir auf Anti-Angst-Strategien ein, die Sie leicht umsetzen können. Suchen Sie die hilfreichsten aus.

## Den Teufelskreis der Angst verstehen

Ängste können sich einschleichen und sich immer weiter ausbreiten, immer stärker werden; oder ein erster Angstanfall tritt plötzlich und unerwartet auf. Gemeinsam ist allen Ängsten, dass sie meist mit furchtsamen Gedanken starten und häufig verbunden sind mit einer erhöhten Aufmerksamkeit für körperliche Befindlichkeiten. Durch die aufkommende Angst verstärken sich die körperlichen Veränderungen noch (z. B. Herzklopfen, schnelleres Atmen). Deren Wahrnehmung führt durch die Bewertung, dass es sich um gefährliche Symptome handeln könnte, zu einer immer stärkeren Angstreaktion. Dies kann sich bis zu einer regelrechten Panikattacke hochschaukeln, weshalb wir auch vom Teufelskreis der Angst sprechen, aus dem es keinen Ausweg zu geben scheint (▶ Abb. 9.2).

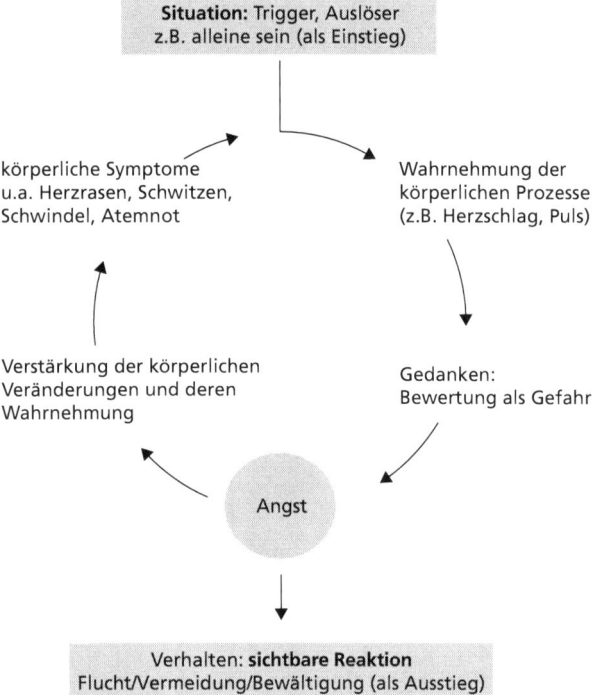

**Abb. 9.2:** Teufelskreis der Angst

Der zunächst einfachste Ausweg aus der Angst scheint die Flucht aus der Situation zu sein bzw. die Vermeidung ähnlicher Situationen. Allerdings hilft das nur sehr kurzfristig. Die Flucht aus einem schwangeren Körper oder aus der Mutterrolle ist im Übrigen ja nicht möglich; natürlich auch nicht aus der Realität einer psychischen Erkrankung. Gerade diese Unausweichlichkeit schürt Ängste, denen man aber entgegentreten kann.

Langfristig viel sinnvoller ist eine echte *Bewältigung der Angstsymptome*. Dazu gehört es zu lernen, dass der eigene Körper unter Angst bestimmte Signale sendet, die keine Krankheitszeichen sind, sondern *normale Reaktionen* auf unangenehme Situationen bzw. Gedanken. Diese können wahrgenommen und ausgehalten werden, um sie dadurch immer unbedeutender werden zu lassen. Auch wenn das besonders zu Beginn eine große Herausforderung sein kann, hilft es auf Dauer beim Umgang mit der Angst.

## Entschleunigtes Atmen

Wie wir beim Teufelskreis der Angst im vorigen Abschnitt betont haben, sind Flucht und Vermeidung erst einmal natürliche Reaktionen, um weiteren körperlichen Symptomen und einer immer stärker werdenden Angst (= Angstkaskade) zu entkommen. Allerdings kann durch Vermeidung eine Art Schonhaltung entstehen, indem der Körper immer weniger beansprucht und gefordert wird, da erhöhter Herzschlag und Atemfrequenz angstauslösend interpretiert werden.

Als besonders bedrohlich kann bei einer erhöhten Atemfrequenz die *Hyperventilation* erlebt werden. Durch das schnelle Einatmen und vor allem das zu schnelle Ausatmen nimmt die Kohlenstoffdioxid-Konzentration im Blut ab. In der Folge kann es zu Phänomenen wie Kribbeln in den Fingern und Füßen bis hin zu krampfartigen Haltungen der Hände (= Pfötchenstellung) kommen. Eine einfache Sofortmaßnahme ist das *Atmen in eine Tüte*, wodurch das ausgeatmete Kohlendioxid wieder eingeatmet wird und sich damit die Konzentration im Blut reguliert. Mit einer ruhigeren Atmung verschwinden die Symptome sofort.

Ein bewusstes und entschleunigtes Atmen kann helfen, einen Ausstieg aus dem Teufelskreis zu finden. Es hört sich so simpel an, und doch machen wir es alle viel zu selten – richtig durch- und vor allem ausatmen. Vor allem unter Stress atmen wir viel zu flach. Entspannend ist es, tief in den Bauch einzuatmen und sehr bewusst und lange auszuatmen. Besonders in Stresssituationen und bei aufkommender Angst ist es wichtig, deutlich länger aus- als einzuatmen.

Durch einen ruhigen Atem konnten Effekte auf Herzrhythmus, Blutdruck und Hirnwellen nachgewiesen werden. Bei großem Stress beruhigen sich viele, indem sie sich sagen »ruhig weiter atmen!«. Atmen ja, aber richtig und tief!

Vielen Menschen hilft es, beim Atmen zu zählen – das bekommt man auch in Angst- und Anspannungssituationen gut hin. Und der Körper wird gleichzeitig wunderbar mit Sauerstoff versorgt.

### Anwendungsbeispiel »Durchatmen mit 4–6–8«

Üben Sie die tiefe Bauchatmung, bei der sich nicht nur der Brustkorb beim Einatmen durch die Nase hebt, sondern die Luft bis in den Bauchraum strömt – und zählen Sie dabei bis 4. Dann halten Sie die Luft an, während Sie bis 6 zählen. Das langsame und längere Ausatmen durch die Nase (zählen Sie bis 8) wirkt beruhigend. Diese Atemzüge wiederholen Sie 5 bis 10 Mal.

## Alle fünf Sinne einsetzen

Eine effektive Übung gegen starke ängstliche Anspannung ist der Einsatz aller fünf Sinnesorgane. Damit kann man Grübeln, Sorgen, abschweifende Gedanken, aufkommende Unruhe etc. gut unterbrechen.

### Anwendungsbeispiel »Mit allen fünf Sinnen«

Nehmen Sie mit allen fünf Sinnen bewusst wahr:
*Was sehe ich?* (z. B. die grünen Blätter an den Bäumen vor dem Fenster)
*Was höre ich?* (z. B. leise Musik von den Nachbarn)
*Was rieche ich?* (z. B. die Blumen in der Vase)
*Was schmecke ich?* (z. B. das Lakritzbonbon)
*Was spüre ich?* (z. B. den rauen Bezug des Sessels, auf dem ich sitze)
   Diese fünf Sinne gehen sie 3 bis 5 Mal hintereinander durch: Was sehe, höre, rieche, schmecke, spüre ich noch?

Diese Übung erdet und bringt Ihre Aufmerksamkeit, Ihre Gedanken und Ihre Konzentration in das Hier und Jetzt zurück.

## Die Angst hereinbitten

Gerade ängstliche Menschen wünschen sich absolute Angstfreiheit. Sie sind häufig gedanklich damit beschäftigt, wie sie die Angst loswerden oder wie sie aufhören können, sich Katastrophen auszumalen und Schlimmes zu denken, während sie gleichzeitig darüber nachdenken, wie sie sich vergewissern können, dass nichts Schlimmes passiert ist.

Die Angst außen vor halten zu wollen, kann sehr viel Energie kosten, auch deshalb, weil es eine komplette Angstfreiheit in gesundem Maße nicht gibt. Ängste gehören zu unserem Leben und haben schützende Wirkung.

Anstatt die ganze Kraft darauf zu verwenden, »keine Angst haben zu wollen«, kann es entlastend sein, »die Angst hereinzubitten«.

### Anwendungsbeispiel »Ich zähme meinen Tiger«

Wenn die Angst ein Tiger wäre, möchte man diesen gerne im Blick behalten, man möchte ihn zähmen und bändigen. Dafür muss man sich ihm zuwenden, ihn anschauen, mit ihm kommunizieren. Man versucht, seine »Sprache« zu lernen, seinen Reaktionen zuvorzukommen. Man möchte ihm genug zu Fressen geben, damit er nicht böse wird. Vielleicht möchte man ihn auch an die Leine nehmen oder einen großen Käfig für ihn bereitstellen.

Wenn man ihn (oder die Angst) aber ignoriert und so tut, als wäre er (sie) nicht vorhanden, springt er (sie) einen aus dem Hinterhalt an. Ein guter Merksatz für dieses Bild könnte sein: »Ich zähme meinen Tiger!«.

### Anwendungsbeispiel »Die Angst ist nur zu Gast«

Eine weitere Möglichkeit besteht darin, die Angst wie einen ungebetenen, lästigen Gast zu betrachten, den man nun mal nicht gleich wieder loswird. Man kann den Gast hereinbitten, ihn in eine Ecke des Zimmers setzen und ihn bitten, sich ruhig zu verhalten. Zwischendurch würde man sich schon um ihn kümmern, aber nur, wenn es gerade passt. Ansonsten muss er sich unterordnen, essen was auf den Tisch kommt und nicht ständig rummeckern.

Ja, der Gast (die Angst) ist jetzt da, aber ich selbst bestimme immer noch in meinem Haus, in meinem Körper, in meinem Kopf.

Das ist besser, als krampfhaft die Tür zuzuhalten, um den ungebetenen Gast (die Angst) draußen zu halten oder sich im eigenen Haus zu verstecken. Ein guter Merksatz hierfür ist: »Die Angst ist nur zu Gast!«

Dies sind Gedankenspiele, die sehr gut dabei helfen können, die Perspektive und den Blick bezogen auf die eigenen, vielleicht schon lange bekannten Ängste zu verändern. Dadurch verändert sich auch das Angsterleben.

Möglicherweise sagen Sie sich jetzt: »Ja, das geht bestimmt mit vielen Ängsten, aber doch nicht mit meinen, z. B. der Angst, dass dem Partner etwas Schlimmes passieren könnte.« Doch, jeder Art von Angst »schaut man besser ins Gesicht« als sie ständig »im Nacken zu spüren«. Die Vorstellung von dem, was da hinter einem vor sich gehen könnte, ist meist viel schlimmer als die Realität. Und wahrscheinlich kann man dann die Symptome besser einordnen.

Vielleicht hilft Ihnen folgende Selbstinstruktion:

### Anwendungsbeispiel »Mach mal Pause, Angst«

»Hallo Angst, ich kenne dich inzwischen sehr gut. Du kannst schreckliche Bilder in meinem Kopf hervorrufen, die fast real wirken. Weil ich dich so gut kenne, darfst du dich ab und zu zeigen, aber ich möchte auch manchmal eine Pause von dir. Ich möchte bestimmen, wann ich mich mit dir beschäftige! Ich gönne mir Zuversicht, ich schenke mir Hoffnung. Ich bleibe mit meinen Gedanken im Hier und Jetzt! Gerade im Augenblick ist alles in Ordnung. Ich kann die Gegenwart ganz bewusst wahrnehmen und spüren, und dieses positive Gefühl werde ich mir erhalten.«

## Gedankenstopp (nicht nur bei Ängsten)

Diese Methode dient wie auch die folgenden (Grübelstuhl, Grübelzeit, Ort innerer Ruhe) der Gedankenlenkung und zur bewussten Abgrenzung von unliebsamen Gedanken und Spannungszuständen.

Der Gedankenstopp ist eine klassische verhaltenstherapeutische Methode. Wenn Sie merken, dass sich ängstliche Gedanken immer wieder in Ihrem Kopf drehen, können Sie diese bewusst stoppen. Sie können sich innerlich ein rotes Stopp-Schild vorstellen, Sie können aber auch laut »STOPP« sagen. Dieses bewusste Unterbrechen der wiederkehrenden Gedanken kann noch unterstützt werden durch lautes Händeklatschen. Manchen hilft ein Erinnerungs-Gummibändchen am Handgelenk, das man kurz schnalzen lässt, um damit einen Unterbrechungsimpuls zu setzen.

Der Gedankenstopp ist ein guter Übergang zu weiteren Strategien, die z. B. gegen *Niedergeschlagenheit, Traurigkeit und Depressivität* oder *Zwangssymptome* eingesetzt werden können. Denn auch gegen negatives Grübeln und Problemspiralen kann der Gedankenstopp helfen. Ängste und Niedergeschlagenheit können eng beieinander liegen. Sie haben beispielsweise Angst vor einem Verlust und werden direkt traurig darüber, dass Ihnen (wieder) etwas Schlimmes widerfahren könnte? Mit dem Gedankenstopp können Sie sich *zurückholen in das Hier und Jetzt:* »Aktuell ist alles in Ordnung. Ich kriege das hin!«

## Grübelstuhl und Grübelzeit

Zwanghaftes bzw. ständiges Grübeln ist deshalb so belastend, weil es einem keine freie Zeit gibt, um an andere, vielleicht viel wichtigere Dinge zu denken. Gar nicht selten folgt ein negativer Problemgedanke dem nächsten, so dass man sich in einer abwärts führenden Grübelspirale wiederfindet. Die Techniken »Grübelstuhl« und »Grübelzeit« sollen dem entgegenwirken, indem dem Grübeln ein bestimmter Ort und eine begrenzte Zeit eingeräumt werden. Melden sich die Grübeleien zwischendurch, kann man sie immer wieder auf diesen Ort und diese Zeit vertrösten.

Grübelstuhl und Grübelzeit sind also Möglichkeiten, sich das Grübeln zeitweise zu erlauben, wenn nicht sogar zu verordnen.

### Anwendungsbeispiel »Gelenkt grübeln«

Suchen Sie sich einen Stuhl oder Sessel aus, aber bitte nicht Ihren Lieblingsplatz. Setzen Sie sich hin, und denken Sie über die aktuellen Sorgen, Nöte, Ängste etc. nach. Es lohnt sich, einen Zettel zu nehmen und mögliche Lösungsstrategien aufzuschreiben. Wenn Sie von dem Stuhl aufstehen, hören Sie auf zu grübeln. Kommen zwischendurch Grübelgedanken auf, verschieben Sie die auf später, wenn Sie sich wieder auf diesen Platz setzen, der von Ihnen möglichst nur für diesen Zweck genutzt werden sollte.

Und, ganz wichtig: Begrenzen Sie die *Grübelzeit* auf dem Stuhl! Überlegen Sie sich, wie viel Zeit Sie den Grübeleien pro Tag einräumen wollen. Eine viertel Stunde? Eine halbe Stunde? Sie werden feststellen, dass es manchmal gar nicht so leicht ist, sich auf Kommando tatsächlich 15 oder 30 Minuten mit den Grübeleien zu beschäftigen. Aber genau das ist der Trick, dass nämlich *Sie* bestimmen, wie lange es dauern darf.

Optimal wäre es, wenn Sie für das tägliche Grübeln an dem ausgesuchten Platz eine *feste Uhrzeit* festlegen, wo Sie sonst nichts Wichtiges zu tun haben und nicht unter Zeitdruck stehen.

Und auch, wenn Sie das Gefühl haben, jetzt kann/will ich gar nicht grübeln: Nehmen Sie die Zeit auf Ihrem Platz in Anspruch. Und wenn Ihre Gedanken dann zu etwas Angenehmem abdriften – umso besser.

## Innerer Ort der Ruhe

Ähnlich wie bei den Fantasiereisen können Sie auch an einen sogenannten sicheren oder ruhigen »inneren Ort« reisen. Dies kann ein Ort sein, den Sie schon einmal aufgesucht haben, ein Urlaubsort oder eine besonders angenehme Situation, in der Sie sich entspannt, ruhig, kraftvoll und sicher gefühlt haben.

### Anwendungsbeispiel »Ruheort«

Um Ihren inneren Ort der Ruhe zu finden und zu festigen, nehmen Sie eine bequeme Stellung im Sitzen oder Liegen ein und schließen Sie die Augen. Dann rufen Sie diesen Ort vor Ihrem inneren Auge auf und betrachten ihn mit all Ihren Sinnen, wobei Ihnen Ihre Erinnerungen helfen. Wie sieht es dort aus? Was hören Sie? Was riechen Sie? Was schmecken Sie? Was fühlen Sie?

Je häufiger Sie sich diesen Ort vorstellen, umso leichter stellt sich bereits bei einem Wort (z. B. Strand oder Wasserfall oder Berge) der angenehme Zustand wieder ein, den Sie damit verbinden.

## Selbsthilfestrategien bei Zwangssymptomen

---

**Inhalt kurzgefasst**

Zwangssymptome muss man vor allem verstehen, um ihnen die Macht zu nehmen, so dass sie weniger ängstigend sind. Daher finden Sie hier Vorschläge, wie Sie auf Ihre Zwänge blicken können, wie sie einzuordnen sind und wie Sie mit ihnen umgehen sollten.

---

Zwangssymptome sind im Prinzip *harmlose*, aber enorm störende Symptome.

Als Zwang werden Handlungen oder Gedanken erlebt, die ein betroffener Mensch *nicht mehr willentlich unterlassen* kann. Bei Zwängen sind die Übergänge zwischen »noch normal« und »schon ein Symptom« fließend. Was der eine schon als Störung empfindet, erlebt der nächste noch als vertretbare Eigenart, und nicht jede Zwanghaftigkeit ist behandlungsbedürftig. Allerdings kann bei Zwangshandlungen die Wahrnehmung von Betroffenen erheblich von der Wahrnehmung der Menschen in ihrem Umfeld abweichen. Ein Mensch mit zwanghaftem Verhalten neigt i. d. R.

dazu, sein eigenes Verhalten ganz normal zu bewerten und möchte es am liebsten auch als Richtschnur für das Verhalten anderer sehen.

Zwangsgedanken wie Zwangshandlungen können als *eigenständige Zwangsstörung* auftreten, sind aber häufig auch *Symptome einer Depression* oder verbunden mit einer Angststörung.

Bei den *Zwangshandlungen* ist die Beeinträchtigung im Alltag besonders störend – wenn man z. B. wegen eines Waschzwangs oder eines ständigen erneuten Kontrollierens von Schlössern und Elektrogeräten zu spät zu Terminen oder zur Arbeit kommt (extra früher aufstehen ist dabei übrigens keine Lösung, sondern verstärkt das Ganze noch). Gerade bei den Zwangshandlungen ist es die begleitende Angst, die dazu verführt, den Zwangsimpulsen nachzugeben. Insofern können auch Strategien helfen, die oben zur Angstregulation beschrieben sind.

Bei den *Zwangsgedanken* können die Auswirkungen im Verhalten belastend sein, wenn man z. B. Kontakte vermeidet, aus Sorge, aggressive Zwangsgedanken eventuell umzusetzen. Oder wenn immer mehr Zeit aufgewendet werden muss, um durch Kontrollhandlungen oder Reinigungsvorgänge die inneren Ängste und die quälenden Gedanken zu besänftigen, die sich ungewollt immer wieder aufdrängen.

Gerade rund um die Geburt können Zwänge im *thematischen Zusammenhang* damit auftreten. Wenn Sie also eine Neigung zu Zwangssymptomen haben, sollten Sie nicht überrascht sein, wenn sich diese bereits in der Frühschwangerschaft verstärken. Die Aufklärung über Gefahren der Infektion in der Schwangerschaft, z. B. über bestimmte Viruserkrankungen, mündet in ständigem und übermäßigem Händewaschen oder Desinfizieren von Dingen. Ähnlich ist es nach der Entbindung: Der Gedanke, nicht gut genug zu sein als Mutter oder dem Baby sogar Schaden zufügen zu können, kommt bei besonders großem Fürsorglichkeitsanspruch auf. Setzen Sie sich also bereits vor der Geburt des Kindes mit Selbsthilfestrategien auseinander und wehren Sie den Anfängen.

Nur Sie selbst werden bemerken, wenn sich schon vorhandene Zwangssymptome langsam verstärken oder neue auftreten. Denn von außen fallen Gedanken viel weniger auf als Handlungen, die jemand oft und lange wiederholt (wie etwa wiederholte Kontrollen oder übermäßiges Waschen). Und versuchen Sie nicht, diese Gedanken zu verbergen, denn das führt nur zu Niedergeschlagenheit und Ängstlichkeit. Sicher gibt es eine Vertrauensperson auch außerhalb der fachlichen Behandlung durch Psychiater oder Psychologin, mit der Sie darüber sprechen können.

Es gibt verschiedene Strategien, zwanghaftem Verhalten oder Denken selbst etwas entgegenzusetzen. Selbst wenn man erfolgreich eine Psychotherapie gegen Zwangssymptome absolviert hat, wird man langfristig daran arbeiten müssen, dass die Zwangssymptome sich nicht langsam wieder einschleichen. Auch dabei helfen die folgenden Übungen.

## Zwangsgedanken keine Macht geben

Das Hauptproblem bei Zwangsgedanken ist, dass ihnen von den Betroffenen zu viel Bedeutung beigemessen und zu viel Macht eingeräumt wird. Das Erschrecken über schlechte, bedrohliche, aggressive Gedanken führt zunächst zum Versuch, solche Gedanken wegzudrängen. Das ist in der Regel erfolglos und führt eher dazu, dass sich die Gedanken immer stärker in den Vordergrund drängen. Die meisten Betroffenen machen im Übrigen die Erfahrung, dass sich solche Gedanken in belastenden und stressigen Situationen verstärken.

Die meist sehr negativ geprägten Gedanken werden leicht mit einer *Absicht verwechselt* und führen zu der Sorge, dass man das Gedachte tatsächlich tun könnte. Das Denken wird als reale Bedrohung erlebt, anstatt es im Bereich der Fantasien zu belassen.

Zwangsgedanken sind häufig mit viel *Scham* verbunden, weil sie der eigenen Grundüberzeugung, der eigenen moralischen Einstellung und der eigenen Persönlichkeit meist völlig entgegenstehen. Manche Betroffenen fürchten, dass sie allein aufgrund dieser Gedanken höchst unmoralisch, verabscheuungswürdig, wenn nicht sogar kriminell sind.

Die erste Gegenmaßnahme gegen Zwangsgedanken ist daher, *den Gedanken ihre inhaltliche Bedeutung zu entziehen* und sie bewusst von den Handlungen zu trennen. Damit verlieren sie ihre Macht! Unser Verhalten wird von unserem Charakter geprägt und nicht davon, welche Gedanken uns ungewollt in den Kopf kommen! Nur weil man den schlimmen Gedanken hat, jemanden böse zu beschimpfen, tut man es nicht auch.

Achtsamkeit, z. B. mit Hilfe einer Atem-Meditation, kann dabei helfen, Gedanken weniger wichtig zu nehmen. Auch der beschriebene Gedankenstopp kann einen Grübelzwang bzw. Zwangsgedanken aktiv unterbrechen.

Wie »die Angst hereinzubitten« kann man auch »Zwangsgedanken hereinbitten«, sollte sie dann aber bewusst sich selbst überlassen:

### Anwendungsbeispiel »Zwangsgedanken sich selbst überlassen«

Sobald man versucht, sich gegen einen Zwangsgedanken zu wehren, drängt er sich immer mehr auf – so als würde er die ganze Zeit gegen die Tür klopfen. Ignoriert man ihn weiter, versucht er, durch die Hintertür einzudringen. Dann bittet man ihn doch lieber gleich herein, setzt den unliebsamen Besucher auf einen Hocker in die Ecke, gibt ihm eine Zeitschrift zum Durchblättern – und widmet ihm darüber hinaus keinerlei Aufmerksamkeit mehr, sondern fährt mit den eigenen Tätigkeiten fort. Dem Gedanken wird bestimmt bald langweilig, und er verabschiedet sich.

Anders als bei der Angst geht es *nicht* darum, diesem »Besucher« zu signalisieren: »Ich habe später Zeit für dich und schaue dich dann genau an.« Vielmehr soll der ungebetene Gast merken, dass Sie an ihm überhaupt nicht interessiert sind und dass es Ihnen egal ist, ob er da ist oder nicht. Sie beachten ihn sowieso nicht – so wie Sie auch unangebrachtes Verhalten von Kindern, mit dem diese Sie provozieren wollen, nicht beachten, um es nicht noch zu verstärken.

Anders formuliert: Egal, welchen Inhalt die unangenehmen und ungewollten Zwangsgedanken haben: Man darf ihnen *keine Aufmerksamkeit schenken*, wenn man einmal für sich festgestellt hat, dass sie den eigenen Werten und Absichten nicht entsprechen. Manchmal kann es sehr schwer sein, seine Zwangsgedanken *radikal zu akzeptieren* und auszuhalten. Aber Akzeptanz braucht meist weniger Kraftanstrengung als sich ständig innerlich dagegen zu wehren. Zumal diese ungewollten Gedanken bei Nichtbeachtung tatsächlich immer weniger wichtig werden und schließlich verschwinden oder nur noch ab und zu und ganz im Hintergrund auftauchen. Sie haben ihre Macht verloren!

## Zwangshandlungen verhindern

Zwangshandlungen haben die Funktion, Angst und Anspannung zu vermindern. Waschzwänge und Kontrollzwänge kommen am häufigsten vor. Dabei ist der Übergang zwischen normaler Sauberkeit und Waschzwang oder zwischen Sorgfalt und Kontrollzwang fließend. Zu Beginn werden die Hände wegen der Angst vor einer Infektion vielleicht zweimal statt einmal gewaschen, später wird es dann immer mehr, bis es schließlich Stunden dauert. Zu Beginn wirft man noch rasch einen Blick in die Küche, um zu sehen, ob die Kaffeemaschine ausgeschaltet ist; später werden es dann zwei oder noch mehr umfassende Kontrollgänge, wobei jedes einzelne elektrische Gerät überprüft wird. Nur so lässt sich dann noch die Angst bekämpfen.

Gerade in Situationen, in denen einem gefühlt wenig Kontrolle über eine Situation bleibt, wie z. B. in einer Schwangerschaft, bei der sich ein eigenständiges Leben im eigenen Körper entwickelt, oder mit einem Neugeborenen, das noch keinem äußeren Rhythmus folgt, können sich Zwangshandlungen verstärken, weil sie vermeintlich Kontrolle zurückgeben. Doch das ist eine falsche Sicherheit.

Die praktische Erfahrung zeigt, dass Zwänge die unangenehme Eigenschaft haben, sich *immer mehr auszuweiten*, je mehr Raum man ihnen gewährt. Schließlich bestimmen die Zwangshandlungen den Alltag fast völlig und beziehen auch andere Personen mit ein, die beispielsweise bei der Sorge vor Infektionen immer mehr dazu angehalten werden, bestimmte Reinlichkeitsrituale mitzumachen oder so lange zu warten, bis Licht und Geräte zum dritten Mal kontrolliert sind.

> **Merke**
>
> Zwangsimpulsen darf man <u>nicht</u> nachgeben, weil sich dann die Zwangshandlungen immer mehr ausbreiten – bis sie das ganze Leben bestimmen.

Nur durch das Verhindern dieser wiederkehrenden Zwangshandlungen kann man den Kreislauf unterbrechen. Es geht somit darum, andere Methoden zu finden, mit denen die aufkeimende Angst und die innere Anspannung reguliert werden können. Da bieten sich die verschiedenen Methoden zur Entspannung, aber auch Achtsamkeit an.

## Ganz speziell: die Angst vor Infektionen

Auch wenn das eigene Kind vielleicht erst in weiter Ferne zu sehen ist, ist es immer hilfreich, vorbereitet zu sein und zu wissen, was möglicherweise kommt. So etwa, dass auch nach der Entbindung Infektions- oder Krankheitsängste weiter bestehen können, vor allem wenn bereits vor der Schwangerschaft eine Zwangsstörung bzw. eine Neigung zu Hygiene- und Kontrollritualen bestand.

Seien Sie also nicht allzu besorgt, wenn es in der *Schwangerschaft* bei Ihren Zwangsgedanken verstärkt um Sauberkeit bzw. die Angst vor Infektionen geht. Dazu tragen nicht zuletzt die üblichen Empfehlungen bezüglich Hygiene und vor allem bezüglich der Ernährung bei. Das eine oder das andere Lebensmittel ist verboten, weil man sich dadurch mit Viren, Bakterien oder Parasiten infizieren könnte. So wird beispielsweise vor dem Verzehr von Rohmilchkäse, rohem Fleisch und rohem Fisch gewarnt, wie auch vor dem Reinigen von Katzentoiletten. Diese Vorsicht kann sich aber bei ängstlichen oder zwanghaft veranlagten Schwangeren schnell ausweiten. Mehr und mehr Lebensmittel werden vermieden, die Beschäftigung mit Inhaltsstoffen – und das Internet ist da sehr ergiebig – nimmt überhand. Nach der Entbindung dann wieder zu einer anderen Ernährung zurückzukehren, kann für Frauen mit Zwangssymptomen eine echte Herausforderung sein.

Auch für die Zeit *nach der Entbindung* und vor allem für stillende Mütter gibt es eine Vielzahl von Ernährungs- und Hygieneempfehlungen bzw. Hinweise auf das, was man unbedingt vermeiden soll. Damit sind natürlich nicht die wichtigen Hinweise gemeint, wie etwa, dass Stillen und Nikotin- bzw. Alkoholkonsum nicht zueinander passen. Doch bedeutet z. B. Hygiene bei der Versorgung des Neugeborenen, dass man sich jedes Mal die Hände desinfizieren muss, bevor man es berührt? Oder dass man am besten Handschuhe tragen sollte?

Nein, wie bei den meisten Aspekten gilt auch dabei Ausgewogenheit. Nachfragen hilft (Was sagt meine Hebamme, was der Kinderarzt? Findet jemand mein Verhalten übertrieben?). Diese Fragen können Hinweise auf ein Zuviel an Vorsicht liefern. *Aber Vorsicht, das Nachfragen und Rückversichern darf nicht selbst zur Zwangshandlung werden!*

### Anwendungsbeispiel »Der Angst standhalten«

Versuchen Sie, für sich herauszufinden, was die Quelle der Angst ist (z. B. Angst vor Ansteckung) und überprüfen Sie, wie real diese Sorge ist. Fragen Sie z. B. die Frauenärztin, welche Art von Hygiene oder Ernährung sinnvoll ist, um eine Ansteckung des Ungeborenen in der Schwangerschaft zu vermeiden. Fragen Sie den Kinderarzt, welche Hygienemaßnahmen bei einem Säugling angemessen sind. Schreiben Sie sich diese Dinge auf und hängen Sie eine gut sichtbare Liste mit den Anweisungen über das Waschbecken oder an den Kühlschrank.

Halten Sie sich an die aufgeschriebenen Regeln! Natürlich wird Angst auftauchen und Ihnen suggerieren, es wäre besser, wenn Sie die Hände ein zweites und drittes Mal waschen. Und wahrscheinlich wird die Angst zunächst stärker werden, wenn Sie ihr nicht nachgeben. Halten Sie sie aus! Und machen Sie die Erfahrung, dass die Angst irgendwann weniger wird.

Denken Sie immer daran, dass Sie nur die Wahl zwischen zwei unangenehmen Varianten haben: Entweder jetzt die Angst aushalten und irgendwann loswerden. Oder der Angst nachgeben und ihr immer mehr Raum geben, so dass sie größer und größer wird. Ja, das ist sehr schwer. Aber vielleicht können Sie sich von Ihrem Partner unterstützen lassen. Also unbedingt über die Ängste sprechen!

## Ganz speziell: die Angst, dem Baby zu schaden

Wenn in der Schwangerschaft *aggressive* Zwangsgedanken auftreten, geht es am ehesten um Verhaltensweisen, die dem ungeborenen Kind schaden könnten – wie etwa die Idee bzw. den Impuls, sich in den Bauch zu boxen.

Allerdings sind aggressive Zwangsgedanken mit dem Inhalt, *dem Kind etwas anzutun*, mit einem Neugeborenen ein viel größeres Problem. Bei postpartalen Depressionen sind solche Gedanken nicht selten; und manchmal entwickelt sich die Depression als Folge dieser Zwangsgedanken. Aber auch ohne begleitende Depression sind solche Gedanken nicht ungewöhnlich bei Frauen, die bereits im Vorfeld an einer Zwangsstörung litten.

Falls Sie selbst keine Zwangsgedanken haben und bereits Kinder haben, denken Sie vielleicht, »Na ja, das kenne ich auch. Ich denke auch manchmal, ich könnte meine Kinder…«. Solche Gedanken, die als Ausdruck von Stress oder Genervtheit zu werten sind und von denen Sie ganz genau wissen, dass Sie es nie tun würden, sind nicht gemeint. Hier geht es um plötzlich und ungewollt auftretende Zwangsgedanken, dem eigenen Kind etwas anzutun; manchmal begleitet von Bildern oder dem Gefühl, es fehle nicht viel und dann würde man das Gedachte bzw. den Impuls in die Tat umsetzen. Natürlich wissen davon betroffene Mütter, dass sie so etwas niemals tun wollen – aber sie sind sich nicht sicher, ob es nicht doch passieren könnte!

Mit Absicht nennen wir hier an dieser Stelle nur ein Beispiel, an was betroffene Mütter mit aggressiven Zwangsgedanken so denken (s. Anwendungsbeispiel »Keine Vermeidung«). Wir wissen nämlich aus der Erfahrung, wie wandlungsfähig Zwangsgedanken sind und wie schnell Betroffene plötzlich weitere Beispiele selbst denken würden. Und wir wollen Ihnen keine neuen Zwangsgedanken suggerieren, vor allem nicht im Vorfeld, sofern Sie noch bei der Planung einer Schwangerschaft sind.

Wenn Sie selbst betroffen sind, wissen Sie, mit wie viel Schuld- und Schamgefühlen solche aggressiven Gedanken einhergehen – sie sind oftmals so ausgeprägt, dass man niemandem, aber auch wirklich niemandem, davon etwas sagen möchte. Der einzige Weg scheint die Vermeidung entsprechender Gefahren, d. h., alle gefährlichen Gegenstände wegräumen, problematische Situationen vermeiden und beispielsweise möglichst nicht mehr mit einem Baby allein bleiben.

Aber wie schon an anderer Stelle gesagt, finden Zwangsgedanken immer einen Weg, sich auszubreiten. Insofern *hilft Vermeidung nur ganz kurzfristig*. Besser ist es, den schrecklichen Gedanken den Kampf anzusagen. Aber um im Bild zu bleiben: Ein aggressiver Kampf mit Wut und

Verzweiflung hilft gerade bei Zwangsgedanken nicht. Vielmehr muss man auf *Gelassenheit,* man könnte auch sagen Diplomatie, setzen.

Dazu ist es hilfreich, sich noch einmal ganz genau zu vergegenwärtigen, was denn die eigenen Vorstellungen sind, ob man es sich jemals vorstellen könnte, dem eigenen Baby zu schaden. Wenn Sie selbst betroffen sind und schon ähnliche Erfahrungen haben, werden Sie wahrscheinlich wissen, dass genau das Gegenteil der Fall ist: Vielleicht gehen Sie Konflikten eher aus dem Weg, neigen zu Kompromissen, hassen aggressive Auseinandersetzungen. Und natürlich haben Sie für Ihr Kind nur das Beste im Sinn, wollen ihm Liebe und Fürsorge schenken und würden sich wie eine Löwin für es einsetzen, wenn es bedroht wird.

Genau das ist es! Genau das ist die Erklärung für die Zwangsgedanken: Betroffene Mütter machen sich sehr viele Sorgen um ihr Kind, wollen nur das Beste. Sie sind sicher, dass sie es schützen können – bis die aggressiven Zwangsgedanken auftreten und ihnen suggerieren wollen, dass sie selbst die Gefahr sind, weil sie sich vielleicht nicht kontrollieren können. *Es stecken also Ängste dahinter, dass dem Kind etwas geschehen könnte.* Und damit sind wir dann wieder bei der Vermeidung bestimmter Situationen, von der man glaubt, dass sie helfen würde.

Doch die Hoffnung trügt, denn das menschliche Gehirn ist sehr erfinderisch, und schon bald werden auch andere Gegenstände oder Situationen gefährlich wirken und vermieden werden. Deshalb ist es ausgesprochen wichtig, *bereits ersten Zwangsgedanken bzw. -impulsen etwas entgegenzusetzen.* Das folgende Anwendungsbeispiel, das ganz bewusst die besondere Situation mit einem Neugeborenen beschreibt, zeigt wie.

### Anwendungsbeispiel »Keine Vermeidung«

Sie kümmern sich vielleicht gerade liebevoll um Ihr Baby, plötzlich kommt der Gedanke auf, dass Sie es mit dem Messer verletzen könnten, das zufällig auf dem Tisch liegt. Sie erschrecken fürchterlich und schämen sich für diesen Gedanken. Auch bekommen Sie Angst vor sich selbst. »Wer so etwas denkt, tut es vielleicht auch.«

Sie wollen Ihr Baby schützen und sich selbst auch, aber immer, wenn Sie jetzt ein Messer oder eine Schere sehen, müssen Sie an Ihre schrecklichen Gedanken und Bilder im Kopf denken. Am liebsten würden Sie alle scharfen Gegenstände verstecken und mit dem Baby nicht mehr allein bleiben.

Tun Sie genau das Gegenteil! Damit schützen Sie Ihr Baby am besten, weil Sie es nämlich vor den vielen Folgeerscheinungen von Vermeidungsverhalten bewahren!

Machen Sie sich bewusst, dass solche Gedanken gerne mal einschießen, vor allem wenn Sie müde und überlastet sind oder gerade hinterfragen, ob Sie auch wirklich eine gute Mutter sind. Versuchen Sie, über sich selbst zu schmunzeln: »Wie viel bescheuertes Zeug man doch am Tag so denken kann«.

Wenn Sie sich etwas ausgeruht haben, gehen Sie mit Ihrem Baby in die Küche und schnippeln das Gemüse für das Abendessen oder schälen einen Apfel. Vielleicht sprechen Sie währenddessen mit dem Baby, das Sie neben sich haben. Damit beweisen Sie sich, dass Ihre Gedanken nur Gedanken sind, die das Gegenteil von dem ausdrücken, was Sie eigentlich empfinden (nämlich große Liebe und Fürsorge).

Teilen Sie Ihre Gedanken jemandem mit, der diese einzuordnen weiß, behalten Sie sie nicht für sich, machen Sie kein Geheimnis daraus. Das kann im ersten Schritt eine andere betroffene Frau sein, mit der Sie über die Selbsthilfegruppe Schatten & Licht e. V. in Kontakt kommen. Weihen Sie auch Ihren Partner ein. Ausgesprochene Gedanken verlieren schnell an Schrecken.

Wenn Sie sich in Psychotherapie befinden oder diese planen, werden sicher die Themen »Selbstsicherheit« und »Vertrauen in das eigene Urteilsvermögen« eine wichtige Rolle spielen und die Ängste, die den Zwangsgedanken zugrunde liegen, vermindern.

# Selbsthilfestrategien bei traumatischen Erinnerungen

> **Inhalt kurzgefasst**
>
> Inzwischen gibt es bewährte Übungen und Empfehlungen, wie traumatisches Erleben bewältigt werden kann und wie Betroffene die Kontrolle über ihre Erinnerungen behalten bzw. zurückerobern können. Wir haben Ihnen einige Strategien, die wir selbst gerne in Therapien anwenden, hier aufgelistet.

Ob ein Erlebnis als traumatisch erlebt wird, hängt von vielen Faktoren ab, die auch mit einem selbst zu tun haben (z. B. der eigenen Vorgeschichte oder der Persönlichkeit). Der Begriff traumatisch wird heute für Erlebnisse verwendet, die man früher vielleicht als furchtbar, schrecklich, oder lebensbedrohlich bezeichnet hätte. Rund um die Geburt können beispielsweise Schwangerschaftsverluste, bestimmte Untersuchungen oder die Entbindungssituation so schrecklich erlebt werden, dass sich die Erinnerungen daran immer wieder aufdrängen. Solche Erlebnisse in der Vergangenheit (wie etwa eine oder mehrere Fehlgeburten) können für eine erneute Schwangerschaft sehr belastend sein.

Wegen des weit verbreiteten Gebrauchs des Wortes traumatisch soll hier nur darauf hingewiesen werden, dass nicht jede dieser Erfahrungen zu einer posttraumatischen Belastungsstörung (also einer behandlungsbedürftigen Störung) führt. Trotzdem ist es in Ordnung, den Begriff traumatisch zu verwenden, weil damit jeder gleich weiß, was gemeint ist – ein furchtbares, schreckliches Erlebnis.

*In der Vorgeschichte erlebte Traumata*, dazu gehören z. B. Gewalterfahrungen und Missbrauch, können gerade in Hinblick auf eine geplante Schwangerschaft und Geburt und hinsichtlich der Angst vor Kontrollverlust zu einer *Reaktualisierung* der Symptome führen, d. h., diese treten wieder in den Vordergrund. Verdrängte oder bereits gut bearbeitete Erlebnisse werden wieder erinnert und als belastend wahrgenommen. Dies gilt auch für *traumatisch erlebte Entbindungen*, die bei der Entscheidung für eine Folgeschwangerschaft oder in einer bereits eingetretenen Schwangerschaft wieder sehr akute Gefühle, Erinnerungen und Ängste auslösen können.

Fast reflexhaft möchte man unangenehme, erst recht traumatische Ereignisse verdrängen, sie nicht ständig im Kopf haben und immer neu durchdenken müssen. Aber ähnlich wie bei den Zwangsgedanken drängen sich diese Gedanken und Bilder immer wieder von selbst auf. Häufig sind mit traumatischen Erinnerungen auch *Schuldgefühle* verbunden (»Warum habe ich nicht protestiert oder genauer nachgefragt?«, »Warum habe ich die Gefahr nicht erkannt?«, »Warum habe ich nicht besser reagiert?«). Solche Schuldgefühle tragen zusätzlich dazu bei, nicht mehr über die Ereignisse sprechen oder nachdenken zu wollen.

Bei unangenehmen Erinnerungen haben sich einige Strategien bewährt, die man durchaus selbst anwenden kann. Sie haben vielen unserer Patientinnen auch parallel zur Psychotherapie geholfen, die Kontrolle über die inneren Bilder und Gedanken zurückzugewinnen. Sprechen Sie ggf. mit Ihrer Psychotherapeutin, ob diese Übungen für Sie geeignet sind.

**Merke**

Gibt es Hinweise auf eine posttraumatische Belastungsstörung (PTBS) bei Ihnen, dann sollten Sie nicht versuchen, die hier genannten Strategien allein anzuwenden. Dies könnte der Fall sein, wenn zu den wiederholten negativen Erinnerungen das Gefühl anhält, sich immer wieder mit allen Gefühlen und körperlichen Reaktionen in der entsprechenden Situation zu befinden, oder wenn Sie sich sehr zurückziehen, ständig angespannt, niedergeschlagen, ängstlich und schreckhaft sind.

In einer Psychotherapie werden Sie behutsam und unter guter Anleitung mit Ihrem ganz individuellen Tempo behandelt. Auch Medikamente kommen bei der PTBS bisweilen zum Einsatz.

## Reden hilft

Das wiederholte Erzählen der Geschehnisse hilft den Prozessen der Informationsverarbeitung im Gehirn. Jeder kennt das Phänomen, dass Erinnerungen und die damit verbundenen Gefühle mit der Zeit verblassen oder dass z. B. eine als peinlich erlebte Situation später mit Distanz sogar als lustig betrachtet und erzählt werden kann. Bleibt diese automatische Verarbeitung nach traumatischen Erlebnissen quasi stecken, können sich Symptome einer posttraumatischen Belastungsstörung entwickeln. Neue Erfahrungen können dieses Erleben dann nicht relativieren und »überschreiben«. Sind die Erinnerungen zu schmerzhaft und belastend, dann braucht es psychotherapeutische, manchmal sogar medikamentöse Hilfe, damit das Reden, Erzählen und damit die Verarbeitung wieder in Gang kommt. Mit entsprechenden Entspannungsverfahren bzw. speziellen Methoden zur Traumabehandlung wird dieser Prozess dann angeregt.

Heute weiß man, dass diese speziellen therapeutischen Techniken nicht zu früh eingesetzt werden sollten, weil damit der normale Verarbeitungsprozess unterbrochen werden kann. Es ist nämlich so, dass es vielen Menschen gelingt, traumatische Geschehnisse selbst gut zu verarbeiten; vor allem Ereignisse, die nicht lebensbedrohlich waren, die sich nicht wiederholt haben bzw. die nicht über einen langen Zeitraum angehalten haben.

Um diesen normalen Verarbeitungsprozess zu unterstützen, können Sie selbst einiges tun, *vor allem sich mitteilen.*

Berichten Sie anderen von Ihren Erfahrungen und den Bildern, die sich eingeprägt haben, erzählen Sie, legen die Geschehnisse wiederholt dar. Das alles hilft, diese zu sortieren und immer weniger bedrohlich werden zu lassen. Das soll nicht die Bedrohlichkeit in der Situation leugnen oder relativieren, sondern das Gefühl stärken, dass die *Geschehnisse in der Vergangenheit liegen* und im Hier und Jetzt nicht mehr bedrohlich sind.

Schwangerschaften und Geburten sind so herausragende Erlebnisse, selbst wenn sie nur positiv erlebt wurden, dass sie in das bisherige Erleben integriert, also eingeordnet werden müssen. Bei negativen oder traumatischen Erinnerungen ist das doppelt schwer. Einen Autounfall finden alle nachvollziehbar schrecklich. Aber bezüglich Schwangerschaften und Geburten gibt es eine große Erwartungshaltung, dass sie positiv erlebt werden. Mütter, die Negatives berichten, passen da nicht so gut ins Bild und stoßen unter Umständen auf Unverständnis, so dass es manchmal etwas Mut erfordert, ehrlich über die Erlebnisse zu erzählen.

Auch kann es Mut erfordern, sich nicht zurückzuziehen und Kontakte zu anderen Müttern zuzulassen, vor allem wenn man selbst noch kinderlos ist und eine Fehlgeburt erlitten hat. Doch besonders dann sind Kontakte mit anderen Müttern eine gute Übung, um »der Angst ins Gesicht zu sehen« und sie damit immer unwichtiger werden zu lassen – abgesehen von den positiven Auswirkungen sozialer Kontakte und Freundschaften.

## Schreiben hilft auch

Von dem Schriftsteller Max Frisch stammt das Zitat »Schreiben ist Kommunikation mit dem Unaussprechlichen«. Jeder, der schon einmal Tagebuch geschrieben oder seine Gefühle und Eindrücke in einem Brief verfasst hat, kennt vielleicht die Wirkung, dass man sich etwas von der Seele schreiben kann. Das Aufschreiben verschafft eine gewollte *Distanz zum Erlebten.*

Zudem kann das Aufschreiben den widerstrebenden Impulsen zwischen dem Wunsch zu vergessen und dem Gefühl, dass manche Details im Nachhinein immer deutlicher in Erinnerung kommen, entgegenwirken. Wenn man einmal alle Abläufe, Ereignisse, Gespräche, Gedanken und Gefühle aufgeschrieben hat, dann weiß man, dass diese Erinnerungen nicht verloren gehen. Man kann das Heft oder das Buch zuklappen, vielleicht sogar ein Band darumbinden und es in den Schrank stellen. Nur wenn man selbst es will, holt man es wieder hervor.

Gerade mit dem Aufschreiben von Erlebnissen bei traumatisch erlebten Entbindungen machen wir sehr gute Erfahrungen. Unter der Geburt werden meist alle Worte, Untersuchungen, Umgebungsbedingungen etc. sehr genau wahrgenommen. Das Aufschreiben hilft übrigens auch dabei, *positive Erinnerungen* nicht zu vergessen.

Wenn das Gefühl vorherrscht, vieles nur verschwommen und ungenau zu erinnern, dann kann das Aufschreiben bei der schrittweisen Rekonstruktion der Erlebnisse helfen, bis sich das Bild rundet. Gelingt das nicht, weil man beispielsweise durch Beruhigungsmittel in einem Zustand war, der keine scharfe Wahrnehmung und Abspeicherung erlaubt hat, kann man die Lücken nachträglich füllen. Dabei können Informationen und Erzählungen des Partners oder anderer anwesender Personen helfen. Auch mit wünschenswerten Bildern kann man den »inneren Roman« ergänzen – ähnlich wie es im übernächsten Abschnitt beim »inneren Film« im Anwendungsbeispiel »Fernbedienung« beschrieben ist. Wichtig ist alles, was das Gefühl ausradiert, sich nur hilflos und ausgeliefert gefühlt zu haben und sich nicht einmal an die wichtigsten Dinge zu erinnern.

Auch in Psychotherapien wird das Therapeutische Schreiben übrigens gerne gezielt eingesetzt.

## Tresortechnik

Sind die inneren Bilder des Traumas zu heftig, um sich diese anzuschauen, wird in der Psychotherapie die sogenannte Tresortechnik angewendet. Diese können Sie (solange keine ausgeprägte Störung vorliegt) auch im Sinne der Selbsthilfe nutzen. Es handelt sich um eine Art Fantasiereise bzw. Imaginationsübung, mit der Sie die belastenden Inhalte sicher wegschließen.

### Anwendungsbeispiel »Tresor«

Stellen Sie sich vor Ihrem inneren Auge vor, dass Sie einen Raum betreten, in dem ein großer Tresor installiert ist. Schauen Sie ihn sich genau an. Wie groß ist er? Welchen Schließmechanismus hat er? Nur Sie haben die Zahlenkombination oder den Schlüssel dazu. Sie öffnen die schwere, sichere Tür und schauen ins Innere. Jetzt legen Sie alle Bilder, Worte, Geräusche, Gerüche und den Geschmack der unangenehmen Erinnerung und vor allem die dazugehörigen negativen Gefühle dort hinein. Überlegen Sie, ob das schon alles war, oder ob noch etwas dazu kommen soll, wie etwa Erinnerungen an unsensible Reaktionen Ihrer Umgebung, als Sie etwas davon erzählt haben.

Dann schließen Sie die schützende Tür und den Schließmechanismus. Nun können Sie sich entspannen und innerlich zurücklehnen.

> Alles ist dort drinnen sicher aufgehoben, Sie müssen es sich im Moment nicht mehr anschauen.
> Nur *Sie* entscheiden, ob und wann Sie den Tresor wieder öffnen.

Wie beim Reden oder Schreiben handelt es sich hierbei um eine Distanzierungstechnik, die in der Hypnotherapie und speziellen Traumatherapie Anwendung findet – sie hilft, eine echte *innere Distanz zu dem Geschehen* herzustellen. Der Unterschied zur Verdrängung ist, dass so die Erinnerung nicht gleich hinter der nächsten Ecke wieder lauert und man deshalb in ständiger Alarmbereitschaft ist.

Analog zur Tresor-Übung kann auch ein *sicherer innerer Ort* geschaffen werden. Dies ist die gleiche Übung, die als Anwendungsbeispiel »Ruheort« zur Angstregulation beschrieben ist.

## Bildschirmtechnik

Traumatische Erinnerungen drängen sich den Betroffenen häufig sehr bildhaft auf. Auch Geräusche, Gesprächsinhalte oder Töne können hinzukommen und zu den gleichen Gefühlen führen wie in der erlebten Situation (Angst, ein Gefühl von Hilflosigkeit etc.). Manchmal läuft das Geschehen wie in einem Film in Endlosschleife vor dem inneren Auge ab. Das kann einhergehen mit körperlichen Reaktionen wie Zittern, Schwitzen, Beklemmungen oder Atemnot. Die sogenannte Bildschirmtechnik hilft durch verschiedene Vorstellungen, diese Bilder zu kontrollieren und in eine gewisse Distanz zu bringen.

### Anwendungsbeispiel »Fernbedienung«

> Versuchen Sie einmal, sich Ihren inneren Film auf einem Fernseher vorzustellen. Sie haben dafür die Fernbedienung in der Hand. Sie können zunächst versuchen, den Fernseher auf schwarz-weiß umzustellen. Nehmen wir die *Farbe* aus der Handlung, entsteht meist eine erste innere Distanz (so wirkt beispielsweise das viele Blut während einer Geburt gleich weniger bedrohlich, wenn ihm die rote Farbe fehlt). Sie kennen das aus dem Kino – je größer die Leinwand, je mehr 3-D, je

mehr Dolby-Surround, desto mehr fühlen wir uns mitten im Geschehen. Sie können den *Ton* in Ihrem inneren Film leise drehen oder sich den Ablauf sogar ohne Ton anschauen, wie einen Stummfilm. Auch das schnelle Vorspulen oder Rückspulen des inneren Films kann neue Sinneseindrücke verschaffen. Ist etwas nach der Erinnerung sehr hektisch abgelaufen, können Sie auf *Zeitlupe* umstellen, was Ihnen mehr das Gefühl der Kontrolle gibt. Vielleicht gelingt es Ihnen auch, das Bild ganz *klein* werden zu lassen und es nur noch in einer Ecke des Bildschirms wahrzunehmen, während Sie als Hauptfilm eine beruhigende Szenerie sehen, wie etwa einen wunderschönen Strand.

*Sie* haben die Fernbedienung, das bedeutet, dass *Sie* jederzeit den Film stoppen und ausschalten können! Das ist sogar die wichtigste Funktion: *Sie selbst können den Film stoppen!* Sie selbst bestimmen, wann und wie lange Sie sich diesen Film ansehen.

Manchen hilft auch die Vorstellung, den Film auf einem USB-Stick zu speichern und diesen wegzulegen oder sogar sicher in ihrem inneren Tresor wegzuschließen. Die Erinnerungen sind nicht gelöscht, sie sind gespeichert. Aber sie sind sicher verwahrt, und *nur Sie bestimmen* darüber, wann, wie und wo Sie sich noch einmal damit beschäftigen wollen.

Wenn Ihnen diese Vorstellung hilft, könnten Sie zudem versuchen sich vorzustellen, an welcher Stelle in dem Film Ihnen etwas *gefehlt* hat, z. B. eine unterstützende Begleitperson, ein liebes, verständnisvolles Wort oder ähnliches. Die im nächsten Abschnitt erwähnten inneren Helfer könnten hier zum Einsatz kommen. Können Sie diese oder andere hilfreiche Vorstellungen *in Ihren Film einbauen?*

Wie sieht der Film jetzt aus? Wie fühlt es sich jetzt an, wenn Sie ihn vor Ihrem inneren Auge ablaufen lassen? Gefällt Ihnen, was Sie sehen, dann haben Sie die Möglichkeit, ganz bewusst die *Speicherfunktion* zu nutzen und den früheren Film zu überschreiben. Und in Zukunft können Sie sich Ihre ganz persönliche Version des Films anschauen!

Statt des Fernsehers zuhause können Sie sich einen Kinosaal vorstellen, in dem Sie selbst den Film stoppen, den roten Vorhang zuziehen, das Licht anmachen, aus dem fensterlosen Raum ans Tageslicht treten und den blauen, sonnigen Himmel genießen.

Auch die Vorstellung einer Foto-Tapete oder eines Fotovorhangs mit selbstgewählten Motiven kann hilfreich sein. Wenn sich die belastenden Bilder in den Vordergrund schieben, dann ziehen Sie ganz bewusst den Fotovorhang mit aktuellen schönen Bildern davor.

## Innere Helfer

Bei einem traumatischen Ereignis waren eventuell nicht genügend reale »äußere Helfer« da (z. B., wenn während einer früheren Geburt nicht durchgehend eine Hebamme anwesend sein konnte), oder sie wechselten ständig, so dass niemand so richtig den Überblick über die Gesamtsituation hatte. Möglicherweise haben es auch die, die helfen sollten, nicht ausreichend gut gemacht (Sie fühlten sich vielleicht bevormundet, überrumpelt, nicht ernst genommen).

Wenn Sie sich in Ihrer Erinnerung alleingelassen fühlen mit den schrecklichen Erlebnissen, kann die nachträgliche Vorstellung eines »inneren Helfers« dabei helfen, sich innere Unterstützung zu holen. Das kann eine imaginäre Figur, eine Person, ein besonderes Wesen sein, das Ihnen Kraft gibt und Ihnen in der Rückerinnerung an die Geschehnisse mit Rat und Tat zur Seite steht. Dies könnte eine weise alte Frau sein, so etwa das eigene alte Ich mit 80 Jahren und viel gelassener Lebensweisheit. Oder eine Person, die Sie kennen bzw. kannten, wie etwa die Großmutter, die früher immer unterstützend und tröstend da war. Oder eine Fantasiefigur mit besonderen Eigenschaften und Kräften. Manchen hilft auch die Vorstellung eines Tieres oder magischen Wesens, das mit bestimmten Merkmalen versehen ist, wie Stärke, Abwehrkraft, Kampfgeist. Eventuell erdenken Sie sich unterschiedliche Helfer, die je nach Situation und Bedürfnis unterstützend sein können.

## Selbstwirksamkeit stärken

Bei traumatischen Erinnerungen spielt häufig eine Rolle, dass sich die Betroffenen in der Situation sehr hilflos, machtlos und ohne Einfluss auf das Geschehen erlebt haben. Gibt es traumatische Erfahrungen irgendeiner Art in der Vorgeschichte, dann kann die Erwartung, auch bei der bevorstehenden Schwangerschaft und Entbindung eventuell keine Handlungsfreiheit zu haben, zu starken Ängsten führen. Deshalb ist es gut, sich vorher zu überlegen, wie Sie einerseits in der auf Sie zukommenden Situation die Zügel in der Hand behalten, andererseits aber auch in der Lage sind, Kontrolle abzugeben. Wenn Sie Antworten auf die folgenden Fragen haben, dann sind Sie gut vorbereitet:

- Welche Entscheidungen können Sie mit treffen?
- Welche Informationen brauchen Sie noch zur Vorbereitung, und wo können Sie die bekommen?
- Von wem fühlen Sie sich gut wahrgenommen, wer könnte Sie begleiten?
- Welche Wünsche haben Sie für eine Schwangerschaft oder Entbindung, und wo ist die Stelle, diese zu äußern?
- Welche Planungen würden Ihnen helfen (z. B. einen Geburtsplan entwickeln, Hilfe für die Zeit nach der Geburt organisieren)?

Bei einer Vorgeschichte mit posttraumatischer Belastungsstörung, aber vor allem nach einer traumatisch erlebten Entbindung in der Vorgeschichte, gehört eine sorgfältige *Geburtsplanung* zur Selbsttherapie. Mitzuentscheiden, wie Sie entbinden werden (ob spontan oder mit einem geplanten Kaiserschnitt), und festzulegen, wer Sie begleiten soll, stärkt das Gefühl, der Situation nicht einfach nur ausgeliefert zu sein. Finden Sie eine Beleghebamme? Kann eine Freundin oder Ihre Mutter Sie begleiten und sich zusätzlich zum Partner um Ihre Belange kümmern, über den gesamten Geburtsverlauf bei Ihnen sein?

Allerdings darf diese Vorplanung nicht alles zu sehr festlegen; auf jeden Fall muss *Raum bleiben für Unerwartetes*. Wenn beispielsweise die eingeplante Hebamme nicht verfügbar ist, wenn die geplante Wassergeburt nicht funktioniert oder doch ein Kaiserschnitt notwendig wird, dann darf das nicht gleich eine Katastrophe bedeuten.

Nicht selten besteht vielleicht der Wunsch nach sehr viel *Schwangerschaftsüberwachung* durch Ultraschalluntersuchungen, um ein gewisses Gefühl der Kontrolle zu haben. Dies ist aber nicht mit Selbstwirksamkeit gleichzusetzen, denn meist hält das Gefühl der Sicherheit nach der Untersuchung nicht lange an. Gerade in der Frühschwangerschaft, in der ein Eingreifen in den seltensten Fällen hilfreich wäre, geht es bei wiederholten

Untersuchungen tatsächlich nur darum, das ungewisse Gefühl für kurze Zeit zu beruhigen. Sorgen Sie also lieber selbstwirksam dafür, dass die innere Anspannung abnimmt und dass das Angstniveau sinkt, ohne dass die Angst ganz verschwinden muss. Die Techniken dafür, die Sie selbst anwenden können, sind oben beschrieben.

## Selbsthilfestrategien bei Schlafstörungen

> **Inhalt kurzgefasst**
>
> Schlaf ist für alle Menschen eine wichtige Erholungsquelle. Gleichzeitig ist er für bestimmte psychische Störungen ein bedeutsamer Stabilisierungsfaktor. Gerade bei leichten Ein- oder Durchschlafstörungen können bereits kleine Übungen und ein paar zu beachtende Regeln rund ums Schlafen für eine deutliche Verbesserung sorgen.

Schlafstörungen gehören zu den ersten Symptomen von psychischen Störungen. Im einfachsten Fall zeigen Probleme mit dem Ein- oder Durchschlafen nur, dass einen ein Problem beschäftigt. Wenn es sich um wenige Nächte handelt, in denen Sie nicht gut schlafen, brauchen Sie sich noch keine Sorgen zu machen, vor allem nicht in der turbulenten Anfangsphase nach Feststellung der Schwangerschaft oder nach der Entbindung. Wenn es allerdings zum Dauerproblem wird, Sie kaum Schlaf finden und auch tagsüber nicht zu Ruhe kommen, muss man über Anpassungsprobleme an die neue Situation hinausdenken. Sehr ernst nehmen muss man die Schlafstörungen spätestens dann, wenn sie trotz guter äußerer Bedingungen stundenlang anhalten oder wenn Sie regelmäßig ohne äußeren Anlass vorzeitig in den frühen Morgenstunden erwachen und nicht wieder einschlafen können.

Schon leichte Einschlaf- und Durchschlafschwierigkeiten tragen häufig zu Symptomspiralen bei. Sie können zur Folge haben, dass sich die Betroffenen energielos, lethargisch und interesselos fühlen. Unausgeruhtsein fördert darüber hinaus die Reizbarkeit und das Gefühl des Überfordertseins. Dieses führt wiederum zu höherer innerer Anspannung, die sich dann ebenfalls negativ auf den Schlaf auswirkt, z. B. durch nächtliches Grübeln. Also ein typischer Teufelskreis.

In ▶ Kap. 10 gehen wir bei einzelnen Erkrankungen ganz gezielt auf die Bedeutung von Schlaf und Schlafrhythmus ein.

Neben einer psychiatrisch-psychotherapeutischen Begleitung bezogen auf die bestehende Erkrankung kann man selbst einiges zur Verbesserung des Schlafes beitragen. Nicht jede Strategie ist für jeden Menschen geeignet. Probieren Sie es und wählen Sie aus den Strategien die, die für Sie am besten umsetzbar erscheinen.

## Schlafhygiene

Der Begriff Schlafhygiene wird häufig genannt, wenn es um Schlafstörungen geht. Damit werden »gute Verhaltensweisen« rund um das Zubettgehen und den Schlaf bezeichnet. Auch wenn Sie das Gefühl haben, in Ihrer Lebenssituation gerade überhaupt nicht mehr selbst über Ihre Zeit und Ihren Tagesablauf bestimmen zu können – schauen Sie sich an, ob Sie nicht doch die eine oder andere dieser häufig empfohlenen Strategien ausprobieren können:

- körperliche Aktivität am Tag
- lange Mittagsschläfchen vermeiden
- kein Koffein oder Teein am späten Nachmittag
- Sport nicht zu spät in den Abend legen
- nicht zu spät essen, kein schweres Abendessen
- Alkohol vermeiden. Auch wenn z. B. ein oder zwei Gläser Rotwein beim Einschlafen helfen, kann das dann im Laufe der Nacht zu Durchschlafstörungen führen und damit die Schlafprobleme verstärken.
- Reize reduzieren (z. B. keine laute Musik, Licht dimmen)
- Schlafzimmer nicht überheizen, für gute Schlafbedingungen sorgen
- Rituale vor dem Schlafengehen (z. B. einen Entspannungstee trinken, Fernseher ausschalten, eine warme Dusche oder ein wohliges Bad neh-

men, etwas lesen, leise Musik hören, runterkommen, Entspannungsübungen einsetzen)
- möglichst regelmäßige Zeiten des Zubettgehens einhalten
- erst bei Müdigkeit ins Bett gehen

Bisweilen ist einem gar nicht bewusst, wie man sich den guten Schlaf selbst sabotiert (indem man z. B. kurz vor dem Schlafengehen noch ein kalorienhaltiges Essen zu sich nimmt oder sich auf eine hitzige Diskussion mit dem Partner einlässt). Auch hier gilt also die schon gepriesene Achtsamkeit, nämlich sich seiner selbst immer stärker bewusst zu werden und zur Expertin für das eigene Befinden zu werden – auch in Sachen Schlaf.

Für ein bewusstes Wahrnehmen und Körpergefühl kann die Achtsamkeitsübung des bereits beschriebenen *Body-Scans* dienen. Eine andere sehr gute Methode zum Einschlafen, aber auch bei nächtlichem Wachliegen, ist die *Progressive Muskelentspannung*. Manchmal ist eine Entspannung erst zu spüren, wenn die Anspannung zuvor bewusst hergestellt bzw. gespürt wird. Ebenso können die anderen genannten Entspannungsmethoden vor dem Einschlafen eingesetzt werden (Autogenes Training, Fantasiereisen). Diese funktionieren am besten, wenn man darin schon geübt ist.

## Pflanzliche Einschlafhilfen

Nur weil sie pflanzliche Substanzen enthalten, sind entsprechende Schlafmittel nicht unbedingt unschädlich. Deshalb sollte die Einnahme frei verkäuflicher pflanzlicher Mittel (etwa Baldrian, Hopfen, Melisse, Passionsblume oder Lavendel) in der Schwangerschaft vorher ärztlich abgeklärt werden. Auch für die Stillzeit sollten Sie ggf. den Kinderarzt fragen, ob etwas gegen die Einnahme spricht.

Alle diese Pflanzen haben einen beruhigenden Effekt, ohne den Schlafrhythmus zu verändern. Es gibt die Mittel in verschiedenen Darreichungsformen wie Badezusätze, Tees, Tropfen, Dragees oder Tabletten. Allerdings sollte auch bei pflanzlichen Mitteln die Einnahme begrenzt werden, um nicht eine behandlungsbedürftige Störung zu übersehen und nicht das Gefühl zu bekommen, darauf angewiesen zu sein. Bei einzunehmenden Tropfen sollte darauf geachtet werden, dass diese keinen oder nur wenig Alkohol enthalten, vor allem in der Schwangerschaft und Stillzeit. Ansonsten pflanzliche Produkte in Tablettenform vorziehen.

## Keine Angst vor Schlaflosigkeit

Je mehr Angst besteht, nicht schlafen zu können bzw. am nächsten Tag nicht fit zu sein, desto mehr verstärken sich Ein- und Durchschlafstörungen. Daher ist es vorteilhaft, wenn man es schafft, Schlaflosigkeit egal werden zu lassen oder zu nutzen. Es gibt Tiere, bei denen aufgrund ihres Fluchtinstinkts nur eine Gehirnhälfte schläft, die andere passt auf die möglichen Gefahren auf. Diese Erkenntnis kann man selbst nutzen, indem man sich Folgendes aufzeigt:

### Anwendungsbeispiel »Der Kopf ist wach, der Körper schläft«

»Auch wenn mein Kopf wach ist, meine Füße ruhen sich aus und schlafen schon.«
»Auch wenn mein Kopf wach ist, meine Beine ruhen sich aus und schlafen schon.«
»Auch wenn mein Kopf wach ist, meine Arme ruhen sich aus und schlafen schon.«
»Auch wenn mein Kopf wach ist, meine Organe ruhen sich aus – Leber, Niere, Herz, alle sind ganz ruhig.«
»Auch wenn mein Kopf wach ist, mein Körper ruht sich aus, schläft und erholt sich.«

Vielen unserer Patientinnen hat dieses Bild vom halb wachen und halb schlafenden Zustand schon geholfen. Manchen hilft auch das Hören von Hörbüchern oder das Lesen mit einem E-Reader, weil dieser lichtreduziert und lautlos zu bedienen ist. Die innere Einstellung »Dann komme ich endlich mal zum Lesen« ist ein guter Gegenspieler zu »Oh nein, nicht schon wieder diese schreckliche Schlaflosigkeit«.

Angst vor Schlaflosigkeit entsteht auch durch die Befürchtung, dem nächsten Tag mit so wenig Schlaf nicht gewachsen zu sein. Eventuell hilft das Wissen um Strategien, wie man nach einer schlechten Nacht trotzdem seine Konzentration steigern kann, z. B. mit einer erfrischenden Dusche, einem Spaziergang an der frischen Luft oder koffeinhaltigen Getränken.

# 10 Besonderheiten bei den verschiedenen Erkrankungen

> **Inhalt kurzgefasst**
>
> Das ist das letzte, für Sie aber vielleicht wichtigste Kapitel in diesem Buch. Denn darin geht es um die einzelnen Erkrankungen bzw. Störungsbilder, die sich nicht nur in Symptomatik, Verlauf und Behandlung unterscheiden, sondern auch hinsichtlich der Erfordernisse während der Schwangerschaft und rund um die Entbindung. Das kann die Familienplanung betreffen, die ärztliche Betreuung und empfehlenswerte Untersuchungen während der Schwangerschaft, aber auch und vor allem die möglichen Strategien zur Vorbeugung eines Rückfalls bzw. einer Verschlechterung der Symptomatik nach der Entbindung. Ein besonderes Augenmerk verdienen die Vorplanung der Zeit um die Geburt und die Inanspruchnahme von Unterstützung.

In den bisherigen Kapiteln wurden Themen besprochen, die für alle Erkrankungen von Bedeutung sind, wenn auch mit unterschiedlicher Gewichtung. Allerdings gibt es für die einzelnen Störungsbilder Besonderheiten, auf die wir in den folgenden Abschnitten eingehen. Dabei berücksichtigen wir wissenschaftliche Erkenntnisse, insbesondere aber unsere praktischen Erfahrungen in der Betreuung betroffener Frauen.

> **Unsere Meinung**
>
> Die Ausführungen in den folgenden Abschnitten sollen Ihre Sorgen nicht verstärken!

> Sie sollen Sie vielmehr aufmerksam machen auf die Möglichkeiten der Vorbeugung. Dazu gehören neben der bewussten Gestaltung der medikamentösen Behandlung auch Vorplanung, Organisation von Unterstützung und Stressreduktion. Sie selbst und Ihre Familie können dazu sehr viel beitragen.
>
> Auch in diesem Zusammenhang gilt das, was wir schon an anderer Stelle gesagt haben: Werden Sie zur Expertin für Ihre Erkrankung! Dann wissen Sie selbst, was Ihnen in bestimmten Situationen hilft und was bei Ihnen zur Instabilität führen kann.

Noch eine grundsätzliche Bemerkung zu Beginn: für alle Erkrankungen gelten die *allgemeinen Empfehlungen* hinsichtlich Medikamenteneinnahme in der Schwangerschaft und Stillzeit, weiterer Behandlungsverfahren, Schwangerschaftsvorsorge, Geburtsplanung sowie verfügbarer Unterstützungsmöglichkeiten. Auf die entsprechenden Kapitel und auch auf die Selbsthilfestrategien für die jeweilige Problematik wird verwiesen, ohne im Text noch einmal Details zu erwähnen oder darauf zu verweisen. Um allzu viele Wiederholungen zu vermeiden, gehen wir im Folgenden nur näher auf diese Aspekte ein, wenn es Besonderheiten gibt.

## Depressionen

> **Inhalt kurzgefasst**
>
> In diesem Kapitel geht es um die wiederkehrenden Depressionen im Rahmen einer affektiven Erkrankung, bei denen i.d.R. eine medikamentöse Therapie mit Antidepressiva eingesetzt wird, im optimalen Fall kombiniert mit Psychotherapie. Depressionen müssen gerade in der Lebensphase der Familiengründung gut und konsequent behandelt werden.

Depression bzw. Depressivität sind Begriffe, die im allgemeinen Sprachgebrauch nicht nur im Zusammenhang mit verschiedenen psychischen Krankheitsbildern verwendet werden, sondern sich auch in der Alltagssprache finden, wenn es um die seelische Befindlichkeit geht. Deshalb ist es wichtig, die verschiedenen Arten und Zusammenhänge von depressiven Symptomen auseinanderzuhalten.

Depressive Symptome kommen *bei vielen psychischen Störungen als Symptom* vor, so etwa bei Angststörungen, Zwangsstörungen, Psychosen oder posttraumatischen Belastungsstörungen und bei der Borderline-Persönlichkeit. Bezüglich des Umgangs mit depressiven Symptomen im Rahmen der genannten Erkrankungen möchten wir auf den jeweiligen Abschnitt verweisen.

Im Zusammenhang mit dem Thema dieses Buches sind vor allem Depressionen von Bedeutung, die zur Diagnose einer affektiven Erkrankung bzw. affektiven Störung führen, z. B. als *depressive Episode*. Damit sind (meist wiederkehrende) Episoden depressiver Stimmung mit einer Vielzahl von Begleitsymptomen gemeint, so etwa Schlaf- und Appetitstörungen, Hoffnungslosigkeit, Antriebslosigkeit etc.

Deren Auftreten wird in der Regel durch das Zusammenwirken verschiedener Faktoren verursacht; das wird in der Fachsprache als multifaktorielle Genese bezeichnet. Zu nennen sind hier etwa eine genetische Veranlagung (= Vulnerabilität), chronische Belastungen und akuter Stress sowie hormonelle Veränderungen (wie in der Schwangerschaft und nach der Entbindung). Für diese Art von Depressionen kommen vor allem Medikamente (i. d. R. Antidepressiva) und psychotherapeutische Verfahren zum Einsatz, wobei oftmals eine Kombination das beste Ergebnis bringt.

Depressive Krankheitsepisoden, die im Rahmen einer *bipolaren Störung* auftreten, also im Wechsel mit manischen Episoden, sind gesondert zu betrachten. Auch wenn sie von der Symptomatik her gleich sind, gestaltet sich der Verlauf mit den wiederkehrenden Episoden anders, und es wird eine besondere Prophylaxe (= Vorbeugung) benötigt (s. dazu Abschnitt »bipolare Erkrankungen«).

In ▶ Tab. 10.1 sind für die bessere Verständlichkeit verschiedene Begriffe zusammengestellt, die Ihnen im Zusammenhang mit depressiven Episoden möglicherweise begegnen – so etwa in Behandlungsberichten oder im Arztgespräch.

Tab. 10.1: Begriffe im Zusammenhang mit depressiven Episoden im Überblick

| Bezeichnung | Bedeutung |
| --- | --- |
| Affektive Erkrankung (auch affektive Störung) | • Oberbegriff für Krankheitsbilder, bei denen eine Veränderung der Stimmungslage im Vordergrund steht, die also mit depressiver und/oder euphorischer Stimmung einhergehen. |
| Depressive Episode | • Krankheitsphase mit einer Vielzahl von depressiven Symptomen, die mindestens 2 Wochen lang bestehen.<br>• verschiedene Unterformen sind definiert |
| Hypomanische und manische Episode | • Krankheitsphase, bei denen eine euphorische Stimmung das Bild bestimmt, z. B. als hypomanische oder manische Stimmung. Hypomanische bzw. manische Episoden treten bei bipolaren Erkrankungen auf, oft auch im Wechsel mit depressiven Episoden.<br>• Zeitdauer mindestens 4 Tage (hypomanische) bzw. 1 Woche (manische Episode) |
| Rezidivierende Erkrankung (auch rezidivierende Störung) | • wiederkehrende Erkrankung<br>• zwischen den Krankheitsphasen kommt es i. d. R. zur vollständigen Gesundung<br>• Beispiel einer Diagnose: »rezidivierende depressive Erkrankung« |
| Unipolare Depression (auch monopolare Depression) | • Bezeichnung für eine affektive Erkrankung, bei der ausschließlich depressive Episoden auftreten, in Abgrenzung zur bipolaren Erkrankung. |
| Bipolare Erkrankung (auch bipolare Störung; früher als manisch-depressive Erkrankung bezeichnet) | • wird für alle affektiven Erkrankungen verwendet, die mit einer hypomanischen bzw. manischen Symptomatik einhergehen<br>• dabei können hypomanische bzw. manische Episoden im Wechsel auftreten; oftmals kommen im Verlauf auch depressive Episoden vor |

## Die typische depressive Episode

Bei den folgenden Ausführungen geht es *speziell um die depressive Episode*. Damit wird ein zeitlich abgesetzter depressiver Zustand bezeichnet mit einer Mindestdauer der Kernsymptomatik von zwei Wochen. Zur *Kernsymptomatik* gehört das Vorhandensein von gedrückter Stimmung, Interessenverlust, Freudlosigkeit und Antriebsminderung. Die Verminderung der Energie führt zu erhöhter Ermüdbarkeit und Aktivitätseinschränkung, ausgeprägte Müdigkeit tritt oft nach nur kleinen Anstrengungen auf. Andere häufige Symptome sind ein vermindertes Selbstwertgefühl, Schuldgefühle, lebensmüde Gedanken bis hin zur Suizidalität, Konzentrations- und Denkstörungen, Getriebenheit oder Appetitstörungen. Je nach Schweregrad erfolgt die weitere Einteilung der depressiven Episoden in »leicht«, »mittelschwer« oder »schwer«.

## Familienplanung bei Depressionen

Die erste depressive Episode kann in jedem Alter auftreten. Das *Durchschnittsalter* bei der ersten Depression im Rahmen einer affektiven Störung liegt um das 30. Lebensjahr; das bedeutet, es kann auch deutlich früher sein. Insofern sind viele Frauen bereits erkrankt, wenn sie in die Phase der Familienplanung eintreten. Sowohl die betroffenen Frauen als auch ihre Partner und sonstige Angehörige machen sich naturgemäß Sorgen, wenn sie darüber nachdenken, wie denn die Versorgung eines Kindes bzw. mehrerer Kinder im Zustand einer Depression möglich sein soll. Vor allem wenn sie schon erlebt haben, wie lange sich der Zustand von Antriebs- und Kraftlosigkeit bei gleichzeitig trauriger Stimmung hinziehen kann – manchmal trotz Behandlung. Hinzu kommt dann noch das Wissen um die Gefahr, dass bei einer depressiven Grunderkrankung auch das Risiko einer *postpartalen Depression*, also einer Depression nach der Entbindung erhöht ist.

Die Entscheidung für oder gegen ein Kind kann den Eltern niemand abnehmen. Und niemand kann garantieren, dass weder in der Schwangerschaft noch nach der Entbindung eine Depression auftreten wird, die über eine leichte depressive Verstimmung hinausgeht. Allerdings wissen wir, dass es eine Reihe von Möglichkeiten der Vorbeugung gibt, wozu vor allem die *konsequente Fortführung einer bestehenden Medikation* auch in der Schwangerschaft gehört. Darüber hinaus gibt es eine Reihe von Unterstützungsmöglichkeiten sowie Strategien, um Stress zu reduzieren.

Je offener und intensiver man sich mit all diesen Dingen schon im Vorfeld beschäftigt, umso besser sind die Chancen, in der Schwangerschaft und um die Entbindung herum sowie vor allem in der Zeit mit einem Neugeborenen in einem stimmungsmäßig guten bzw. einigermaßen stabilen Zustand zu sein.

Falls doch Symptome auftreten, ist es besonders wichtig, frühzeitig zu reagieren und sich in Behandlung zu begeben, um die Depression möglichst bald abzufangen, und nicht erst abzuwarten, bis alles ganz schlimm geworden ist.

## Depression und Schwangerschaft

Besteht eine depressive Erkrankung, werden Schwangerschaftskomplikationen oder auch Frühgeburten am ehesten im Zusammenhang mit der Einnahme von Medikamenten erwartet. Viel weniger bekannt ist, dass psychische Störungen als solche – so auch Depressionen – zu Problemen führen können. Es gibt beispielsweise wissenschaftliche Untersuchungen, die ein etwas höheres Risiko für Frühgeburten und ein niedrigeres Geburtsgewicht bei Kindern unbehandelter depressiver Mütter zeigen. Das sind wichtige Aspekte, die bei der Nutzen-Risiko-Abwägung bezüglich der Gabe von Medikamenten in der Schwangerschaft berücksichtigt werden müssen – nicht jedes Risiko und jede Komplikation ist durch Medikamente verursacht.

## Behandlung in der Schwangerschaft

Bei neu auftretenden Depressionen in der Schwangerschaft muss zunächst geprüft werden, um was für eine Art von Depression es sich handelt und ob die depressive Symptomatik bzw. die zugrundeliegende Störung (wie etwa eine affektive Erkrankung, eine Angststörung, Zwangsstörung o. ä.) medikamentös behandelt werden muss.

Hinsichtlich der Schwere der depressiven Symptome kann eine erste orientierende Einschätzung mit einem *Selbstbeurteilungsfragebogen* erfolgen; dazu eignet sich besonders gut die EPDS (**E**dingburgh **p**ostnatal **d**epression **s**cale), die auch für den Einsatz in der Schwangerschaft geeignet ist. Sie kann in der deutschen Übersetzung bei Schatten & Licht heruntergeladen werden (www.schatten-und-licht.de). Die Auswertung ist sehr einfach und gibt Hinweise dazu, ob eine weitere ärztliche oder psychotherapeutische Beurteilung der Symptomatik erfolgen sollte.

Wenn *aktuell keine Medikamente* eingenommen werden, sollte beim erstmaligen bzw. erneuten Auftreten einer Depression in der Schwangerschaft zunächst geklärt werden, ob eine psychotherapeutische Behandlung möglich und ausreichend ist – und natürlich, ob es einen Therapieplatz gibt.

Bei bestimmten Formen, vor allem *schweren Depressionen*, gibt es kaum eine Alternative zur medikamentösen Behandlung mit Antidepressiva, wenn möglich in Kombination mit Psychotherapie. Es gibt eine Reihe von Antidepressiva, deren Einsatz in der Schwangerschaft nach Nutzen-Risiko-Abwägung gut vertretbar ist.

Gehören Antidepressiva bereits zur regelmäßigen Medikation, muss evtl. die Dosierung überprüft werden, da es in der Schwangerschaft zu Stoffwechselveränderungen und dadurch meist auch zu Veränderungen im Blutspiegel der Medikamente kommt. In manchen Fällen kann die Änderung der Medikation sinnvoll sein, z. B. die Reduktion von zwei oder drei Medikamenten auf eines oder die Umstellung auf ein Mittel, das in der Schwangerschaft besser erprobt ist. Allerdings sollte jede Änderung immer mit Ruhe und nach gründlicher Überlegung erfolgen.

## Absetzen oder Umstellen der Medikation?

Bezüglich des Absetzens oder Umstellens einer Medikation in der Schwangerschaft bzw. bei der Planung der Schwangerschaft gelten die allgemeinen Regeln; Zurückhaltung bezüglich Änderungen der Medikation ist angesagt. Vor allem wenn es sich um eine wiederkehrende Depression handelt, sollte das nur nach sehr sorgfältiger Prüfung und mit guten Argumenten erfolgen, weil schon eher unbedeutend erscheinende

Änderungen zur Instabilität führen können. Lassen Sie sich vom behandelnden Arzt alles genau erklären und informieren Sie sich auch selbst.

## Schwangerschaftsvorsorge, Geburtsplanung

Es gelten die allgemeinen Regeln der Schwangerschaftsvorsorge und Geburtsplanung wie in den entsprechenden Kapiteln ausführlich beschrieben.

Unter bestimmten Voraussetzungen kann im Rahmen der Geburtsplanung erwogen werden, die Dosis des Antidepressivums *vor der Geburt zu reduzieren*, um Anpassungsstörungen beim Neugeborenen entgegenzuwirken. Unmittelbar nach der Geburt muss dann wieder mit der ursprünglichen Dosis weiterbehandelt werden.

Voraussetzung für eine vorübergehende Dosisreduktion ist unter anderem, dass in den letzten Monaten der Schwangerschaft *durchgehend psychische Stabilität* bestanden hat. Ist das nicht der Fall, sollte keine Reduktion erfolgen und über die Entbindung hinaus die normale Dosis weiter eingenommen werden. Und das immer in der Bereitschaft, rasch mit einer Erhöhung zu reagieren, wenn wieder depressive Symptome auftreten.

## Depression und Stillen

Depressionen nach der Entbindung kommen sowohl als Fortsetzung einer Depression in der Schwangerschaft vor als auch völlig unabhängig davon als postpartale Depression. Ist eine Medikation erforderlich, stellt sich die Frage des Stillens.

Gerade depressiven Müttern ist das Stillen oft sehr wichtig, weshalb die Aufforderung zum Verzicht darauf, weil eine medikamentöse Behandlung erforderlich ist, nicht hilfreich ist – zumal bei den meisten Antidepressiva *nichts Grundsätzliches gegen das Stillen* spricht.

Lautet die ärztliche Empfehlung »Stillen *oder* Antidepressiva«, dann führt das nicht selten dazu, dass eine Mutter auf das Medikament verzichtet, weil sie das Stillen vorzieht. Oder sie bekommt nach dem Abstillen zusätzlich Schuldgefühle, weil sie meint, dem Kind etwas grundsätzlich

Wichtiges vorzuenthalten. Das wiederum verstärkt typischerweise die depressive Symptomatik zusätzlich. Wird bei Ihnen eine solche Empfehlung ausgesprochen, hinterfragen Sie sie und fragen nach Medikamenten, die mit dem Stillen vereinbar sind (nähere Informationen dazu bei www.embroyotox.de).

# Bipolare Erkrankungen

> **Inhalt kurzgefasst**
>
> Bipolare Störungen sind die Erkrankungen mit dem höchsten Rückfallrisiko in der Schwangerschaft und vor allem nach der Entbindung. Ein besonnener Umgang mit der notwendigen Medikation kann ebenso wie eine sorgfältige Geburtsplanung dazu beitragen, dieses Risiko zu vermindern und eine durchgehende psychische Stabilität zu sichern.

Die bipolare Störung bzw. Erkrankung ist eine der wichtigsten Störungen in diesem Kapitel, da im Zusammenhang mit Schwangerschaft und Entbindung ein besonders hohes Risiko einer erneuten Erkrankung besteht – selbst dann, wenn regelmäßig eine vorbeugende medikamentöse Behandlung (= Prophylaxe) erfolgt. Dazu tragen beispielsweise die raschen hormonellen Veränderungen nach der Entbindung bei.

*Bipolar* heißt diese Erkrankung deshalb, weil meist hypomanische bzw. manische Episoden im Wechsel mit depressiven Episoden auftreten. Auch Krankheitsphasen mit gemischter affektiver Symptomatik (also mit manischen *und* depressiven Symptomen gleichzeitig) sind möglich. Zwischen den einzelnen Erkrankungsepisoden liegen bei der Mehrzahl der Betroffenen vollständig gesunde Phasen.

Bipolare Erkrankungen können einen sehr unterschiedlichen Verlauf zeigen. Sie erfordern immer eine medikamentöse Behandlung, die sich nach der jeweiligen Symptomatik richtet. So etwa gegen manische Symptome Antipsychotika, in depressiven Phasen Antidepressiva und – spätestens nach der dritten Krankheitsepisode – eine langfristige Prophylaxe (= Vorbeugung, meist mit Stimmungsstabilisatoren oder bestimmten Antipsychotika). Nicht selten ist eine Kombination mehrerer Substanzen erforderlich.

**Tab. 10.2:** Begriffe im Zusammenhang mit bipolaren Erkrankungen im Überblick

| Bezeichnung | Bedeutung |
|---|---|
| **Manie** (auch: manische Episode) | • Gegenteil einer Depression: gehobene, euphorische, manchmal auch gereizt-aggressive Stimmung; Antriebssteigerung, vermindertes Schlafbedürfnis, Gedankenrasen, Überaktivität, Größenideen bis hin zum Größenwahn etc.<br>• Betroffene sind meist sehr auffällig in Verhalten und Handeln. Es besteht kein Krankheitsgefühl und deshalb i.d.R. auch keine Behandlungsbereitschaft.<br>• In den meisten Fällen muss eine stationäre Behandlung erfolgen. |
| **Hypomanie** (auch: hypomanische Episode) | • Krankheitsphase mit manischen Symptomen, allerdings in leichterer Ausprägung, z.B. Antriebssteigerung, Euphorie, Gereiztheit, aber kein Größenwahn o.ä.<br>• Der Alltag kann i.d.R. mit gewissen Einschränkungen noch bewältigt werden. Die Betroffene fühlt sich meist wohl und hat kein Krankheitsgefühl. |
| **Gemischte Episode** | • Krankheitsphase, in der gleichzeitig die Symptome einer Manie und einer Depression vorhanden sind. |
| **Rezidivierende bipolare Erkrankung** (auch: rezidivierende manisch-depressive Erkrankung) | • Affektive Störung mit wiederkehrenden hypomanischen und/oder manischen sowie depressiven Phasen im längerfristigen Verlauf. |

## Familienplanung bei bipolarer Störung

Da bipolare Störungen in der Mehrzahl der Fälle schon im frühen Erwachsenenalter beginnen, müssen sich Betroffene bei der Familienplanung über die eventuellen Auswirkungen Gedanken machen. Vor allem das Risiko einer erneuten Krankheitsepisode in der Schwangerschaft und noch mehr nach der Entbindung sollte zu Überlegungen führen, wie man dieses Risiko vermindern oder vielleicht auch ganz vermeiden kann. Wegen der üblicherweise erforderlichen längerfristigen medikamentösen Behandlung, nicht selten auch als Kombination mehrerer Medikamente, kommt die Sorge um die Gesundheit und Entwicklung des ungeborenen Kindes hinzu.

Um es auch an dieser Stelle noch einmal zu sagen: Ganz falsch ist der Weg, eine gut wirksame Medikation wegen dieses vermeintlichen Risikos abzusetzen. *Damit ist der Rückfall vorprogrammiert!*

## Bipolare Störung und Schwangerschaft

Wie bereits erwähnt, sind bipolar erkrankte Frauen während der Schwangerschaft und postpartal deutlich stärker rückfallgefährdet als Frauen mit anderen psychischen Erkrankungen. Dazu tragen die hormonellen Umstellungen bei, aber auch die psychischen Herausforderungen einer Schwangerschaft. Dass deshalb gerade in dieser Zeit – zu Beginn der Schwangerschaft – keinesfalls die vorbeugenden stimmungsstabilisierenden Medikamente abgesetzt werden sollten, ergibt sich von selbst.

Das Rückfallrisiko lässt sich dadurch vermindern, dass während der Schwangerschaft die vorbeugende Behandlung (= Phasenpropyhlaxe) weitergeführt und an die körperlichen Veränderungen angepasst wird. Dazu durchgeführte Studien zeigen beispielsweise, dass von den Frauen, die *keine* prophylaktische Medikation eingenommen haben, zwei Drittel nach der Entbindung erneut krank wurden, während es *mit* einer solchen Vorbeugung nur etwa ein Viertel war.

## Behandlung in der Schwangerschaft

Für einen ungestörten Verlauf der Schwangerschaft ist die psychische Stabilität der Mutter von großer Bedeutung, weshalb eine *durchgehende medikamentöse Behandlung* während der Schwangerschaft und im Wochenbett besonders wichtig ist.

Durch die in der Schwangerschaft auftretenden Stoffwechselveränderungen und die Zunahme des Körpervolumens kann eine *Anpassung der Medikation* erforderlich sein (i. d. R. eine Erhöhung der Dosis). Ggf. hilft auch die Untersuchung, wie *viel Medikament im Blut* vorhanden ist (als Serumspiegel bzw. Blutspiegel bezeichnet). Mit der Anpassung der Medikation kann u. U. die psychische Stabilität der Mutter in der Schwangerschaft gesichert werden und die wiederum ist von großer Bedeutung für die Stabilität nach der Entbindung.

Schon *vorsorglich* kann im Rahmen der psychiatrischen Behandlung für den Fall neuer oder verstärkter Symptome in der Schwangerschaft eine *Behandlungsstrategie* geplant werden, wie etwa die Erhöhung der bestehenden Antipsychotika-Dosis, die zusätzliche Gabe eines schlafanstoßenden *Bedarfsmedikamentes* oder ähnliches. Das macht Sie unabhängiger, weil Sie wissen, was zu tun ist, und weil Sie nicht bei jeder Veränderung auf einen Termin bei Ihrem behandelnden Psychiater angewiesen sind. Vor allem, da bei Veränderungen der Symptome gilt: *Schnell reagieren* ist meist die beste Behandlungsstrategie, um schlimmere Entwicklungen zu vermeiden.

Ein gutes Beispiel sind *Schlafstörungen*, die vor allem in der späteren Schwangerschaft nicht selten sind. Jeder mit bipolaren Erkrankungen erfahrene Arzt und Betroffene weiß, dass *Schlafentzug* ganz rasch in eine erneute Krankheitsepisode hineinführen kann. Manches Mal kann bei Schlafproblemen eine frühzeitige Behandlung mit einem Bedarfsmedikament dabei helfen, Schlimmeres zu verhindern. Das kann sowohl ein zusätzliches schlafanstoßendes Medikament sein als auch eine zusätzliche Dosis des bereits eingenommenen Antipsychotikums.

Für alle *Veränderungen der Medikation* ist allein der behandelnde Psychiater Ansprechpartner. Lassen Sie sich nicht irritieren, wenn andere Ärzte, die Hebamme oder die Apothekerin Ihnen sagen, Sie dürften Ihr Medikament nicht in der Schwangerschaft nehmen. Die kennen nicht alle

Fakten und zu berücksichtigenden Aspekte! Solche Äußerungen können Sie aber zum Anlass nehmen, mit Ihrem Arzt noch einmal über dieses Thema zu sprechen.

## Absetzen oder Umstellen der Medikation?

Änderungen an einer vorbestehenden Medikation wegen einer Schwangerschaft oder auch in der Planungsphase einer Schwangerschaft müssen vor allem bei bipolaren Erkrankungen sehr gut überlegt sein und mit großer Zurückhaltung vorgenommen werden, *da jede Umstellung eine Destabilisierung, d. h. eine Rückfallgefahr in sich birgt.* Dies gilt auch, wenn das aktuelle Medikament nicht zu den für eine Schwangerschaft empfohlenen Mitteln der ersten Wahl gehört oder wenn es noch vergleichsweise neu ist und wenige Erfahrungen bei Schwangeren damit vorliegen. Eine Rückfallgefahr besteht selbst dann, wenn ein Medikament gegen ein sehr ähnliches, vielleicht besser erprobtes Präparat ausgetauscht wird.

In jedem Einzelfall ist eine sorgfältige Nutzen-Risiko-Abwägung notwendig. Keinesfalls darf die Medikation *abrupt abgesetzt* werden, da in dem Fall eine besonders hohe Rückfallgefahr besteht. Der Rückfall wiederum führt dann meist dazu, dass wegen der akuten Symptomatik (z. B. einer Manie) insgesamt mehr und höher dosierte Medikamente in der Schwangerschaft eingesetzt werden müssen, abgesehen von der Notwendigkeit einer stationären Behandlung. Ebenfalls kann krankheitsbedingt ein Verhalten mit ungünstiger Wirkung auf den Schwangerschaftsverlauf auftreten (z. B. Suchtmittelkonsum, vermehrtes Rauchen, erhöhte allgemeine Risikofreudigkeit und körperliche Verausgabung während einer Manie).

Wichtig zu wissen ist, dass es auch für die Schwangerschaft eine ausreichende *Auswahl von geeigneten Medikamenten* gibt bzw. dass die meisten der bei bipolaren Störungen gegebenen Substanzen auch in der Schwangerschaft weiter eingenommen werden können.

Allerdings gibt es bei den stimmungsstabilisierenden Medikamenten *Ausnahmen*, wie etwa Valproat, die das Kind schädigen können und deshalb bei bipolaren Frauen, die schwanger werden können, nicht gegeben werden dürfen.

## Schwangerschaftsvorsorge, Geburtsplanung

Schwangerschaften von Frauen mit bipolarer Erkrankung sind unabhängig von der Medikation als Risikoschwangerschaft anzusehen. Sie sollten deshalb besonders sorgfältig gynäkologisch überwacht und engmaschig psychiatrisch begleitet werden, um *Schwangerschaftskomplikationen* bei der Mutter und *Entwicklungsverzögerungen* beim Kind rechtzeitig begegnen zu können. Zur sorgfältigen Überwachung der Schwangerschaft gehören in diesen Fällen auch spezielle Ultraschalluntersuchungen. Darüber hinaus gelten die allgemeinen Regeln der Schwangerschaftsvorsorge und Geburtsplanung.

Die meisten *Wochenbettpsychosen*, zu denen auch die postpartalen Manien gerechnet werden, beginnen innerhalb der ersten 2 Wochen nach der Geburt. Oft beginnen die Symptome bereits in den ersten Tagen, manchmal sogar in den Stunden nach der Geburt. Deshalb ist in jedem Fall eine besonders gute Vorbereitung der Entbindung und der Postpartalzeit zu empfehlen, auch bezeichnet als peripartales Management oder *Geburtsplanung*. Dazu gehören u. a. die Sicherstellung des Schlafes, Reizabschirmung und Stressreduktion sowie die Vorbereitung von Unterstützung durch den Partner, die Familie oder andere Helfer.

Um das Rückfallrisiko möglichst gering zu halten, sollten Stress und Belastungen in der Schwangerschaft und nach der Entbindung möglichst begrenzt und alle *Unterstützungsmöglichkeiten* ausgeschöpft werden. Zusätzlich kann eine *Familienhebamme* beantragt werden, die die Familie von der Schwangerschaft an bis zu einem Jahr nach der Entbindung begleitet und betreut.

## Bipolare Störung und Stillen

Insbesondere ein *Schlafmangel* erhöht bei Patientinnen mit bipolaren Störungen nachweislich das Rückfallrisiko. Dies ist auch bei der Planung des Stillens zu bedenken. Volles Stillen trägt naturgemäß zu einem Schlafmangel bei. Ganz unabhängig von der Medikation kann deshalb für Mütter mit bipolarer Erkrankung eine *Mischform aus Stillen und Zufüttern* sinnvoll sein, bei der in der Nacht beispielsweise der Partner die Versorgung und das Füttern des Kindes ganz übernimmt, um der Mutter einen ungestörten Schlaf zu ermöglichen.

Bestehen bereits manische Symptome, kann das Stillen oft nicht aufrechterhalten werden, da einerseits zusätzlich medikamentös behandelt werden muss – meist unter stationären Bedingungen – und die Mutter andererseits nicht mehr ausreichend gut in der Lage ist, die Bedürfnisse des Kindes zu erkennen. Auch die Ruhe und Geduld, die das Stillen erfordert, ist krankheitsbedingt i.d.R. nicht vorhanden.

> **Merke**
>
> Bipolare Störungen mit ihrem hohen Rückfallrisiko erfordern einen besonders bewussten Umgang mit der Medikation (keinesfalls einfach absetzen oder abrupt umstellen!) und eine intensive Schwangerschafts- und Geburtsplanung!

# Psychosen

> **Inhalt kurzgefasst**
>
> Der Verlauf einer Psychose richtet sich nach der bestehenden Grunderkrankung und dem Krankheitsverlauf bis dahin. Es ist deshalb schwer, für die Schwangerschaft allgemeingültige Aussagen dazu zu machen. Für alle Formen von Psychose gilt allerdings: Möglichst keine ungeplante Schwangerschaft, gute Vorplanung und Inanspruchnahme aller verfügbaren Unterstützungsmöglichkeiten!

Psychosen (auch als psychotische Störung bezeichnet) sind in der Regel sehr bunte Krankheitsbilder, die mit einer Vielzahl von Symptomen und Verhaltensauffälligkeiten einhergehen. Bei ausgeprägten Psychosen ist ein Realitätsverlust bzw. eine Realitätsverkennung typisch, basierend auf

Symptomen wie Stimmenhören oder Wahnerlebnissen (z. B. Verfolgungswahn). Betroffene Menschen zeigen oft bizarre Verhaltensweisen, sie ziehen sich misstrauisch zurück oder sind ausgesprochen ängstlich. Auch Konzentrationsstörungen und andere Störungen des Denkens sowie Schlafstörungen sind typisch.

Tab. 10.3: Begriffe im Zusammenhang mit Psychosen im Überblick

| Bezeichnung | Bedeutung |
| --- | --- |
| Paranoid-halluzinatorische Psychose | • Oberbegriff für Psychosen mit Symptomen wie Wahn (= Paranoia), Sinnestäuschungen (= Halluzinationen) oder Störungen des Ich-Erlebens (wie etwa Beeinflussungserlebnisse bezogen auf die Gedanken oder den Körper). |
| Schizophrenie (schizophrene Psychose) | • Psychische Erkrankung, bei der Störungen des Realitätssinnes sowie Wahn oder Halluzinationen im Vordergrund stehen können. Bei anderen Formen sind dies Störungen des Denkens und Verhaltens.<br>• Praktisch alle Symptome aus dem Bereich psychischer Erkrankungen kommen bei schizophrenen Psychosen vor.<br>• Meist früher Beginn, oft schon im Jugendalter, und eher chronischer Verlauf, d. h. ohne vollständige Gesundung nach einer akuten Krankheitsphase. Die dann vorhandenen sogenannten Residualsymptome, wie etwa Antriebs- und Motivationsprobleme, Konzentrationsstörungen, Stimmungsveränderungen etc., machen oftmals das Funktionieren im Alltag schwierig. |
| Schizoaffektive Psychose (schizoaffektive Störung) | • Erkrankung, bei der Elemente der Schizophrenie und der wiederkehrenden affektiven Störungen auftreten. Typisch sind Krankheitsphasen, die sowohl depressive und/oder manische wie auch schizophrene Symptome zeigen.<br>• zwischen den Krankheitsphasen i. d. R. weitgehende bzw. vollständige Gesundheit |

Tab. 10.3: Begriffe im Zusammenhang mit Psychosen im Überblick – Fortsetzung

| Bezeichnung | Bedeutung |
|---|---|
| Akute polymorphe Psychose | • Der Name weist schon darauf hin, dass es sich um eine Art von Psychose handelt, die sehr akut (d. h. sehr plötzlich) beginnt und die ein buntes, vielgestaltiges Bild (= polymorph) zeigt.<br>• Nicht selten Beginn unter dem Einfluss von akutem Stress. Verlauf in der Regel gutartig mit kurzer Behandlungsdauer und vollständiger Gesundheit nach Abklingen.<br>• Im Verlauf können immer wieder solche Krankheitsphasen auftreten. |
| Psychotische Depression | • Unterform einer schweren depressiven Episode, bei der u. a. depressiver Wahn auftritt (wie etwa Schuldwahn oder Verarmungswahn). Das Thema des Wahns entsteht aus den depressiven Überzeugungen (z. B. ein schlechter Mensch zu sein oder sich schuldig gemacht zu haben). |
| Psychotische Manie | • Unterform einer schweren manischen Episode, bei der auch Halluzinationen oder Wahnsymptome auftreten, wie etwa Größenwahn.<br>• Alle diese Symptome sind getragen von der manischen (= hoch euphorischen) Stimmungslage mit Selbstüberschätzung, Überaktivität etc. |
| Postpartale Psychose (landläufig auch Wochenbettpsychose) | • Bezeichnung für jede Art von Psychose, die nach Geburt eines Kindes auftritt, meist Tage bis Wochen später, manchmal auch innerhalb von Stunden.<br>• Häufig ist es die Symptomatik einer akuten polymorphen Psychose; aber auch bipolare, schizoaffektive oder schizophrene Erkrankungen können nach einer Entbindung erstmals oder wieder auftreten. |

Manche Psychosen beginnen von einem Tag auf den anderen, andere schleichend über viele Wochen und Monate. In der Regel »funktionieren« Betroffene im Zustand der Psychose nicht mehr, können z. B. die Anforderungen im Beruf oder bei der Versorgung der Familie nicht mehr erfüllen.

Psychosen können sehr unterschiedliche Formen annehmen und werden dann nach den geltenden psychiatrischen Klassifikationssystemen unterschiedlich eingeordnet. Einige typische Begriffe sind in ▶ Tab. 10.3 aufgeführt. Auf die genauen Definitionen bzw. Diagnosekriterien kann an dieser Stelle nicht näher eingegangen werden.

## Familienplanung bei Psychosen

Psychosen sind hinsichtlich ihrer Symptomatik, der Behandlungserfordernisse und des längerfristigen Verlaufes sehr unterschiedlich. Insofern muss die Art der Psychose bei der Familienplanung unbedingt berücksichtigt werden; nicht zuletzt, um möglichst gute Begleitbedingungen für den Fall einer Schwangerschaft zu schaffen. Frauen, die an einer Schizophrenie erkrankt sind und unter dauerhaften Funktionsbeeinträchtigungen leiden, haben andere Dinge zu bedenken als Frauen mit einer einmaligen akuten polymorphen Psychose in der Vergangenheit, die nach kurzer Behandlung folgenlos abgeheilt ist. Diese besonderen Aspekte Ihrer Erkrankung sollten Sie im Vorfeld mit Ihrem behandelnden Psychiater besprechen, da der Ihre Vorgeschichte kennt und Ihnen neben der Beratung bezüglich der Medikation auch Auskunft über eventuell zu erwartende Schwierigkeiten bzw. Unterstützungserfordernisse geben kann.

Schizophrene und auch schizoaffektive Psychosen beginnen ebenso wie bipolare Erkrankungen nicht selten schon im jungen bzw. jüngeren Alter. Insofern sind Frauen nicht selten *bereits erkrankt*, wenn sie in die Phase der Familienplanung eintreten. Sie machen sich oftmals besonders viele Gedanken um die Frage, ob sie schwanger werden dürfen, ob sie einem Kind gerecht werden können bzw. wie sie mit ihrem Kinderwunsch umgehen sollen. Das nicht zuletzt deshalb, weil sie die Erfahrung gemacht haben, dass sie *längerfristig Medikamente* einnehmen müssen, um nicht wieder krank zu werden. Aber auch die Erfahrung mit einem oder mehreren stationären Aufenthalten, weil die Behandlung ambulant nicht ausreichend war, und ihre oft andauernden Schwierigkeiten im Alltag spielen eine Rolle.

Wichtig für Sie: Ein grundsätzliches »Nein, Sie dürfen nicht schwanger werden« gilt auch dann nicht, wenn Sie bereits einmal oder mehrfach an einer Psychose erkrankt waren. Das bisher Gesagte macht aber sicher schon deutlich, dass es *viele Dinge zu bedenken* gibt, wenn bei einer bestehenden psychotischen Erkrankung über einen Kinderwunsch nachgedacht wird. So etwa neben den eventuellen Einflüssen einer Medikation auf das ungeborene Kind auch die Rückfallgefahr in der Schwangerschaft und vor allem nach der Entbindung; darüber hinaus die individuelle Belastbarkeit, Unterstützungsmöglichkeiten im sozialen Umfeld etc. Doch mit guter Planung und Unterstützung lassen sich viele Schwierigkeiten bewältigen. Dazu gehört übrigens auch eine *sichere Empfängnisverhütung*, sofern aktuell kein Kind geplant ist, damit nicht unerwartet und in einer ungünstigen Situation eine Schwangerschaft eintritt.

All das gilt umso mehr, wenn Sie möglicherweise schon einmal ein Kind bekommen haben, was dann wegen der akuten Erkrankung und fehlender Unterstützungsmöglichkeiten in eine Pflegefamilie gegeben werden musste.

## Psychosen und Schwangerschaft

Insgesamt sind Schwangerschaftskomplikationen bei Frauen mit psychotischen Erkrankungen häufiger, auch unabhängig vom Einfluss der Medikation. Dazu können krankheitsbedingte Aspekte wie Nikotinkonsum, schlechte Ernährung und unzureichende Schwangerschaftsvorsorge beitragen.

Man muss weiterhin wissen, dass es trotz der Fortführung der üblichen Medikation *zu psychotischen Symptomen in der Schwangerschaft* kommen kann, wozu einerseits die hormonellen Veränderungen beitragen können, andererseits die veränderte Verteilung und Verstoffwechselung der Medikamente im Verlauf der Schwangerschaft. Symptome wie euphorische Stimmung oder Misstrauen, Überaktivität, Schlafstörungen, Verhaltensauffälligkeiten etc. sind wichtige Warnsignale, die auf den *erneuten Beginn einer psychotischen Symptomatik* und die sofort notwendige Anpassung der Medikation hinweisen.

Besonders hoch ist die Gefahr einer erneuten Psychose, wenn die Medikamente wegen der Schwangerschaft oder wegen eines Kinderwunsches *abgesetzt* wurden (wovon ganz klar abzuraten ist!).

## Behandlung in der Schwangerschaft

Psychosen müssen auch in der Schwangerschaft fast immer mit Medikamenten behandelt werden. Prinzipiell ist zu sagen, dass bei fast allen Medikamenten, die bei Psychosen zum Einsatz kommen, nach Nutzen-Risiko-Abwägung die Fortführung der Behandlung möglich ist. Auch gegen die Weiterführung einer *Depot-Medikation* spricht nichts.

Wie bei den bipolaren Erkrankungen beschrieben, lässt sich einiges tun, um die psychische Stabilität in der Schwangerschaft zu sichern und nach Möglichkeit einen Rückfall nach der Entbindung zu verhindern. Es können die gleichen Strategien helfen, wie sie bei den bipolaren Erkrankungen beschrieben sind (z.B. Anpassung der Dosis an das sich verändernde Körpergewicht, Besprechung einer Bedarfsmedikation schon im Vorfeld).

## Absetzen oder Umstellen der Medikation?

Bei Psychosen stellt sich wie bei den bipolaren Erkrankungen i.d.R. nicht die Frage, ob ein Absetzen der Medikamente in der Schwangerschaft möglich ist – wegen der hohen Rückfallgefahr müssen diese fast immer weitergenommen werden, wie wir schon ausgeführt haben. Ist das Medikament – oder eines bei einer Kombination von mehreren – tatsächlich problematisch für die Schwangerschaft (was nur für einzelne Substanzen gilt, deshalb unbedingt informieren unter www.embryotox.de), kann eine Umstellung geprüft und die Umstellung dann schrittweise vorgenommen werden.

Wenn eine *Umstellung der Medikation* in der Phase der Familienplanung erfolgt, sollte dies mit ausreichend Zeit vor Eintreten der Schwangerschaft geschehen, damit man die Stabilität mit der veränderten Medikation überprüfen kann. Stellt sich heraus, dass die psychische Stabilität schlechter wird, kann nach Nutzen-Risiko-Abwägung die Rückkehr zur ursprünglichen Medikation bzw. das Beibehalten der Kombination sinnvoll sein.

Die *psychische Stabilität* der Mutter vor und während der Schwangerschaft ist von großer Bedeutung für die Stabilität nach der Entbindung, da diese das Risiko eines Rückfalls nach der Geburt mindert.

Eine ähnliche Bewertung ist vorzunehmen, wenn eine *Schwangerschaft ungeplant* unter Medikamenten eintritt. Vor allen Dingen ist wichtig: Auf keinen Fall sofort bzw. von einem Tag auf den anderen die Medikamente umstellen oder sogar absetzen, da sich damit das Risiko einer *Destabilisierung* und erneuten Krankheitsphase deutlich erhöht.

Alle diese Überlegungen sollten in Ruhe gemeinsam mit der behandelnden Psychiaterin vorgenommen werden, und zwar unter Berücksichtigung aktueller wissenschaftlicher Erkenntnisse. Dazu gehört u. a. das Wissen, dass es praktisch kein Medikament aus der Gruppe der bei psychischen Erkrankungen eingesetzten Medikamente (= Psychopharmaka) gibt, welches bei Psychosen eingesetzt wird, das unter keinen Umständen in einer Schwangerschaft angewendet werden darf.

Bei manchen Psychosen werden zur Vorbeugung auch *Stimmungsstabilisatoren* eingesetzt. Aus dieser Medikamenten-Gruppe wird nur von der Einnahme von Valproat und Carbamazepin in der Schwangerschaft abgeraten, weil diese ein deutlich erhöhtes Risiko für Fehlbildungen und andere negative Auswirkungen auf das Kind haben. Bei komplizierten Fragen empfiehlt sich eine Kontaktaufnahme der behandelnden Ärztin mit Embryotox zur individuellen Beratung (s. www.embryotox.de).

## Schwangerschaftsvorsorge, Geburtsplanung

Es gelten die allgemeinen Regeln der Schwangerschaftsvorsorge und Geburtsplanung, wie in den entsprechenden Kapiteln beschrieben.

Frauen mit psychotischer Erkrankung in der Vorgeschichte sind vor allem *nach der Entbindung besonders rückfallgefährdet*. So erkrankt etwa jede dritte Frau mit einer postpartalen Psychose in der Vorgeschichte (also einer Psychose nach einer vorherigen Entbindung) nach der Entbindung erneut. Auch bei Psychosen ohne Zusammenhang mit früheren Entbindungen trifft das zu. Dabei ist das Rückfallrisiko *ohne* Medikation deutlich höher als *mit* vorbeugender Medikation.

Wegen der hohen Rückfallgefahr nach der Entbindung kann auch eine *vorübergehende Erhöhung* der bereits bestehenden Medikation sinnvoll sein (als postpartale Prophylaxe bezeichnet = vorbeugende Behandlung nach der Entbindung). Eine *vorübergehende Reduktion* der Medikamente vor der Entbindung würden wir nur im Ausnahmefall empfehlen.

Von besonderer Bedeutung: die gute Vorbereitung der Entbindung und der Zeit danach. In der Fachsprache wird *von* peripartalem Management gesprochen; wir bezeichnen es hier als *Geburtsplanung*. Dazu gehört beispielsweise die Planung von Unterstützung durch den Partner, die Familie oder andere Helfer, die Sicherstellung von Schlaf, Stressreduktion etc. Alle Maßnahmen sind ausführlich in ▶ Kap. 6 beschrieben.

## Psychosen und Stillen

Prinzipiell ist nichts gegen das Stillen einzuwenden, wenn eine Mutter in der Vorgeschichte an einer Psychose erkrankt war. Die in der Schwangerschaft eingenommenen Medikamente können dabei i. d. R. fortgeführt werden (Infos zu den Einzelsubstanzen bei www.embryotox.de).

Beim Stillen ist aber zu berücksichtigen, dass *regelmäßiger Schlaf* ganz besonders wichtig ist zur Vorbeugung, so dass sich vielleicht die nächtliche Versorgung mit einem *Zufüttern von Nahrung* durch weitere Betreuungspersonen, wie etwa den Vater, empfiehlt.

Besondere Aufmerksamkeit muss der Sicherstellung von ausreichend Ruhe und Schlaf sowie Unterstützung bei der Versorgung des Neugeborenen gelten, wenn *bereits in der Schwangerschaft* Symptome aufgetreten sind. Die sind als eindeutige Warnsignale zu werten, dass die Psychose sozusagen »unter der Oberfläche schlummert«. In einem solchen Fall muss sehr sorgfältig die Medikation nach der Entbindung besprochen werden. Und auch über das Abstillen sollte man dann frühzeitig nachdenken.

Falls jedoch bereits *eindeutige psychotische Symptome* vorhanden sind, kann man das Stillen nicht empfehlen – zu wichtig ist in dem Stadium eine ruhige und gleichmäßige Tages- und Nachtgestaltung. Abgesehen davon müssen Psychosen in der Regel stationär behandelt werden, und die Mitaufnahme eines Babys ist dann kaum möglich. Außerdem ist bei einer akuten Psychose die betroffene Mutter nicht ausreichend absprachefähig und oft auch nicht in der Lage, auf die Bedürfnisse des Säuglings einzugehen.

# Angsterkrankungen

> **Inhalt kurzgefasst**
>
> Von einer Angststörung betroffene Frauen gehören eher zu den ängstlichen Persönlichkeiten, so dass bei ihnen übermäßige Ängste in der Schwangerschaft keine Ausnahme sind. Die psychotherapeutische Begleitung kann vorbeugen, ebenso wie die Fortführung einer bestehenden Medikation (meist mit Antidepressiva). Auf Beruhigungsmittel sollte auch bei Zunahme der Ängste verzichtet werden.

Frauen sind von Angsterkrankungen etwa zweimal so häufig betroffen wie Männer. Das bedeutet, dass etwa jede fünfte Frau irgendwann in ihrem Leben eine so ausgeprägte Angst erlebt, dass diese krankheitswertig ist und nach den aktuell gültigen Diagnosesystemen zur Diagnose einer psychischen Störung führt. Je nach Störung kann dies kurzdauernd oder langandauernd, also chronisch, sein.

Die wichtigsten Angsterkrankungen bzw. Angststörungen sind in ▶ Tab. 10.4 zusammengefasst.

Tab. 10.4: Die verschiedenen Angststörungen im Überblick

| Bezeichnung | Bedeutung |
| --- | --- |
| Panikstörung | • gekennzeichnet durch wiederkehrende Panikattacken<br>• Das sind Angstattacken mit körperlichen Begleitsymptomen, wie Herzrasen, Schweißausbrüchen, Übelkeit und vor allem der Angst zu sterben.<br>• Gut psychotherapeutisch behandelbar, insbesondere das als Folge auftretende Vermeidungsverhalten.<br>• Auch die längerfristige Einnahme bestimmter Antidepressiva ist oftmals hilfreich. |
| Generalisierte Angststörung | • Mehr oder weniger ausgeprägte Befürchtungen, dass Angehörigen oder einem selbst etwas Schlimmes passieren könnte, prägen diese Angststörung.<br>• Gut wirksam ist eine kombinierte Behandlung aus Psychotherapie und Antidepressiva. |
| Phobien | • Die Angst bezieht sich auf ein ganz bestimmtes Objekt bzw. eine Situation. Beispiele sind die Höhenangst (= Akrophobie), Platzangst (= Agoraphobie, Angst vor Menschenansammlungen, aus denen man schlecht entfliehen kann), Angst vor engen Räumen (= Klaustrophobie) oder die Angst vor bestimmten Tieren (Spinnen, Schlangen etc.).<br>• Die angstauslösenden Situationen werden vermieden, was bei ausgeprägter Problematik zu deutlichen Beeinträchtigungen im sozialen Leben führen kann.<br>• Phobien werden ausschließlich psychotherapeutisch behandelt, wobei bestimmte Formen der Verhaltenstherapie (= Reizkonfrontation) am wirksamsten sind.<br>• Eine besondere Form der Phobie ist die *übermäßige Geburtsangst* (Tokophobie) und infolgedessen auch Angst vor der Schwangerschaft. |

## Familienplanung bei Angststörungen

Viele Frauen sind bereits vor einer Schwangerschaft von einer Angsterkrankung betroffen und fragen sich, welche Auswirkung diese haben könnte, welche Medikation in der Schwangerschaft evtl. in Frage kommt und was es sonst zu beachten gibt. Und natürlich machen auch die zu erwartenden körperlichen Veränderungen einer Schwangerschaft, die Möglichkeit von Komplikationen, die Geburtssituation und die Veränderungen des Lebens mit einem Neugeborenen sowie die Verantwortung dafür schon im Vorfeld Angst.

Da Angst-Patientinnen auch im Allgemeinen eher zur Ängstlichkeit neigen als andere Frauen, spielen alle diese Themen in der Familienplanung eine wichtige Rolle.

## Angststörungen und Schwangerschaft

Alle Arten von Angststörungen, vor allem jedoch Panikattacken, können in der Schwangerschaft *erstmals auftreten* und sind dann sehr belastend, weil sie vermeintlich Gefahr signalisieren; das wiederum führt zum verstärkten Bedürfnis nach ärztlicher Untersuchung und Kontrolle. Häufiger kommt es jedoch vor, dass eine bereits früher bestehende Angststörung in der Schwangerschaft *wieder auftritt*, nachdem sie eigentlich verschwunden war (unabhängig davon, ob mit oder ohne Therapie). Dann kann es sein, dass die Angstproblematik, die eigentlich gut im Griff schien, plötzlich mit voller Wucht zurückkehrt. Ursache hierfür ist am ehesten das Zusammenspiel von hormonellen und körperlichen Veränderungen mit den typischen Unsicherheiten und Ambivalenzen, die jede werdende Mutter kennt.

Zu erwähnen sind auch spezielle Ängste, die in Zusammenhang mit Schwangerschaft und Geburt ganz direkt eine Rolle spielen können. Zum einen die *Spritzenphobie*, d.h. die übermäßige Angst vor Blutentnahmen und Spritzen, die im Laufe der Schwangerschaft und ggf. auch während der Entbindung problematisch werden kann. Das sollte vor einer geplanten Schwangerschaft möglichst gezielt behandelt werden (z.B. mit einer verhaltenstherapeutischen Kurzintervention). Besteht eine Spritzenphobie, sollte die behandelnde Frauenärztin darüber informiert werden.

Zum anderen gibt es als besondere Phobie auch die *Geburtsangst* (in der Fachsprache = Tokophobie), die eine deutlich über das normale Maß hinausgehende Angst vor der Entbindung und infolgedessen vor einer Schwangerschaft bezeichnet. Auch darüber sollte man schon früh sprechen, damit rechtzeitig psychotherapeutisch dagegen angegangen werden kann.

Eine bedeutende Zunahme von Schwangerschafts- oder Geburtskomplikationen durch Angsterkrankungen ist bisher nicht erkennbar.

## Behandlung in der Schwangerschaft

Die Behandlung einer Angsterkrankung in der Schwangerschaft erfolgt nach den allgemeinen Regeln der Behandlung: Psychotherapie ist ein wichtiger Baustein, bei Panikstörungen und generalisierter Angststörung nicht selten ergänzt durch Medikamente aus der Gruppe der Antidepressiva. Dies erfolgt auf der Basis des Wissens, dass diese Angststörungen durch ein Zusammenwirken von biologischen Vorgängen im Gehirn und psychologischen Faktoren zustande kommen.

Die meisten Antidepressiva sind nach Nutzen-Risiko-Abwägung auch in der Schwangerschaft einsetzbar.

Gibt es einen Zusammenhang zwischen dem erneuten Auftreten von Panikattacken oder auch generalisierter Ängste mit einer *reduzierten oder abgesetzten Medikation*, sollte darüber nachgedacht werden, damit wieder zu beginnen, wenn nicht eine verhaltenstherapeutische Psychotherapie allein vielversprechend ist. Dabei muss man berücksichtigen, dass auch *eine Psychotherapie in der Schwangerschaft belastend* sein kann, und zwar durch die zur Verhaltenstherapie gehörende Konfrontation mit den angstauslösenden Situationen – unabhängig davon, ob in der Realität oder in der Vorstellung. Das könnte übrigens der Grund sein, wenn eine Psychotherapeutin sich bezüglich der Behandlung in der Schwangerschaft zurückhaltend zeigt.

## Absetzen oder Umstellen der Medikation?

Medikamente sind nicht in jedem Fall einer Angsterkrankung erforderlich; der wichtigste Baustein der Behandlung ist die Psychotherapie, vor allem die Verhaltenstherapie. Insofern sollte bei der Planung einer Schwangerschaft geprüft werden, ob das Antidepressivum oder andere Medikamente noch erforderlich sind, ob man evtl. das Medikament umstellen sollte, ob man die Dosis verringern kann oder ob eine Kombinationsbehandlung verändert werden kann (wann immer möglich wird eine Monotherapie, d. h. nur ein Medikament, angestrebt). Das alles sollte in Ruhe mit dem behandelnden Psychiater besprochen werden.

Keinesfalls hilfreich ist der Einsatz von *angstvermindernden Tranquilizern* (= Beruhigungsmitteln) unter der Vorstellung, dem Kind die Antidepressiva zu ersparen. Tranquilizer sind nämlich für das ungeborene Kind viel weniger geeignet und verbessern zudem die Angsterkrankung nicht nachhaltig.

Wenn eine Umstellung bzw. das vollständige Absetzen der Medikation erfolgt, sollte dies *mit ausreichend Zeit* vor Eintreten der Schwangerschaft geschehen, damit man die Stabilität mit der veränderten Medikation bzw. ohne Medikamente überprüfen kann. Stellt sich heraus, dass die psychische Stabilität schlechter wird, sollte man nach Nutzen-Risiko-Abwägung überlegen, die wirksame Medikation fortzuführen oder die Behandlung mit einem ähnlich wirksamen, aber besser erprobten Medikament erneut zu beginnen.

Eine ähnliche Bewertung ist vorzunehmen, wenn eine Schwangerschaft ungeplant unter Medikamenten eintritt. Aber wichtig ist: Auf keinen Fall die Medikamente einfach absetzen, da sich damit das Risiko einer Destabilisierung erhöht – zumal die ersten Wochen einer Schwangerschaft für eine Schwangere mit Angststörung sowieso besonders herausfordernd sind.

Angst-Patientinnen erfahren oftmals eine Zunahme ihrer Symptome in den ersten Schwangerschaftswochen, was dazu führen kann, dass sie die ganze Schwangerschaft in Frage stellen – selbst wenn es sich um ein Wunschkind handelt. Dann ist es an der Zeit, über eine Medikation bzw. deren Veränderung nachzudenken. Es gilt auch dabei das Prinzip *der Nutzen-Risiko-Abwägung:* Welche negativen Auswirkungen durch das Medikament sind möglicherweise nicht auszuschließen, welche negativen Auswirkungen wird voraussichtlich die unbehandelte Angst-Symptomatik haben? Und im Extremfall: Macht nur die Medikation es der werdenden Mutter überhaupt möglich, die Schwangerschaft fortzuführen?

Alle diese Überlegungen sollten in Ruhe gemeinsam mit der behandelnden Ärztin stattfinden unter Berücksichtigung der wissenschaftlichen Erkenntnisse, dass es praktisch kein Antidepressivum gibt, das unter keinen Umständen in einer Schwangerschaft angewendet werden darf. Bei Unsicherheiten lohnt sich ein Blick auf die Seite www.embryotox.de.

Ziel bei der Behandlungsplanung ist es, unabhängig von der Therapieform eine *möglichst stabile angstfreie Situation* herbeizuführen, weil das Auftreten von Ängsten in der Schwangerschaft immer weiter in eine Angstspirale hineinführt. Die Erwartung, dass die Angstsymptomatik mit der Geburt des Kindes verschwindet, wird mit hoher Wahrscheinlichkeit enttäuscht.

**Merke**

Keine (!) Lösung ist die Umstellung eines Antidepressivums auf ein Beruhigungsmittel (= Tranquilizer, wie etwa Diazepam oder Lorazepam). Diese sind nicht sicherer für das Ungeborene! Im Gegenteil, sie können zusätzliche Probleme verursachen, vor allem um die Geburt herum.

Auch die Gabe eines Beruhigungsmittels als *Bedarfsmedikation* (z. B. bei Panikattacken) ist nicht zu empfehlen; übrigens auch außerhalb einer Schwangerschaft nicht. Benzodiazepine haben ein hohes Suchtpotenzial und unterdrücken nur ein Symptom, nämlich die Panik, die sowieso von selbst innerhalb weniger Minuten bis maximal Stunden abklingt.

## Schwangerschaftsvorsorge, Geburtsplanung

Eine Schwangerschaft geht mit vielfältigen körperlichen und psychischen Anpassungs- und Umstellungsprozessen einher. Gerade in den ersten Wochen und Monaten sind damit verbundene Unsicherheiten und Ambivalenzen ebenso wie Befürchtungen und Ängste typisch und völlig normal. Bei Frauen, die an einer Angststörung leiden, sind sie aber nicht selten viel ausgeprägter. Ihr Sicherheitsbedürfnis führt dann meist zu einem erhöhten Bedürfnis nach ärztlicher Kontrolle, beispielsweise durch Ultraschalluntersuchungen. Dabei ist es nicht immer ganz leicht, das richtige Maß zu finden – einerseits dem persönlichen Sicherheitsbedürfnis zu genügen, andererseits auch Vertrauen in den eigenen Körper zu entwickeln und die Zahl der Untersuchungen – vor allem Ultraschallkontrollen – auf ein vernünftiges Maß zu begrenzen. Zumal die praktische Erfahrung zeigt, dass die Erleichterung bei unauffälligem Befund oftmals nur kurz anhält.

Generell gelten die beschriebenen allgemeinen Regeln der Schwangerschaftsvorsorge und Geburtsplanung.

## Angststörungen und Stillen

Weder die Angststörung noch die Gabe eines Medikamentes sprechen generell gegen das Stillen. Bezüglich der Medikation ist die Abwägung nach den üblichen Regeln vorzunehmen.

Beim Abstillen können durch die hormonellen Veränderungen wieder vermehrt Angstsymptome bis hin zu Panikattacken auftauchen, in der Regel verschwinden diese aber von selbst nach einigen Tagen.

# Zwangserkrankungen

### Inhalt kurzgefasst

Der Verlauf einer Zwangserkrankung ist schwer vorauszusagen. Bei schweren Zwangsstörungen kann es trotz Fortführung der Medikation und psychotherapeutischer Unterstützung in der Schwangerschaft und vor allem nach der Entbindung zur Verschlechterung kommen. Typi-

> scherweise tauchen in den Zwangsgedanken und -handlungen Ängste auf, die mit der Gefährdung des Kindes zu tun haben.

Bei einer Zwangserkrankung (auch als Zwangsstörung bezeichnet) leiden die Betroffenen unter Zwangshandlungen und/oder Zwangsgedanken.

Als *Zwangsgedanken* bezeichnet man unerwünschte, sich aufdrängende Vorstellungen, die mit unangenehmen Gefühlen wie Angst, Aggressivität oder Ekel verbunden sind.

*Zwangshandlungen* sind stereotype Handlungsfolgen, die von den Betroffenen durchgeführt werden, um ein eigentlich unwahrscheinliches Ereignis abzuwenden und Angstgefühle oder Unruhe zu vermindern. Bei ausgeprägten Zwangssymptomen können sich die Ängste für die Betroffenen ins Unerträgliche steigern. Nicht selten kommt es dann zu Konflikten mit Angehörigen, z. B. wenn diese versuchen, Zwangsrituale (wie etwa wiederholtes Händewäschen oder die Kontrolle von elektrischen Geräten) abzukürzen oder zu verhindern.

Von Zwangsgedanken sind oft Frauen betroffen, die einen *hohen Anspruch an sich selbst* haben und über ein hohes Verantwortungsgefühl verfügen, gleichzeitig aber die Sorge haben, ihren Ansprüchen nicht gerecht werden zu können. Manche weisen zusätzlich zwanghafte Persönlichkeitszüge auf.

## Familienplanung bei Zwangserkrankungen

Die allgemeine Beschreibung der Zwangserkrankungen im vorigen Abschnitt macht bereits deutlich, dass sie in der Regel kein episodisch auftretendes Problem sind, sondern dass sie bei Betroffenen immer mehr oder weniger vorhanden sind und auch Auswirkungen auf das Leben insgesamt haben können. Das hohe Bedürfnis nach Kontrolle macht Schwangerschaft und Geburt oft besonders schwierig, da Frauen ja in dieser Zeit naturgemäß noch weniger als sonst die Kontrolle über ihren Körper und die Geschehnisse haben.

Während der Schwangerschaft und noch mehr im Wochenbett treten Zwangssymptome deutlich häufiger auf als in anderen Lebensphasen. Vor allem die häufig vorhandenen *Ängste vor Infektionen* können in der Schwangerschaft deutlich zunehmen.

Während der Schwangerschaft können sich auch Zwangsgedanken aufdrängen, die bis dahin so nicht vorgekommen sind und die zu großen Ängsten vor der Umsetzung führen – wie etwa Gedanken oder Impulse, *das ungeborene Kind zu verletzen*, indem man sich selbst schädigt. Ähnlich sind die Zwangsgedanken übrigens häufig nach der Entbindung – mit dem Inhalt, das Neugeborene versehentlich oder absichtlich zu verletzen. Solche Gedanken sind für betroffene Mütter oft derartig quälend und beschämend, dass sie sie nicht spontan berichten.

Verschiedene Studien zeigen, dass sich aufdrängende Gedanken oder Bilder, die eine Schädigung des Säuglings beinhalten, auch bei psychisch gesunden Müttern ein häufiges Phänomen sind. Wichtig zu wissen ist, dass das Auftreten solcher Vorstellungen *nichts über die elterlichen Qualitäten* der Betroffenen aussagt und dass bei Zwangssymptomen *keine Umsetzung droht* – anders als bei psychotischen Symptomen (wie etwa das Hören von Stimmen, die zur Schädigung des Kindes auffordern).

Unsere praktische Erfahrung mit Patientinnen zeigt immer wieder, dass man den *Verlauf* einer Zwangsstörung in der Schwangerschaft *nicht vorhersagen kann*. Sie kann gleichbleiben oder sich deutlich verschlechtern – eine Besserung ist eher weniger wahrscheinlich –; und das unabhängig davon, ob Medikamente eingenommen werden oder nicht. Und genau diese Ungewissheit und die praktischen Probleme, die sich aus einer Zwangsstörung mit einem Neugeborenen ergeben, sollten bei der Familienplanung berücksichtigt werden. Idealerweise gibt es die Möglichkeit, mit einer Psychotherapeutin, bei der man sich in Behandlung befindet, alle diese Aspekte zu besprechen und bereits in der Phase der Vorplanung eine regelmäßige psychotherapeutische Begleitung zu organisieren.

## Zwangserkrankung und Schwangerschaft

In seltenen Fällen treten Zwangssymptome *erstmals* bzw. ausschließlich in der Schwangerschaft auf. In der Regel ist es jedoch eine *vorbestehende Zwangsstörung*, die sich verschlechtert – auch dann, wenn sie durch Psychotherapie und/oder Medikation gut behandelt oder sogar ganz in den Hintergrund getreten war.

Die *Ursache* für das Auftreten bzw. die Verstärkung von Zwangssymptomen liegt in einem Zusammentreffen von hormonellen Veränderungen und psychologischen Herausforderungen (z. B. ableitbare Ängste vor der umfassenden Verantwortung für das Neugeborene, widerstreitende Gefühle). Nach der Entbindung scheinen auch Schlafmangel und Stress eine Rolle zu spielen.

Hinsichtlich des Auftretens von *Schwangerschaftskomplikationen* sind die Studienergebnisse noch uneinheitlich. Bei entsprechender Schwere der Symptomatik zeigt sich aber praktisch immer ein negativer Einfluss auf die Lebensqualität und dadurch ggf. auch auf die körperliche und seelische Gesundheit in der Schwangerschaft; und das ebenfalls unabhängig von eventuellen Medikamenteneinflüssen.

## Behandlung in der Schwangerschaft

Die Behandlung einer Zwangserkrankung in der Schwangerschaft erfolgt nach den allgemeinen Regeln der Behandlung: Psychotherapie ist ein wichtiger Baustein, bei ausgeprägter Störung ergänzt durch Antidepressiva, die vor allem auf das Serotonin-System im Gehirn wirken, das bei Zwangsstörungen beteiligt ist. Eine psychotherapeutische Begleitung ist insbesondere in der schwierigen Phase um die Geburt herum hilfreich.

Die meisten Antidepressiva sind nach Nutzen-Risiko-Abwägung auch in der Schwangerschaft einsetzbar.

## Absetzen oder Umstellen der Medikation?

Vom *Absetzen einer gut wirksamen Medikation* ist bei einer Zwangsstörung eindeutig abzuraten, da es schon bei Fortführung der Medikamente in der Schwangerschaft oftmals zu einer Verschlechterung kommt.

Erfahrungsgemäß brauchen von Zwangsstörungen Betroffene *hohe Dosen* der verordneten Medikamente; insofern sollte man während der Schwangerschaft bei einer Verschlechterung den noch vorhandenen Spielraum bei der Dosierung ausnutzen.

Die meist eingesetzten Antidepressiva vom SSRI-Typ erfordern nach Nutzen-Risiko-Abwägung üblicherweise keine Umstellung. Eine Ausnahme stellt ggf. *Fluoxetin* dar, was nach unserer praktischen Erfahrung allerdings in hoher Dosierung die beste Wirkung auf eine Zwangsstörung hat. Das Medikament hat im Gegensatz zu anderen SSRI eine sehr lange Halbwertzeit, was bedeutet, es bleibt sehr lange im Blut. Nach der Entbindung kann es daher zu Anpassungsstörungen beim Neugeborenen führen. Stillen wird aus dem gleichen Grund eher nicht empfohlen. Die Umstellung von Fluoxetin auf einen anderen SSRI kann im Laufe der Schwangerschaft, optimalerweise im 2. Schwangerschaftsdrittel, erfolgen.

Wurden in der Vergangenheit aber schon *andere SSRI versucht* und erst unter Fluoxetin die erwünschte Stabilität erreicht, sollte man bei diesem Medikament bleiben!

## Schwangerschaftsvorsorge, Geburtsplanung

Es gelten die allgemeinen Regeln der Schwangerschaftsvorsorge und Geburtsplanung, wie in den entsprechenden Kapiteln beschrieben.

Besteht schon vor oder während der Schwangerschaft eine Zwangssymptomatik, *verschlechtert* sich diese leider häufig nach der Entbindung. Aus diesem Grund ist es meist nicht sinnvoll, vor der Entbindung die Dosis einer wirksamen Medikation zu reduzieren. Wenn trotzdem eine Dosisreduktion vor der Entbindung erfolgt, muss die Dosis sofort nach der Geburt wieder erhöht werden.

Wenn *Zwangsgedanken im Wochenbett neu* auftreten, kann es sich um Symptome einer postpartalen Depression handeln. In diesem Fall klingen die Zwangssymptome i.d.R. mit Behandlung der Depression ab.

Bei postpartalen Zwangsgedanken mit aggressiven Inhalten entwickeln die Patientinnen meist ein ausgeprägtes *Vermeidungsverhalten*, um die befürchtete Gefährdung von ihrem Neugeborenen abzuwenden. Das kann so weit gehen, dass die Versorgung und das Alleinsein mit dem Kind schließlich weitestgehend vermieden werden. Zwangsgedanken, die eine versehentliche Schädigung des Neugeborenen beinhalten, führen nicht selten zu Kontrollhandlungen (um beispielsweise nach Verletzungen zu suchen). Der Entwicklung einer zufriedenstellenden Mutter-Kind-Beziehung können solche Symptome im Wege stehen, weshalb gerade in dieser Zeit eine intensive psychotherapeutische Betreuung die Unterstützung durch die Angehörigen ergänzen sollte.

## Zwangserkrankung und Stillen

Weder die Zwangserkrankung noch die Gabe eines Medikamentes spricht generell gegen das Stillen. Bezüglich der Medikation ist die Abwägung nach den üblichen Regeln vorzunehmen.

Um die Mutter zu entlasten, kann auch ein Teilstillen mit Zufüttern von Flaschennahrung erwogen werden, insbesondere bei ausgeprägtem Stillwunsch und gleichzeitig geringer Belastbarkeit.

# Essstörungen

> **Inhalt kurzgefasst**
>
> Gerade die ausgeprägten körperlichen Veränderungen durch die Schwangerschaft mit Zunahme des Körpergewichtes stellen für Frauen mit Essstörung eine besondere Herausforderung dar. Eine gesunde Ernährung sicherzustellen ist eines der zentralen Themen.

Essstörungen beginnen meist in der Jugend, manchmal sogar in der Kindheit, so dass sie zu der Zeit, wenn sich Frauen mit Familienplanung beschäftigen, oftmals schon viele Jahre bestehen und nicht selten auch bereits längerfristig psychotherapeutisch behandelt wurden.

Zur Kernproblematik einer *Anorexie* gehört die Wahrnehmung der Betroffenen, dass ihr Körper zu dick und zu unförmig ist, obwohl dies objektiv betrachtet keineswegs der Fall ist. Dies bezeichnet man auch als Körperschemastörung. Bei *Bulimie* stehen Essattacken mit selbst ausgelöstem Erbrechen im Vordergrund; das Gewicht kann normal oder zu niedrig sein bzw. im Bereich Übergewicht liegen. Noch schwieriger wird die Situation, wenn eine *Mischform* vorliegt aus Anorexie und Bulimie (auch Bulimarexie genannt), wenn also eine Magersucht mit Essattacken und selbst ausgelöstem Erbrechen einhergeht.

## Familienplanung bei Essstörungen

Im Hinblick auf Kinderwunsch und Schwangerschaft sind Essstörungen in verschiedener Hinsicht von Bedeutung.

Durch Verschiebungen im Hormonhaushalt kann es bei ausgeprägter Anorexie (= Magersucht) evtl. ein Problem sein, *schwanger zu werden* (weil z. B. kein Eisprung mehr stattfindet). Allerdings schützt das Ausbleiben der Periode nicht vor einer ungewollten Schwangerschaft; Verhütung ist also trotzdem erforderlich, wenn aktuell kein Kinderwunsch besteht.

Durch die körperlichen Veränderungen in der Schwangerschaft, insbesondere die Gewichtszunahme, kann es in der Schwangerschaft zu ausgeprägten *psychischen Belastungen* kommen. Wegen der Essstörung ist außerdem die ausgewogene und gesunde *Ernährung,* wie sie Schwangeren empfohlen wird, oftmals schwer einzuhalten.

## Essstörung und Schwangerschaft

Da die Selbstwahrnehmung des äußeren Erscheinungsbildes bei der Anorexie von großer Bedeutung ist, sind betroffene Frauen durch die *Veränderungen des Körpers* und die Gewichtszunahme im Rahmen der Schwangerschaft extrem gefordert, selbst dann, wenn sie sich ganz bewusst für ein Kind entschieden haben. Oftmals ist es ein ständiger Kampf darum, sich ausreichend und ausgewogen zu ernähren. Kommen in der Schwangerschaft Essattacken weiter vor und noch dazu selbstausgelöstes Erbrechen, kann es rasch zu Verschiebungen im Stoffwechsel, z. B. Veränderungen der Blutsalze und Eiweiße, kommen. Diese komplizieren dann die Schwangerschaft, wenn sie z. B. zu Mangelernährung und Wachstumsstörungen beim ungeborenen Kind führen.

Ein weiteres Problem kann sein, dass Frauen mit Essstörungen das *Wachstum eines neuen Lebens in sich selbst als etwas Fremdes* erleben und es kaum aushalten können. In frühen Stadien der Schwangerschaft können aus diesen Problemen erhebliche Ambivalenzen entstehen, die manchmal sogar bei einer Wunschschwangerschaft zur Frage führen, ob ein Schwangerschaftsabbruch doch die bessere Lösung wäre.

Zur Entstehung einer Essstörung, vor allem der Anorexie, trägt ein hohes *Kontrollbedürfnis* der betroffenen Frauen bei. Und natürlich ist eine Schwangerschaft alles andere als eine Situation, die man selbst kontrollieren kann – insofern ist es nachvollziehbar, dass von Essstörungen betroffene Frauen in der Schwangerschaft oftmals psychisch sehr belastet sind. Schuldgefühle und Anspannung sind typische Folgen.

Hinzu kommt die Gefahr von *Komplikationen* in der Schwangerschaft bzw. nach der Geburt (wie etwa ein niedriges Geburtsgewicht oder ein etwas erhöhtes Risiko für Frühgeburten). Auch eine Hyperemesis gravidarum (= sehr starkes Schwangerschaftserbrechen) scheint häufiger zu sein.

## Behandlung in der Schwangerschaft

Alle Arten von Essstörungen bzw. gestörtem Essverhalten sind ganz klar eine Domäne der Psychotherapie. Allerdings kommen bei einer Begleitdepression manchmal auch Antidepressiva zum Einsatz.

Hat schon einmal eine *Psychotherapie* stattgefunden, ist es empfehlenswert, möglichst den Kontakt zum früheren Psychotherapeuten wieder aufzunehmen; am besten sogar im Vorfeld, bei der Planung der Schwangerschaft. Das wäre der einfachste Weg, eine psychotherapeutische Begleitung in der Schwangerschaft sicherzustellen.

*Beratungsstellen* für Essstörungen können vor allem in Krisensituationen eine Anlaufstelle sein. Vielleicht gelingt darüber die Vermittlung an eine spezialisierte Therapeutin.

Auch der *Partner* kann Unterstützung leisten: Manche Frauen treffen von sich aus für die Zeit der Schwangerschaft die Entscheidung, eine andere Person die Einkäufe erledigen, die Mahlzeiten zubereiten und das Essen überwachen zu lassen und – im Extremfall – sogar den Kühlschrank unter Kontrolle zu halten. Gerade für Frauen mit Essattacken kann das sehr hilfreich sein; vorausgesetzt, sie haben es selbst so entschieden.

## Absetzen oder Umstellung der Medikation?

Da bei der Behandlung von Essstörungen die Psychotherapie im Vordergrund steht, ist bei der Planung einer Schwangerschaft durchaus die Überlegung berechtigt, ob die Antidepressiva abgesetzt werden können, ob man evtl. die Dosis verringern kann oder ob eine Kombination von Medikamenten auf ein Medikament reduziert werden kann. Wurden Antidepressiva wegen einer ausgeprägten Begleitdepression der Essstörung eingesetzt, muss das sorgfältig überlegt werden, um nicht einen Rückfall während der Schwangerschaft zu provozieren. Möglicherweise hilft auch eine Psychotherapie dabei. Das alles sollte in Ruhe mit der behandelnden Psychiaterin bzw. dem Psychotherapeuten besprochen werden.

## Schwangerschaftsvorsorge, Geburtsplanung

Es gelten die allgemeinen Regeln der Schwangerschaftsvorsorge und Geburtsplanung. Ein besonderes Augenmerk muss dabei immer der Entwicklung des Kindes im Hinblick auf Wachstum, Gewichtszunahme etc. gelten.

## Essstörungen und Stillen

Wegen der typischen Schwierigkeiten mit ihrem Körper bzw. dem Gewicht entscheiden sich viele Frauen mit Essstörung *gegen das Stillen*. Zum einen wollen sie für ihr Kind eine gute und ausgewogene Ernährung sicherstellen, zum anderen kämpfen sie nicht selten mit der Schwierigkeit, die für das Stillen erforderliche körperliche Nähe zum Kind zuzulassen. Im Sinne einer positiven Entwicklung der Mutter-Kind-Bindung ist in solchen Fällen die Entscheidung der Mutter, nicht oder nur teilweise zu stillen, für uns durchaus nachvollziehbar und sinnvoll. Es hilft auch dem Kind nicht, wenn die Mutter es stillt, dadurch dann aber in eine Depression rutscht.

Nimmt die Mutter Antidepressiva, gelten die üblichen Regeln für das Stillen.

# Emotional instabile Persönlichkeit, Borderline-Störung

> **Inhalt kurzgefasst**
>
> Frauen mit emotional instabiler Persönlichkeit kämpfen auch in der Schwangerschaft mit ihren typischen Schwierigkeiten, so etwa Stimmungsinstabilität, Problemen bei der zwischenmenschlichen Beziehungsgestaltung und Störungen der Impulskontrolle. Die eigenen Schwierigkeiten offen zu kommunizieren, hilft bei der optimalen Gestaltung der Schwangerschaft und Vorbereitung auf die Geburt.

Typisches Merkmal einer emotional instabilen Persönlichkeit (landläufig auch als Borderline-Persönlichkeit bezeichnet), ist die Tendenz, Impulse ohne Berücksichtigung von Konsequenzen auszuleben, verbunden mit einer Neigung zu emotionalen Ausbrüchen (Wutausbrüche, Ausraster), Stimmungsschwankungen sowie hoher Kränkbarkeit mit häufigen Konflikten. Auch die Gestaltung von zwischenmenschlichen Beziehungen ist oft konfliktbeladen.

Je nach Ausmaß der Problematik spricht man von einer emotional instabilen Persönlichkeit (also Persönlichkeitscharakteristika noch im Rahmen des normalen Spektrums) oder von einer emotional instabilen Persönlichkeits*störung* bzw. einer Borderline-*Störung*, die dann das Ausmaß einer krankheitswertigen Diagnose hat.

## Familienplanung bei emotionaler Instabilität

Mit Fragen wie »Werde ich es schaffen, eine gute Mutter zu sein?« oder »Bin ich der Versorgung eines Kindes gewachsen?« setzen sich Frauen mit emotionaler Instabilität in der Phase der Familienplanung oftmals besonders intensiv auseinander, weil sie selbst ihre Schwächen durchaus einschätzen können. Da für eine »Borderlinerin« nicht selten auch die Partnerschaft konfliktbeladen und nicht sehr gefestigt ist, kommt u. U.

auch die Sorge hinzu, irgendwann mit dem Kind allein zu sein. Über Unterstützungsmöglichkeiten sollte aus diesen Gründen bereits im Stadium der Familienplanung nachgedacht werden.

## Emotionale Instabilität und Schwangerschaft

Bei bereits eingetretener Schwangerschaft können sich die Ambivalenzen noch verstärken. Vor allem die Stimmungsschwankungen werden nicht selten durch die hormonellen Veränderungen in der Schwangerschaft weiter verstärkt und führen zu zusätzlichen Unsicherheiten und emotionalen Turbulenzen.

Probleme, anderen Menschen zu vertrauen, machen den Umgang mit der behandelnden Frauenärztin bzw. der Hebamme auch nicht leichter. Kommen *Traumafolgesymptome* hinzu, z. B. bei einer Vorgeschichte mit sexuellem Missbrauch, wird alles noch schwieriger.

Auch andere Probleme, die bei der emotional instabilen Persönlichkeitsstörung vorkommen, wie etwa Störungen des Essverhaltens sowie der Konsum von Nikotin, Alkohol oder Drogen, können eine Schwangerschaft weiter komplizieren. Diese Probleme tragen wahrscheinlich dazu bei, dass bei Schwangeren mit Borderline-Störung im Vergleich zu Frauen ohne eine solche Diagnose *mehr Komplikationen* in der Schwangerschaft und nach der Entbindung auftreten. Deshalb ist eine *besonders sorgfältige Überwachung der Schwangerschaft* sinnvoll, auch wenn keine Medikamente eingenommen werden.

## Behandlung in der Schwangerschaft

Die Behandlung der ersten Wahl bei emotionaler Instabilität ist die Psychotherapie, aber auch Psychopharmaka kommen zum Einsatz.

Optimal ist eine *psychotherapeutische Begleitung* in der Schwangerschaft oder sogar schon in der Phase der Familienplanung. Und vor allem, falls es bei ungeplanter Schwangerschaft um die Frage eines Schwangerschaftsabbruchs geht.

Hat schon einmal eine als erfolgreich empfundene Psychotherapie stattgefunden, ist es empfehlenswert, möglichst den Kontakt zum früheren Psychotherapeuten wiederaufzunehmen.

Auch wenn es »die« *medikamentöse Behandlung* der emotional instabilen Persönlichkeit bzw. Borderline-Störung nicht gibt, werden nicht selten unterschiedliche Psychopharmaka eingesetzt, oftmals auch kombiniert. So etwa verschiedene Antidepressiva zur Behandlung einer begleitenden Depression oder Reizbarkeit sowie Antipsychotika (= Neuroleptika) zur Behandlung von Unruhe, Schlafstörungen und Impulsdurchbrüchen. Ob diese Medikamente in der Schwangerschaft weiter eingenommen werden sollten, muss eine individuelle Nutzen-Risiko-Abwägung ergeben, auch in Abhängigkeit von eventuellen Symptomveränderungen in der Schwangerschaft.

Bezüglich weiterer Informationen zu den verschiedenen Medikamenten und Strategien bei Substanzmittelkonsum (Nikotin, Alkohol, Drogen) wird auf die entsprechenden Kapitel verwiesen.

## Absetzen oder Umstellen der Medikation?

Emotionale Instabilität muss nicht in jedem Fall medikamentös behandelt werden; eine wichtige Rolle spielt die Psychotherapie. Insofern kann bei der Planung einer Schwangerschaft und auch immer wieder während der Schwangerschaft geprüft werden, ob die Antidepressiva oder andere Medikamente noch erforderlich sind, ob man evtl. die Dosis verringern kann oder ob eine Kombination von Medikamenten auf eine Monotherapie (nur ein Medikament) reduziert werden kann. Aus der praktischen Erfahrung wissen wir allerdings, dass das nicht immer möglich ist, wenn die psychische Stabilität der werdenden Mutter, der eine hohe Bedeutung beizumessen ist, nicht anders erreicht wird. Diese Fragen sollten in Ruhe mit dem behandelnden Psychiater besprochen werden.

## Schwangerschaftsvorsorge, Geburtsplanung

Unabhängig von der Einnahme von Medikamenten sollte wegen der erhöhten Risiken für Schwangerschaftskomplikationen eine konsequente Vorsorge erfolgen.

Wegen der erwähnten Schwierigkeiten, vertrauensvolle Beziehungen aufzubauen und aufrechtzuerhalten, empfiehlt sich möglichst schon vor der Schwangerschaft die Suche nach einer Frauenärztin, zu der eine solche Beziehung möglich erscheint. Mit ihr sollten auch Gewalt- bzw. Missbrauchserfahrungen angesprochen werden (ohne ins Detail gehen zu müssen!), um für die notwendigen Untersuchungen und die Entbindungssituation vorzusorgen. Gleiches gilt für die betreuende Hebamme. Optimal ist die Begleitung durch eine *Beleghebamme*, die Sie nicht nur in der Schwangerschaft betreut, sondern die auch zur Geburt mit in die Klinik kommt.

Mit der Hebamme, die in der Schwangerschaft die Betreuung übernimmt, sollte frühzeitig die Entbindung geplant werden. Hilfreich ist eine Anmeldung in der gewünschten Entbindungsklinik, bei der über die bestehende Problematik, vor allem die emotionale Instabilität bzw. die Diagnose »Borderline« gesprochen werden sollte (Ihre Frauenärztin kann Ihnen ggf. bei der Anmeldung helfen). So können dann frühzeitig möglicherweise entstehende *besondere Bedürfnisse* bzw. zu erwartende Probleme (z. B. bei häufigem Betreuungswechsel) mitgeteilt werden. Dies gilt insbesondere, wenn aus der Vorgeschichte Traumatisierungen bekannt sind. Auch für die betreuenden Geburtshelfer werden Unsicherheiten vermieden, da sie sich vorher über die Problematik informieren und darauf einstellen können.

Sind in der Schwangerschaft Psychopharmaka (wie etwa Antidepressiva) erforderlich, empfiehlt sich die Beratung mit dem behandelnden Psychiater, ob beispielsweise vor der Entbindung die Dosis vorübergehend reduziert werden kann. Dieser kann ggf. auch spezielle Betreuungsmaßnahmen empfehlen (wie etwa die Mitaufnahme einer Begleitperson).

## Emotionale Instabilität und Stillen

Für Mütter mit emotionaler Instabilität ist volles Stillen manchmal problematisch, da es wenig persönliche Flexibilität erlaubt. Auch die ständige körperliche Nähe ist für manche Frauen schlecht auszuhalten. Wenn dann noch die Einnahme von Medikamenten oder Substanzkonsum (wie etwa Nikotin) hinzukommen, kann es sinnvoll sein, sich gegen das Stillen zu entscheiden.

Bei der Entwicklung einer positiven Mutter-Kind-Bindung kann auch das *Teil-Stillen* helfen, wobei Nahrung zugefüttert wird und andere Betreuungspersonen die Versorgung des Neugeborenen zeitweise übernehmen können.

# Posttraumatische Belastungsstörung (PTBS) und andere Traumafolgestörungen

> **Inhalt kurzgefasst**
>
> Abhängig von der Art der erlittenen Traumatisierung kann eine Traumafolgestörung das Erleben einer Schwangerschaft und Entbindung sehr unterschiedlich beeinflussen. Insbesondere bei Erlebnissen mit körperlichen Übergriffen in der Vorgeschichte trägt eine offene Kommunikation (ohne ins Detail zu gehen) mit Frauenärztin und Hebamme zu sensibler Betreuung und guten Erfahrungen bei. Auch über eine frühere traumatisch erlebte Entbindung sollten alle Beteiligten informiert sein.

Die posttraumatische Belastungsstörung (PTBS) ist die wichtigste Traumafolgestörung; weniger charakteristisch sind längerfristige depressive Reaktionen. Sehr selten ist die multiple Persönlichkeit, die am Ende dieses

Kapitels beschrieben wird. In den folgenden Abschnitten geht es schwerpunktmäßig um die PTBS.

Bei Traumafolgestörungen handelt es sich um psychische Erkrankungen, die nach einem schwerwiegenden Ereignis aufgetreten sind, das man selbst erlebt oder miterlebt hat, und die mit diesem direkt in Zusammenhang stehen. Ereignisse, die von anderen Menschen zumindest mitverursacht sind, wie z. B. körperliche Übergriffe oder Kriegserlebnisse, sind mit einem höheren Risiko verbunden, eine PTBS auszulösen als z. B. Naturkatastrophen. Auch Ereignisse, die über einen längeren Zeitraum andauern oder wiederholt auftreten, wie etwa sexueller Missbrauch, gehen mit einem höheren Risiko einer späteren PTBS einher.

Die Hauptsymptome einer PTBS sind Intrusionen, d.h. sich immer wieder *aufdrängende Erinnerungen* an das traumatische Erleben. Dabei sind besonders die Flashbacks (auch als Nachhallerinnerungen bezeichnet) für die Betroffenen quälend. Oft haben sie szenenhaften Charakter (wie ein Film, der vor dem inneren Auge abläuft) und sind mit den gleichen Gefühlen verbunden wie das ursprüngliche Erleben. Auch in Alpträumen kehrt die traumatische Situation häufig wieder. Begleitend bzw. als Folge kommt es häufig zu Depressivität, emotionaler Abgestumpftheit sowie zu Gereiztheit und Schreckhaftigkeit. Situationen, die an das Trauma erinnern, werden vermieden, da manchmal kleine Assoziationen (wie ein Geräusch, ein Geruch) die Flashbacks auslösen.

Bei schweren Traumfolgestörungen kommt es auch zur *Dissoziation*. Das ist eine Schutzfunktion der Psyche, bei der sich der Bewusstseinszustand verändert (die Psyche sorgt praktisch dafür, dass man die extrem belastende Situation »verlässt« – ein Symptom, das insbesondere beim sexuellen Missbrauch auch schon während der Erlebnisse auftreten kann).

## Familienplanung bei Traumatisierung

Im Zusammenhang mit der Familienplanung ist eine PTBS von Bedeutung, weil sie sich in der Schwangerschaft verschlechtern kann. Vor allem wenn die frühere Traumatisierung etwas mit Körperkontakten zu tun hatte (wie etwa bei sexuellen Übergriffen), muss man sich darauf einstellen, dass die körperlichen Veränderungen in der Schwangerschaft oder auch Untersuchungen problematisch sein können. Deshalb muss man nicht vom Kinderwunsch Abstand nehmen, sollte aber in Erwägung ziehen, sich bereits im Vorfeld im Rahmen einer Psychotherapie mit den daraus entstehenden Herausforderungen auseinanderzusetzen.

Nur in ganz schweren Fällen von Traumatisierung, die auch mit anfallsartig auftretenden Bewusstseinsveränderungen einhergehen (wie etwa schwere *dissoziative Symptome*), muss darüber nachgedacht werden, ob damit die Versorgung eines Kindes möglich ist, ohne es zu gefährden. Typischerweise sind Betroffene mit einer solchen dissoziativen Störung in längerfristiger Psychotherapie, wo man diese Frage ausführlich erörtern kann.

## PTBS und Schwangerschaft

Frühere Traumatisierungen bzw. eine bestehende PTBS können während der Schwangerschaft oder durch die Geburt wieder in den Vordergrund treten (= reaktualisiert werden), obwohl sie längst vergessen schienen. Besonders durch intime Situationen, wie etwa vaginale Untersuchungen oder auch bestimmte Ultraschalluntersuchungen, können die Wiedererinnerungen getriggert, d. h. angestoßen werden. Plötzlich sind die alten Bilder wieder da, ebenso die dazugehörigen Gefühle. Wenn das bereits aus anderen Zusammenhängen bekannt ist – wie etwa von normalen gynäkologischen Untersuchungen –, sollte das frühzeitig angesprochen werden, damit die Frauenärztin und die Hebamme sich auf die Situation einstellen können. Hilfreich sind auch Hinweise, wie sie mit einer solchen Situation umgehen sollen.

Auch von Frauen, die keine zurückliegenden Traumata haben, kann die *Geburt traumatisch erlebt* und verarbeitet werden. Die meisten Schwangeren erwarten ein positives Geburtserlebnis, und wenn es dann nicht so läuft wie erwartet oder es gar zu Komplikationen kommt, besteht die Gefahr der Traumatisierung. Symptome, wie sie zur posttraumatischen Belastungsstörung gehören, sind nach Entbindungen nicht selten und trüben das psychische Befinden der Mütter. Solche Symptome, die bis hin zum Vollbild einer posttraumatischen Belastungsstörung gehen können, klingen oftmals nach einigen Wochen von selbst wieder ab. Ist das nicht der

Fall, sollte auf jeden Fall eine psychotherapeutische Behandlung in Angriff genommen werden. Gibt es zusätzlich deutliche Symptome einer postpartalen Depression, ist möglicherweise auch eine medikamentöse Behandlung erforderlich.

## Behandlung in der Schwangerschaft

Medikamente spielen bei der Behandlung von Traumafolgestörungen nur eine untergeordnete Rolle, im Vordergrund stehen geeignete traumaspezifische Psychotherapieverfahren. Gibt es eine laufende Psychotherapie, kann diese als Begleitung in der Schwangerschaft sehr hilfreich sein. Evtl. lässt sich auch ein Kontakt zu einem früher behandelnden Psychotherapeuten wieder aufnehmen.

Zur Behandlung von begleitenden depressiven Verstimmungen und ausgeprägter Reizbarkeit sowie gegen Schlafstörungen und Alpträume kommen Antidepressiva (insbesondere SSRI), aber auch Antipsychotika, z. B. bei Unruhe und Schlafstörungen, zum Einsatz.

## Absetzen oder Umstellen der Medikation?

Bei der Behandlung einer PTBS steht die Psychotherapie im Vordergrund. Deshalb kann bei der Planung einer Schwangerschaft und auch während der Schwangerschaft geprüft werden, ob die Antidepressiva oder andere Medikamente noch erforderlich sind und ob eine Veränderung möglich ist. Berücksichtigen muss man dabei, dass die Schwangerschaft das Risiko einer Reaktualisierung der Trauma-Symptome mit sich bringt und dass die Fortführung der Medikation möglicherweise ein Schutz dagegen ist.

## Schwangerschaftsvorsorge, Geburtsplanung

Es gelten die allgemeinen Empfehlungen für die Schwangerschaftsvorsorge. Allerdings ist es empfehlenswert, schon bei diesen Untersuchungen auf eventuell bestehende oder zu erwartende Symptome hinzuweisen. Dafür müssen Sie nicht ins Detail gehen, können aber beispielsweise mitteilen, dass Sie aufgrund früherer Erlebnisse Probleme mit Berührungen im Intimbereich, an der Brust oder am Bauch haben. Ihre Frauenärztin kann sich dann darauf einstellen. Auch Hinweise, wie sie mit bestimmten Reaktionen von Ihnen umgehen kann, sind hilfreich.

Noch wichtiger ist die Geburtsvorbereitung: Um eine *Reaktualisierung* nach früherer Traumatisierung oder die Verschlimmerung einer vorbestehenden PTBS möglichst zu vermeiden, sollte diese vor der Geburt angesprochen werden. Dann kann das Team in der Geburtsklinik geeignete Maßnahmen und eine auf Ihre persönlichen Bedürfnisse zugeschnittene Entbindung planen. Dazu kann es beispielsweise gehören, sich die notwendigen medizinischen Maßnahmen ausführlich erklären zu lassen und auf persönliche *Traumatrigger* hinzuweisen (z. B. sprachliche Formulierungen, bestimmte Berührungen oder Gerüche, die Flashbacks auslösen können).

Auch wenn die *Anwesenheit anderer Personen* problematisch ist, sollte das im Vorfeld besprochen und klar formuliert werden. So kann man etwa um möglichst wenig fremde Menschen oder auch nur Frauen im Kreißsaal bitten. Wichtig ist immer, dass Sie als betroffene Schwangere Ihre eigenen Bedürfnisse deutlich machen.

Auch eine *Nachbesprechung* der Geburt kann sinnvoll sein. Insbesondere wenn es wegen auftretender Komplikationen sehr schnell gehen musste oder die Entbindende durch die sich lange hinziehende Geburt schon sehr erschöpft war, kann sie nicht immer nachvollziehen, was und warum etwas passiert ist.

Sollten Sie nach der Entbindung das Bedürfnis haben, die medizinischen Details noch einmal zu besprechen, beispielsweise mit der Hebamme oder der beteiligten Ärztin, dann äußern Sie dies.

## PTBS und Stillen

Generell gelten die allgemeinen Empfehlungen zum Stillen; auch die Einnahme von Medikamenten spricht nicht generell dagegen. Möglicherweise gibt es aber bei Vortraumatisierung Probleme mit körperlicher Nähe oder auch Berührung bestimmter Körperregionen (vor allem, wenn es um körperliche Übergriffe bzw. Missbrauch ging). Ist das schon im

Vorfeld klar oder stellt sich das im Laufe der Zeit heraus, sollte es offen angesprochen werden, z. B. mit der Hebamme oder der Stillberaterin. Dabei braucht nicht auf konkrete Einzelheiten eingegangen zu werden. Vielleicht lässt es sich dann so einrichten, dass zumindest zu Beginn einzelne Stillmahlzeiten möglich sind und ansonsten Flaschennahrung gegeben wird.

## Sondersituation dissoziative Persönlichkeit, multiple Persönlichkeit

Eine sehr seltene Form der Traumafolgestörung ist die dissoziative Persönlichkeitsstörung, auch als multiple Persönlichkeitsstörung bezeichnet (von multipel = vielfältig). Die Problematik ist am ehesten unter der Bezeichnung »multiple Persönlichkeit« bekannt, da sie immer wieder Thema von Filmen und in der Literatur ist. Wissenschaftlich ist die Problematik nicht unumstritten. Aufgrund ihrer *Seltenheit* haben die wenigsten Psychiater und Psychotherapeutinnen eigene praktische Erfahrungen in der Behandlung Betroffener.

Die Symptome sind typischerweise die *Folge* von schwerwiegenden und wiederkehrenden, oft auch vielfältigen Traumatisierungen, so etwa körperliche, sexuelle oder psychische Misshandlungen. Eine Reaktionsform des menschlichen Gehirns ist es, in »unerträglichen Situationen abzuschalten«, sodass die Erlebnisse nur noch wie hinter einer Glasscheibe oder gar nicht mehr bewusst wahrgenommen werden. Anders als bei der PTBS sind die Erinnerungen danach nicht ständig und intensiv präsent, sondern »tief unten im Gedächtnis verborgen« und nicht ohne weiteres zugänglich.

Eine Langzeitfolge dieser auch als Dissoziationen bezeichneten Reaktionen ist die *Abspaltung ganzer Persönlichkeitsanteile* im Laufe der Entwicklung. Im Jugend- oder Erwachsenenalter zeigen sich dann verschiedene »Persönlichkeiten« abwechselnd, was wie bei der PTBS ausgelöst werden kann durch spezielle Triggersituationen (also beispielsweise bestimmte Wahrnehmungen, die an die traumatischen Erfahrungen rühren). Die Betroffenen zeigen plötzlich ein verändertes Verhalten, sprechen z. B. mit veränderter Stimme und nennen sich selbst bei einem anderen Namen – unvermittelt kommt eine andere Persönlichkeit zum Vorschein. Die

Bezeichnung multiple Persönlichkeit macht deutlich, dass es nicht nur zwei, sondern manchmal auch *viele verschiedene Persönlichkeiten* sein können. Die Betroffenen selbst nehmen sich immer nur in dem gerade vorherrschenden Persönlichkeitsanteil war und wissen nichts von den anderen.

Bei *Kinderwunsch* stellt sich dann u.a. die Frage, ob alle Persönlichkeitsanteile mit einem Kind gut umgehen können oder wie sich diese Zustände auf die Entwicklung des Kindes auswirken können. Hierzu gibt es aufgrund der Seltenheit des Krankheitsbildes noch keine wissenschaftlichen Erkenntnisse, so dass immer eine sehr individuelle Beratung erfolgen muss.

Auf jeden Fall gibt es eine Vielzahl von Aspekten zu bedenken, und es ist davon auszugehen, dass weder die Schwangerschaft noch die Rolle als Mutter einfach wird. Wegen dieser zu erwartenden Probleme sollte zumindest der *zweite Elternteil* eine äußerst stabile Persönlichkeit sein, die Nähe geben und eine sichere Bindung aufbauen kann und die für das Kind dauerhaft als Bezugsperson zur Verfügung steht. Auch die Unterstützung durch andere Personen im sozialen und familiären Umfeld ist sehr wichtig.

Kommt es zur Schwangerschaft, dann sind alle in diesem Kapitel für die PTBS genannten Aspekte zu berücksichtigen; darüber hinaus aber noch ein deutlich größeres Maß an Unterstützung und Fürsorge.

## ADHS und ADS

### Inhalt kurzgefasst

Da ADHS und ADS bei Erwachsenen mit ihren Auswirkungen noch gar nicht so lange als krankheitswertiges Problem wahrgenommen werden, sind auch die wissenschaftlichen Untersuchungen zu Schwangerschaft und Mutterschaft rar, ebenso wie zu den in dieser Lebensphase eingesetzten medikamentösen Strategien, i.d.R. mit bestimmten Stimulanzien. Unsere praktische Empfehlung geht deshalb dahin, zu überprüfen,

> inwieweit auch ohne Medikamente eine stabile psychische Situation hergestellt werden kann – ohne dies um jeden Preis anzustreben.

Die ADHS (Aufmerksamkeitsdefizit/-Hyperaktivitätsstörung) inklusive der Unterform ADS (Aufmerksamkeitsstörung ohne Hyperaktivität) ist eine der häufigsten entwicklungspsychiatrischen Erkrankungen im Kindesalter. Sie kommt aber auch im Erwachsenenalter vor; nicht selten sind es Erwachsene, bei denen im Kindesalter noch keine Diagnose gestellt wurde.

Der Einfachheit halber wird im Folgenden von ADHS gesprochen, was aber die ADS mit einbezieht, da sich die medikamentöse Behandlung und auch die Beurteilung hinsichtlich der Schwangerschaft bzw. Entbindung nicht unterscheiden.

Die Kernsymptome sind Hyperaktivität, Impulsivität und Probleme bei Konzentration und Aufmerksamkeit. Dadurch haben die Betroffenen häufig Schwierigkeiten im Beruf und in Beziehungen. Zudem haben sie ein höheres Risiko für Unfälle und Verletzungen. Über die Hälfte der ADHS-Patienten leidet an weiteren psychischen Problemen wie Depressionen, Suchterkrankungen, Angststörungen und Persönlichkeitsstörungen. Auch körperliche Erkrankungen kommen bei Menschen mit ADHS häufiger vor, so etwa Übergewicht oder Asthma.

Die Behandlung der ADHS beinhaltet neben der Aufklärung über das Störungsbild (= Psychoedukation) die medikamentöse Therapie mit Stimulanzien und ggf. auch Psychotherapie.

## Familienplanung bei ADHS

Es gibt bisher wenige Studien, die sich damit beschäftigt haben, wie sich eine ADHS der Mutter (oder des Vaters) in der frühen Kindheit auf die *Entwicklung eines Kindes* auswirkt. Es gibt allerdings Hinweise, dass eine Mutter, die selbst an ADHS leidet, einem von ADHS betroffenen Kleinkind mehr Wärme und Verständnis entgegenbringen kann als eine Mutter, die selbst nicht betroffen ist.

Es wurden jedoch auch einige negative Effekte einer ADHS der Eltern gezeigt, wie etwa erhöhter elterlicher Stress, erhöhtes Risiko für die

Kinder, selbst ADHS zu entwickeln, weniger gute Effekte eines sogenannten Eltern-Trainings, sowohl zu laxes als auch überfürsorgliches Erziehungsverhalten und erhöhte Aggressionen bei Kindern in Zusammenhang mit erhöhtem Chaos zu Hause.

Aus dem Grund sollten sich Eltern, die an ADHS leiden, bereits bei der Familienplanung mit diesen besonderen Herausforderungen beschäftigen. Dazu gehört es beispielsweise, sich frühzeitig um Informationen bezüglich einer guten Beziehungsgestaltung zum Säugling und Kleinkind zu bemühen, und auch die Bereitschaft, später Unterstützung bei der Erziehung des Kindes in Anspruch nehmen.

## ADHS und Schwangerschaft

Mädchen bzw. Frauen mit ADHS haben ein erhöhtes Risiko für Teenagerschwangerschaften und generell für ungeplante Schwangerschaften. Zudem gibt es Hinweise auf ein erhöhtes Risiko für *Schwangerschafts- und Geburtskomplikationen* bei Müttern mit ADHS, und zwar unabhängig von der Einnahme von Medikamenten – möglicherweise aufgrund eines ungünstigeren Gesundheitsverhaltens. Daher sollten Vorsorgeuntersuchungen auf jeden Fall wahrgenommen werden und die Entbindung in einer Klinik mit Perinatalzentrum, d.h. Neugeborenen-Intensivstation, geplant werden.

## Behandlung in der Schwangerschaft

In Deutschland sind für Erwachsene bisher nur einzelne Medikamente zugelassen; zum Einsatz kommen ggf. auch Präparate, die für Kinder erprobt sind. Nach dem bisherigen Kenntnisstand ist eine medikamentöse Behandlung einer ADHS auch in der Schwangerschaft möglich, allerdings ist die Datenbasis für die Bewertung der einzelnen Subtanzen noch gering (Informationen zu den Einzelsubstanzen www.embryotox.de).

Insofern ist eine sorgfältige Überprüfung der Medikation schon in der Phase der Familienplanung sinnvoll. Bei der Nutzen-Risiko-Abwägung ist auch zu berücksichtigen, dass die Medikation zur mütterlichen Stabilität und zur Verminderung von eventuellem Risikoverhalten beitragen kann, was wiederum wichtig ist für einen möglichst komplikationsarmen Schwangerschaftsverlauf.

## Absetzen oder Umstellen der Medikation?

Wegen der noch vergleichsweise wenigen Daten für die in Frage kommenden Medikamente bezüglich ihrer Auswirkungen auf die Schwangerschaft sollte bei der Planung auf jeden Fall geprüft werden, ob die Medikamente unerlässlich sind oder ob man evtl. die Dosis verringern bzw. sie ganz absetzen kann. Das kann anders bewertet werden als bei Erkrankungen wie etwa Psychosen oder bipolaren Störungen, bei denen oftmals ein Absetzen zur schweren Wiedererkrankung und damit vielleicht sogar zu einem schlechteren Gesamtverlauf führt.

Kommt es nach der Reduktion bzw. dem Absetzen der Stimulanzien wieder vermehrt zu ungesunden Verhaltensweisen, wie Zigarettenrauchen, Alkoholkonsum oder Konsum illegaler Drogen, oder nimmt das Stresslevel wieder deutlich zu, muss genau geprüft werden, ob es sinnvoll ist, die Medikamente während der Schwangerschaft weiter einzunehmen. Eine ähnliche Bewertung ist vorzunehmen, wenn eine Schwangerschaft ungeplant unter Medikamenten eintritt. Das alles sollte in Ruhe mit dem behandelnden Psychiater besprochen werden.

## Schwangerschaftsvorsorge, Geburtsplanung

Es gelten die allgemeinen Empfehlungen für Schwangerschaftsvorsorge und Geburtsplanung, wie in den entsprechenden Kapiteln beschrieben. Insbesondere bei Einnahme von Stimulanzien sollte eine *intensive Überwachung* der gesamten Schwangerschaft erfolgen, um Komplikationen möglichst frühzeitig zu erkennen und dann ggf. die Medikation zu verändern.

Sprechen Sie sowohl mit der Hebamme, die Sie in der Schwangerschaft betreut, als auch bei der Anmeldung zur Entbindung in der Klinik über die bestehende ADHS. Dabei können Sie dann frühzeitig auch daraus möglicherweise entstehende Bedürfnisse bzw. hilfreiche Umstände (z. B. besondere Reizabschirmung) mitteilen.

Frauen mit ADHS haben im Übrigen ein erhöhtes Risiko, eine *postpartale Depression* zu entwickeln. Deshalb sollten Betroffene und Ihre Familie auf entsprechende Frühwarnzeichen achten.

## ADHS und Stillen

Die verfügbaren Informationen zur Auswirkung von ADHS-Medikamenten in der Stillzeit sind gering, so dass derzeit nur eine sorgfältige Abwägung im Einzelfall empfohlen werden kann.

Nach unserer klinischen Erfahrung ist es für Mütter mit ADHS wegen der körperlichen Unruhe und vor allen Dingen auch wegen des verminderten Durchhaltevermögens und der niedrigen Frustrationstoleranz oftmals schwierig, *längerfristig zu stillen*. Dabei kann die Begleitung durch eine Hebamme bzw. Stillberaterin hilfreich sein, da längeres Stillen möglicherweise auch das ADHS-Risiko des Kindes vermindern kann. Aber Stillen um jeden Preis ist nicht das Ziel, sondern eine psychisch möglichst stabile Mutter, die vielleicht mit erneuter Einnahme ihrer Medikamente auf anderem Wege eine intensive Nähe zum Kind herstellen kann.

# Substanzkonsum, Abhängigkeit

### Inhalt kurzgefasst

Sicher ist allen Betroffenen bewusst, dass der Konsum von Nikotin und Alkohol ebenso wie der von illegalen Drogen in der Schwangerschaft nicht sein sollte, da er für ein ungeborenes Kind schädlich ist – bis hin zur Entwicklung von körperlichen und geistigen Schäden. Trotzdem ist es nicht allen Betroffenen möglich, völlige Abstinenz herzustellen. Deshalb fassen wir in diesem Kapitel die wichtigsten Informationen zu den einzelnen Substanzen zusammen und wie man mit den zu erwartenden Problemen umgeht.

Neben der Nikotinabhängigkeit sind die Abhängigkeit von Benzodiazepinen (= Beruhigungsmittel) und Alkohol die häufigsten Substanzkonsumstörungen in Deutschland. Aber auch Cannabisabhängigkeit und der suchtmäßige Konsum von opioidhaltigen Schmerzmitteln stellen zunehmend ein Problem dar.

Für den Substanzkonsum während der Schwangerschaft fehlen für Deutschland genaue Zahlen. Die Angaben einer US-amerikanischen Studie sind jedoch alarmierend: ca. 6 % der Schwangeren konsumieren illegale Drogen, 8,5 % Alkohol und ca. 16 % Zigaretten. Alle diese Substanzen sind eindeutig schädlich für das ungeborene Kind.

Substanzkonsum und Abhängigkeit sind nicht mit den vorher beschriebenen psychischen Erkrankungen zu vergleichen, da *der Substanzkonsum der Sucht dient* und nicht – wie bei den psychischen Erkrankungen – der Behandlung.

Die Behandlung von Abhängigkeitserkrankungen strebt i. d. R. eine *vollständige Abstinenz* von der Substanz an, während eine *Substitution* mit weniger schädlichen Medikamenten möglichst nur eine vorübergehende Lösung darstellen soll.

In den kommenden Abschnitten erfolgt die Beschreibung der einzelnen Substanzen und deren Auswirkungen auf die Schwangerschaft bzw. das ungeborene Kind sowie infrage kommender Behandlungsansätze.

> **Hinweis**
>
> Möglicherweise fällt Ihnen auf, dass mehr *Fachbegriffe* auftauchen als in anderen Kapiteln. Alles ausführlich zu erklären, würde den Rahmen dieses Buches sprengen. Wir gehen allerdings davon aus, dass betroffene Frauen sich mit der jeweiligen Substanz schon recht gut auskennen und wissen, was gemeint ist.

## Zigaretten und E-Zigaretten

Rauchen in der Schwangerschaft und die dadurch ausgelöste Belastung des ungeborenen Kindes mit Nikotin führt nachgewiesenermaßen zu einem höheren Risiko für Schwangerschaftskomplikationen und kindliche

Wachstumsverzögerungen. Außerdem erhöht sich das Risiko für eine Frühgeburt sowie für späteres Asthma beim Kind, und auch der plötzliche Kindstod wird mit dem Zigarettenkonsum der Eltern in Verbindung gebracht.

Die sogenannten *E-Zigaretten* scheinen genauso schädlich zu sein für das ungeborene Kind wie der herkömmliche Tabak.

Es gibt viele *verhaltenstherapeutische Programme* zur Behandlung einer Zigarettenabhängigkeit, die häufig auch von den Krankenkassen gefördert und bezahlt werden. Da *jede* nicht gerauchte Zigarette zählt, ist die Beendigung des Rauchens immer sinnvoll, auch wenn es erst später in der Schwangerschaft erfolgt. Und wenn keine vollständige Abstinenz gelingt, ist selbst eine *Verminderung der Zigarettenzahl* hilfreich.

Bei sehr schwerer Nikotinabhängigkeit kann es sinnvoll sein, im Rahmen der Nutzen-Risiko-Abwägung ein *Raucherentwöhnungsmittel* einzusetzen, da das weniger schädlich ist als der fortgesetzte Zigarettenkonsum.

Der Einsatz von *Nikotinpflastern* sollte in der Schwangerschaft *Ausnahmesituationen* vorbehalten bleiben. Zwar fallen die zahlreichen im Zigarettenrauch enthaltenen anderen Schadstoffe weg; das durch die Pflaster übertragene Nikotin ist aber mengenmäßig dem Zigarettenkonsum zumindest vergleichbar. Hinsichtlich Schwangerschaftskomplikationen konnten Vorteile von Nikotinpflastern bisher nicht eindeutig nachgewiesen werden.

## Alkohol

Schon lange ist bekannt, dass selbst kleine Mengen Alkohol negative Effekte für das ungeborene Kind haben können. Eine schwerwiegende Komplikation ist das *fetale Alkoholsyndrom (FAS)*, bei dem die Kinder in unterschiedlichem Ausmaß typische Gesichtsfehlbildungen, eine Intelligenzminderung und Verhaltensauffälligkeiten wie Aggressivität und Hyperaktivität zeigen können. Insbesondere dadurch haben von FAS betroffene Menschen oftmals im späteren Leben Schwierigkeiten.

> **Wichtig:** Es gibt <u>keine Menge</u> an Alkohol, die als ungefährlich in der Schwangerschaft betrachtet werden kann! Daher sollten Schwangere

> *überhaupt keinen Alkohol* zu sich nehmen, und das gilt für die gesamte Schwangerschaft.

Wird eine Schwangerschaft geplant, gilt die Empfehlung, dass bereits zu diesem Zeitpunkt auf Alkohol verzichtet werden sollte. Denn bei Feststellung der Schwangerschaft sind oftmals schon die ersten ein bis zwei Monate vorbei, in denen das ungeborene Kind ganz besonders empfindlich ist.

Bei einer *Alkoholabhängigkeit* sollte auf jeden Fall eine qualifizierte Entzugsbehandlung unter stationären Bedingungen erfolgen. In der Entgiftungsphase können unter Nutzen-Risiko-Abwägung zur Verhinderung eines Alkoholentzugsdelirs (eine lebensbedrohliche Komplikation) kurzzeitig Psychopharmaka eingesetzt werden.

## Beruhigungs- und Schlafmittel

In diesem Abschnitt geht es um Beruhigungsmittel (= Tranquilizer aus der Gruppe der Benzodiazepine) und Schlafmittel, die als Z-Substanzen bezeichnet werden (Zolpidem, Zopiclon, Zaleplon).

*Benzodiazepine* sind die einzigen Psychopharmaka, die tatsächlich zu einer Toleranzentwicklung mit steigendem Dosisbedarf und Abhängigkeit führen können. Sie sollten in der Schwangerschaft langsam ausgeschlichen werden, weil im Rahmen von Anpassungsstörungen ansonsten die Gefahr eines so genannten *Floppy-Infant-Syndroms* beim Neugeborenen besteht. Dies zeichnet sich durch Atem- und Muskelschwäche aus.

Benzodiazepine dürfen nach längerer Einnahme auf keinen Fall plötzlich komplett *abgesetzt* werden, da ansonsten Entzugskrampfanfälle und in selteneren Fällen auch ein Entzugsdelir mit Bewusstseinsstörungen und Halluzinationen als schwere Komplikation drohen. Zudem wird das sofortige vollständige Absetzen auch subjektiv als sehr unangenehm erlebt, vor allem wegen der damit oft verbundenen starken inneren Unruhe, Depressions- und Angstsymptomen, zum Teil auch Schmerzen.

Die als Schlafmittel eingesetzten *Z-Substanzen* (Zolpidem, Zopiclon, Zaleplon) haben ein ähnlich hohes Abhängigkeitsrisiko, führen aber beim Absetzen zu weniger ausgeprägten Symptomen als Benzodiazepine. Alle diese Medikamente sollten nur kurzfristig als Notfallmedikamente eingesetzt werden, aber keinesfalls längerfristig.

## Schmerzmittel

Schmerzmittel, die keine Opioide sind (z. B. Ibuprofen, Paracetamol, Metamizol und Kombinationspräparate), haben zwar kein Abhängigkeitspotenzial im eigentlichen Sinne, aber es kommt dennoch zur übermäßigen und *missbräuchlichen Einnahme.* So etwa bei Patientinnen mit chronischen Schmerzsyndromen, vor allem Kopfschmerzen. Nicht selten entwickelt sich dann ein *Schmerzmittel-Kopfschmerz*, der dazu führt, dass immer höhere Dosen eingenommen werden.

*Paracetamol* kann, im Gegensatz zu Ibuprofen und ASS, prinzipiell während der ganzen Schwangerschaft eingenommen werden. Studienergebnisse, die nach wiederholter Paracetamol-Einnahme während der Schwangerschaft häufiger ADHS und Autismus-Spektrum-Störungen bei den Kindern gefunden haben, sind umstritten. Ob für die Auffälligkeiten andere Begleitfaktoren ursächlich sind, wie etwa mütterliche Charakteristika, familiäre Faktoren, oder ob es zufällige Ergebnisse sind, ist noch unklar.

Letztendlich sollte aber der Schmerzmittelkonsum in der Schwangerschaft und Stillzeit möglichst gering gehalten werden. Insbesondere bei chronischen neurologischen Schmerzstörungen sind z. B. bestimmte *Antidepressiva* eine sinnvolle Alternative, die wenig problematisch für die Mutter und das ungeborene Kind sind.

## Opiate und opioidhaltige Schmerzmittel

*Opioide* ist der Sammelbegriff für die Gruppe natürlicher und synthetischer Substanzen, die morphinartige Eigenschaften aufweisen und an Opioidrezeptoren wirksam sind. Der Begriff *Opiat* steht hingegen nur für die natürlicherweise im Opium vorkommenden Stoffe (insbesondere Morphin und Codein), die aus dem Schlafmohn gewonnen werden.

Opioidhaltige Schmerzmittel werden bei sehr starken Schmerzen (z. B. Tumorschmerzen) ärztlich verordnet. Da sie zu den *Betäubungsmitteln*

(BTM) zählen, werden sie nur auf BTM-Rezept abgegeben, um die Entwicklung einer Abhängigkeit zu verhindern. Dennoch werden sie auch illegal konsumiert, z. B. als Ersatzdroge für andere Substanzen, wie etwa Heroin.

Auch wenn es in Deutschland das Problem der suchtbedingten Einnahme von Opioiden nicht in dem Ausmaß gibt wie in den USA, ist dennoch die missbräuchliche Einnahme von opioidhaltigen Schmerzmitteln ein immer größeres Problem. Und nicht selten betrifft es auch junge Frauen mit Kinderwunsch.

Bei Opiaten und Opioiden gibt es nach den vorliegenden Erkenntnissen zwar kein erhöhtes Risiko für Fehlbildungen bei den Kindern, wenn sie in der Schwangerschaft eingenommen werden, aber die *Neugeborenen können schwere Entzugserscheinungen entwickeln.* Daher sollte man, wann immer möglich, vor einer geplanten Schwangerschaft den Entzug bzw. die Umstellung angehen.

In der Schwangerschaft sollte eine Entzugsbehandlung erst ab dem 2. Schwangerschaftsdrittel begonnen werden, um das ungeborene Kind nicht zu sehr unter Stress zu setzen (siehe auch nächster Abschnitt, Heroinsubstitution).

Beim Konsum von opioidhaltigen Schmerzmitteln in der Schwangerschaft (egal ob wegen Schmerzen verordnet oder illegal) ist es unabdingbar, die *Entbindung in einem Perinatalzentrum Level 1* zu planen, also einer Klinik, in der man besonders viel Erfahrungen mit Komplikationen unter der Geburt und beim Neugeboren hat. Da kann das Kind bei *Entzugserscheinungen* direkt nach der Geburt kinderärztlich optimal überwacht und ggf. behandelt werden.

## Heroin und Heroin-Substitution

Heroin (= Diamorphin) ist ein halbsynthetisches Präparat, das aus Morphin hergestellt wird. Es wurde Ende des 19. Jahrhunderts als Medikament entwickelt. Aufgrund des extrem starken Abhängigkeitspotenzials ist es heute illegal. Heroin verursacht nach heutigem Wissen zwar keine Fehlbildungen, die Neugeborenen haben jedoch häufig *ausgeprägte Entzugserscheinungen.*

Eine *Entzugsbehandlung* bei der Mutter wird in der Schwangerschaft erst ab dem zweiten oder dritten Schwangerschaftsdrittel empfohlen, weil eine mütterliche Entzugssymptomatik insbesondere im 1. Trimenon ein erhöhtes Fehlgeburtsrisiko mit sich bringt. Generell wird in der Schwangerschaft von einem kalten Entzug abgeraten. Vielmehr wird eine *Substitutionstherapie* mit Methadon oder Buprenorphin empfohlen, auch um die Entzugserscheinungen beim ungeborenen Kind bzw. Anpassungsstörungen beim Neugeborenen zu vermindern.

Frauen, die eine *laufende Substitutionsbehandlung* beenden möchten, wird dies erst frühestens ab dem 2. Schwangerschaftsdrittel empfohlen und dann auch in sehr langsamen Schritten, um den Entzugsstress beim ungeborenen Kind möglichst gering zu halten. Es kann ggf. die bessere Alternative sein, die Substitution während der Schwangerschaft beizubehalten, weil der *Entzug beim Kind* nach der Entbindung besser kontrolliert werden kann.

Für die Entbindung sollte ein Perinatalzentrum Level 1 vorgesehen werden.

## Cannabis und Cannabinoide

Aktuell wird viel über Cannabis und Cannabinoide (als Marihuana, Harz oder Öl) oder die einzelnen Bestandteile als Reinstoffe (wie Tetrahydrocannabinol = THC, Cannabidiol = CBD und synthetisch [= künstlich] hergestellte Cannabinoide) als Allheilmittel diskutiert. So etwa gegen Ängste, Depressionen sowie Schlafstörungen und auch gegen ADHS, prämenstruelles Syndrom (= PMS), Migräne oder Schwangerschaftsübelkeit.

Bis auf die Wirkung von CBD (welches keine berauschende Wirkung hat) in Tablettenform gegen Psychosen und gegen Epilepsie konnten in den bisherigen Studien keine weiteren therapeutischen Effekte belegt werden, also kein eindeutiger Nutzen bei Ängsten, Depression oder ADHS.

Über die Auswirkungen auf das ungeborene Kind bei Konsum in der Schwangerschaft ist wenig bekannt. Allerdings gibt es Hinweise auf ein erhöhtes Risiko für *Schwangerschaftskomplikationen*, niedrigeres Geburtsgewicht und die Notwendigkeit einer intensivmedizinischen Überwachung bei Neugeborenen, deren Mütter während der Schwangerschaft Cannabis konsumierten. Zudem wurde eine *Beeinträchtigung* von Impulskontrolle, visuellem Gedächtnis und Aufmerksamkeit bei Schulkindern gefunden, deren Mütter in der Schwangerschaft Marihuana konsumiert hatten.

Frauen mit Kinderwunsch und schwangeren Frauen kann vor diesem Hintergrund vom Konsum von Cannabis- und Cannabinoidprodukten nur <u>dringend abgeraten</u> werden. Aufgrund ihrer Verstoffwechselung sind synthetische Cannabinoide möglicherweise noch schädlicher als THC aus dem klassischen Joint. Gegen Schwangerschaftsübelkeit gibt es im Übrigen weit besser untersuchte medikamentöse Alternativen.

Nach *langjährigem Konsum* größerer Mengen (täglich > 1 g Cannabis) kann es auch zu körperlichen Entzugserscheinungen kommen, wie Unruhe, Nervosität, Stimmungsschwankungen und starken Schlafstörungen. Dagegen können vorübergehend bestimmte Psychopharmaka aus der Gruppe der Antipsychotika mit gutem Effekt eingesetzt werden, was nach Nutzen-Risiko-Abwägung auch in der Schwangerschaft möglich ist.

## Illegale Amphetamine (Speed, Pep)

Auch wenn es keine Belege für erhöhte Fehlbildungsraten durch Amphetamin-Konsum in der Schwangerschaft gibt, besteht doch vermutlich ein erhöhtes Risiko für *Schwangerschafts- und Geburtskomplikationen*, so dass vom Konsum illegaler Amphetamine während der Schwangerschaft dringend abgeraten wird.

## Methamphetamin (Crystal Meth)

Der Gebrauch von Methamphetamin in der Schwangerschaft wird sowohl mit einem erhöhten Fehlbildungsrisiko als auch mit diversen *Schwangerschafts- und Geburtskomplikationen* in Zusammenhang gebracht. Auch negative Auswirkungen auf die spätere Entwicklung der Kinder sind beschrieben.

Methamphetamin hat ein starkes Abhängigkeitspotenzial, so dass die *Neugeborenen* häufig auch *Entzugserscheinungen* bzw. Anpassungsstörungen zeigen.

Der Methamphetamin-Entzug in der Schwangerschaft sollte im stationären Rahmen durchgeführt werden. Bei starken Entzugssymptomen können Psychopharmaka hilfreich sein.

## MDMA (Ecstasy)

Die Datenlage für MDMA (= N-methyl-3,4-methylenedioxyamphetamine; 3,4-methylene-dioxymethamphetamine, kurz als Ecstasy bezeichnet) ist noch nicht ausreichend für eine abschließende Beurteilung. Aber es gibt Hinweise auf ein höheres Risiko für *Fehlbildungen* bei den Kindern, deren Mütter in der Schwangerschaft diese Substanz konsumiert haben. Außerdem gibt es Anhaltspunkte für negative Auswirkungen auf die spätere *Entwicklung der Kinder.*

MDMA hat kein besonders hohes Abhängigkeitspotenzial und führt selten zu Entzugssymptomen, so dass ein Konsum in der Schwangerschaft ohne Ausschleichen oder anderweitige Substitutionsmaßnahmen in der Regel *einfach beendet* werden kann.

## Kokain und Crack

Der Konsum von Kokain und Crack während der Schwangerschaft erhöht das Risiko für diverse *Geburts- und Schwangerschaftskomplikationen.* Es wird auch vermutet, dass Kokain mit einem erhöhten Risiko für Fehlbildungen beim Kind in Zusammenhang steht. Unklar ist, ob spätere Verhaltensauffälligkeiten, welche bei Kindern von Kokain- bzw. Crack konsumierenden Müttern beschrieben wurden, direkt mit dem Kokain oder mit weiteren Faktoren in Zusammenhang stehen, wie etwa psychischen Erkrankungen der Mütter, zusätzlichem Cannabis- und Alkoholkonsum und weiteren psychosozialen Risikofaktoren. Insbesondere Crack-exponierte Neugeborene können starke *Entzugserscheinungen* zeigen. Die Entbindung sollte deshalb auf jeden Fall in einem Perinatalzentrum Level 1 stattfinden.

Eine Kokain- oder Crack-*Entzugsbehandlung* in der Schwangerschaft sollte unter stationären Bedingungen in einer hierfür spezialisierten Suchteinrichtung erfolgen. Wenn der Entzug sehr stark ist, kann mithilfe von Psychopharmaka versucht werden, die Entzugssymptome abzudämpfen.

## Familienplanung bei Substanzkonsum bzw. Abhängigkeit

Wie die vorherigen Ausführungen zu den einzelnen Substanzen deutlich machen, sind praktisch alle Substanzen – egal ob legal oder illegal – schädlich für das ungeborene Kind. Wird also eine Schwangerschaft geplant, gehört dazu auch die verantwortungsvolle Entwöhnungsbehandlung. »Nur« der kurzfristige Entzug reicht in der Regel nicht aus, um dauerhafte Stabilität zu erreichen. Dabei darf auch nicht vergessen werden, dass eine Schwangerschaft durchaus herausfordernd und stressvoll sein kann – üblicherweise genau die Situationen, die zum Substanzkonsum führt. Ohne eine gute Behandlung der Abhängigkeit ist damit der Rückfall vorprogrammiert. Und weiterhin ist zu bedenken, dass nach der Entbindung – mit einem Säugling – eine solche Entwöhnungsbehandlung noch viel schwieriger wird.

## Schwangerschaft bei Substanzkonsum bzw. Abhängigkeit

Auf die Vorbereitung im Rahmen der Planung einer Schwangerschaft, z. B. durch eine Entwöhnungsbehandlung, wurde bereits hingewiesen. Die Behandlungsstrategien sind sehr unterschiedlich, je nach konsumierter Substanz. Auf die entsprechenden Ausführungen zu den Einzelsubstanzen wird verwiesen.

Bei einer *ungeplanten Schwangerschaft* geht es in erster Linie um Schadensbegrenzung für das Kind. Beispielsweise indem sofort und vollständig auf den Konsum verzichtet wird, so etwa auf Nikotin und vor allem Alkohol, aber auch auf Cannabis. Bei Substanzen mit hohem Suchtpotenzial bzw. drohenden körperlichen Entzugserscheinungen, bei denen eine schrittweise Entwöhnung empfohlen wird, sollten Sie sich qualifizierte Hilfe holen, so etwa in einer Suchtberatungsstelle.

## Schwangerschaftsvorsorge, Geburtsplanung

Es gelten die allgemeinen Regeln der Schwangerschaftsvorsorge und Geburtsplanung.

Da viele der beschriebenen Substanzen zu *ernsthaften Schwangerschaftskomplikationen* führen können, ist nicht nur in der Frühschwangerschaft eine qualifizierte Pränataldiagnostik mittels spezieller Ultraschalluntersuchungen zu empfehlen (um beispielsweise Organschädigungen auszuschließen), sondern auch eine intensive weitere Überwachung der Schwangerschaft. So können beispielsweise Wachstumsstörungen des Kindes, Durchblutungsstörungen der Plazenta oder ein erhöhter Blutdruck bei der Mutter frühzeitig erfasst und behandelt werden.

Bei allen Substanzen, die zu *Entzugssymptomen* bzw. Anpassungsstörungen beim Neugeborenen führen können, sollte die Entbindung in einem Perinatalzentrum Level 1 geplant werden.

## Stillen bei Substanzkonsum bzw. Abhängigkeit

Prinzipiell würde man immer das Stillen empfehlen, wenn die Mutter sich in der Lage sieht, weiter *abstinent* zu bleiben. Kann die Mutter nicht auf den Substanzkonsum verzichten (möchte z. B. sofort nach der Entbindung ihren Zigarettenkonsum wieder aufnehmen bzw. steigern), dann sollte auf das Stillen im Interesse des Kindes verzichtet bzw. auf wenige Mahlzeiten pro Tag für einen kurzen Zeitraum begrenzt werden.

Bei *substituierten* Frauen unter Methadon oder Buprenorphin kann unter guter Beobachtung des Kindes gestillt werden, wenn ein illegaler Beikonsum bzw. eine Dosissteigerung des Substitutionsmedikaments ausgeschlossen werden kann.

# Psychische Erkrankungen mit körperlichen Beschwerden im Vordergrund

> **Inhalt kurzgefasst**
>
> Erkrankungen, bei denen körperliche Beschwerden im Vordergrund stehen, ohne dass dafür eine entsprechende körperliche Ursache gefunden wird, sind für Betroffene oftmals sehr quälend. Im Zusammenhang mit den Themen dieses Buches spielen sie in erster Linie dann eine Rolle, wenn wegen der Symptomatik Schmerzmittel oder wegen gleichzeitig bestehender Ängste und Depressionen Psychopharmaka, wie etwa Antidepressiva, eingenommen werden.

Auch wenn es über die in den nächsten beiden Abschnitten besprochenen Erkrankungen wenige Erfahrungen speziell zu Schwangerschaft und Entbindung gibt und Betroffene auch selten unsere Beratungsangebote in Anspruch nehmen, möchten wir kurz darauf eingehen. Spezielle Empfehlungen zu den einzelnen Aspekten der Betreuung in der Schwangerschaft und Entbindung werden wir nicht geben, verweisen aber auf die allgemeinen diesbezüglichen Kapitel.

## Somatoforme Störungen

Es gibt psychische Störungsbilder bzw. Erkrankungen, bei denen körperliche Symptome, wie etwa Schmerzen, im Vordergrund stehen, *ohne dass sich eine entsprechende Ursache* findet. Die Betroffenen sind meist dennoch überzeugt, dass es einen körperlichen Grund für ihre Probleme geben muss. Nicht selten kommt es zu einer Vielzahl von Untersuchungen und zum intensiven Gebrauch von Schmerzmitteln, woraus dann entsprechende Abhängigkeiten entstehen können.

Die Bezeichnung somatoforme Störung macht wie die dazugehörigen Begriffe Somatisierungsstörung und somatoforme autonome Schmerzstörung deutlich, dass sich die Symptome in körperlichen (= somatischen) Problemen und Einschränkungen zeigen.

Gemeinsam sind diesen Erkrankungen subjektiv *stark einschränkende körperliche Beschwerden* bzw. neurologisch anmutende Symptome, für die sich allerdings keine erklärende internistische oder neurologische Erkrankung feststellen lässt. Als *Ursache* wird von einer sogenannten funktionellen Störung ausgegangen, d. h. eine Art Fehlwahrnehmung des Körpers.

Die Behandlung ist in erster Linie *psychotherapeutisch*. Dabei geht es gar nicht darum, eine psychische Ursache für die körperlichen Symptome zu finden, sondern vielmehr, einen *besseren Umgang* mit den körperlichen Symptomen bzw. Schmerzen zu erlernen. *Antidepressiva* werden vor allem bei begleitender Depression oder Angsterkrankungen eingesetzt.

Allerdings neigen Frauen mit *somatoformen Schmerzstörungen* häufig dazu, eine Kombination von Schmerzmitteln zu nehmen, die meist nur eine geringe positive Wirkung haben. Der Übergang in eine Schmerzmittelabhängigkeit ist nicht ungewöhnlich. Dabei sind bestimmte Antidepressiva, die auch in der Schmerztherapie eingesetzt werden, oftmals besser wirksam als Schmerzmittel, werden aber von den Betroffenen nicht gerne eingenommen, weil sie überzeugt sind, nicht an einer psychischen Problematik zu leiden. Sie möchten nicht »in die Psycho-Ecke« gedrängt werden. Unabhängig von der Wirksamkeit sind jedoch Antidepressiva für eine Schwangerschaft deutlich besser geeignet als Schmerzmittel.

Wie sich diese Erkrankungen in Schwangerschaft und Stillzeit auswirken, ist noch nicht ausreichend erforscht. Hinsichtlich Schwangerenvorsorge und Geburtsplanung gelten die allgemeinen Empfehlungen.

## Dissoziative Krampfanfälle

Dissoziative Krampfanfälle sind sehr selten und eher die *Domäne der Epilepsiebehandlung*; nur im Einzelfall haben Psychiater oder Psychotherapeutinnen damit zu tun.

Die Diagnose »dissoziative Krampfanfälle« oder auch »psychogene Anfälle« wird dann gestellt, wenn zwar Anfälle auftreten, die wie epileptische Anfälle aussehen, bei denen aber durch die EEG-Diagnostik festgestellt wird, dass es im Gehirn keine epileptischen Entladungen gibt. Von einer psychogenen Verursachung, also von *tiefliegenden psychischen Ursachen*, wird in diesen Fällen ausgegangen. Im Einzelfall ist die Differenzierung ausgesprochen schwierig, zumal auch die vermutete psychische Ursache in der Regel nicht näher herauszuarbeiten ist.

Unabhängig von der Verursachung der Krampfanfälle – epileptogen, also durch epileptische Entladungen im Gehirn, oder psychogen, also durch angenommene psychische Faktoren – ergeben sich daraus in der Praxis Probleme. So etwa die *Verletzungsgefahr beim Sturz*. Deshalb gibt es wie bei epileptischen Krampfanfällen die Sorge, dass ein Kind während eines solchen psychogenen Anfalls zu Schaden kommen könnte, sowohl in der Schwangerschaft als auch nach der Geburt. Wie groß die Gefahr tatsächlich ist, ist unklar; dazu gibt es keine uns bekannten wissenschaftlichen Erkenntnisse. Die Betroffenen verletzten sich bei dissoziativen Krampfanfällen im Vergleich zu epileptischen Krampfanfällen allerdings selten schwer. Ob das auch auf den Säugling zutrifft, der sich z. B. in dem Moment auf dem Arm der Mutter befindet, ist aber unklar. Zum Schutz des Kindes sollten daher ähnliche Maßnahmen ergriffen werden wie bei Müttern mit Epilepsie, also z. B., dass die Mutter das Kind im Stehen oder Gehen nicht trägt.

Eine psychotherapeutische Begleitung ist auf jeden Fall dringend anzuraten.

Im Übrigen gelten die Empfehlungen in den allgemeinen Kapiteln zur Schwangerenvorsorge und Geburtsplanung.

# Autismus-Spektrum-Störungen

### Inhalt kurzgefasst

Extrem selten begegnen uns Frauen, die an einer Autismus-Spektrum-Störung leiden und die sich hinsichtlich Kinderwunsch und Schwangerschaft beraten lassen wollen. Die Seltenheit spiegelt sich auch wider in den kaum vorhandenen wissenschaftlichen Erkenntnissen zum Thema.

Autismus-Spektrum-Störungen (ASS) sind tiefgreifende Entwicklungsstörungen, die von der Kindheit an bestehen. Häufig sind sie mit Intelligenzminderung verbunden. Meist sind die Betroffenen lebenslang auf Hilfe angewiesen und selten in der Lage, partnerschaftliche Beziehungen einzugehen.

Allerdings gibt es auch die sogenannten *hochfunktionalen Autisten*, wie *Asperger-Autisten*, die ein normales bis sogar hochbegabtes Intelligenzniveau haben können und bei denen auch Partnerschaft und Kinderwunsch eine Rolle spielen.

Was Mütter mit ASS angeht, gibt es noch kaum wissenschaftliche Erkenntnisse. Da von Autismus Betroffene aber große Schwierigkeiten haben, die Emotionen und Bedürfnisse anderer Menschen zu erkennen – so auch des eigenen Kindes –, scheint es besonders wichtig, im Rahmen der familiären und sozialen Unterstützung die *Mutter-Kind-Interaktion* von Beginn an zu fördern und die mütterliche Feinfühligkeit therapeutisch zu verstärken. Die Verfügbarkeit anderer Beziehungspersonen ist für die emotionale Entwicklung des Kindes elementar.

### Hinweis für alle Erkrankungen

In Ergänzung zu unseren Ausführungen in diesem Kapitel »Besonderheiten bei den verschiedenen Erkrankungen« möchten wir Sie ausdrücklich ermutigen, die Möglichkeit in Anspruch zu nehmen, sich unter www.embryotox.de zu Ihren speziellen Medikamenten und deren eventuelle Auswirkungen auf das ungeborene Kind zu informieren. Dort gibt es auch Hinweise zu weiteren Beratungsmöglichkeiten.

# 11 Weiterführende Literatur und Links

Das Internet bietet eine Vielzahl von Informationsmöglichkeiten zu den Themen, die in diesem Buch angesprochen werden. Einige Internetadressen, über die man weitere Informationen zu Kontaktmöglichkeiten erhalten kann, werden ebenso wie weiterführende Literatur im Folgenden genannt. Diese Liste erhebt keinen Anspruch auf Vollständigkeit.

## Rund um Schwangerschaft und Entbindung

Rohde A, Dorn A (2023) **Rund um die Geburt: Depressionen, Ängste und mehr. Hilfe und Selbsthilfe bei peripartalen psychischen Problemen.** Stuttgart: Kohlhammer.

Dorn A, Rohde A (2021) **Krisen in der Schwangerschaft. Ein Wegweiser für schwangere Frauen und alle, die sie begleiten.** Stuttgart: Kohlhammer.

*Babylotsen*

In vielen Geburtskliniken gibt es mittlerweile Babylotsen, die junge Familien beraten und an Unterstützungsstellen weitervermitteln. Auf der Seite des Qualitätsverbunds findet man die teilnehmenden Kliniken. https://qualitaetsverbund-babylotse.de/

*Embryotox Berlin*

**Pharmakovigilanz- und Beratungszentrum für Embryonaltoxikologie** der Charité-Universitätsmedizin Berlin
Ausführliche Informationen zu einzelnen Medikamenten und ihren Auswirkungen in der Schwangerschaft und Stillzeit, zu verschiedenen Krankheitsbildern und Kontaktinformationen für eine Beratung, die bevorzugt zusammen mit Ihrer Ärztin erfolgen sollte.
https://www.embryotox.de

*Erziehungsberatung*

Die **Bundeskonferenz für Erziehungsberatung e. V.** bietet Unterstützung und Information rund um die Erziehung von Kindern an.
https://www.bke-elternberatung.de

*Elterngeld und Partnermonate*

Informationen zu Ansprüchen, Elterngeldberechnung und Antragsstellung.
https://www.kindergeld.org/elterngeld
https://www.arbeitsagentur.de/ueber-uns/familienkasse-der-ba

*Familienplanung*

**BZgA** (Bundeszentrale für gesundheitliche Aufklärung)
Informationen zu allen Aspekten von Schwangerschaft, Familienplanung und Schwangerschaftsabbrüchen.
https://www.familienplanung.de

*Hebammensuche*

Über die bundesweite Website des **Deutschen Hebammenverbandes** können Hebammen wohnortnah gesucht werden. Auch Videoberatung ist

möglich.
https://www.ammely.de

*Marcé Gesellschaft für peripartale psychische Erkrankungen e. V.*

Auf dieser Seite finden Sie Adressen von spezialisierten psychiatrisch-psychosomatisch-psychotherapeutischen Mutter-Kind-Behandlungsangeboten. Auf der Facebook-Seite wird über interessante Artikel, neue Unterstützungsangebote, Studien und Veranstaltungen informiert.
www.marce-gesellschaft.de

*Nationales Netzwerk Frühe Hilfen*

Vernetzung von Hilfen des Gesundheitswesens und der Kinder- und Jugendhilfe.
Welche frühen Hilfen in Ihrer Gegend verfügbar sind, finden Sie bei der Suche nach »Frühe Hilfen« im Internet mit dem Zusatz Ihres Wohnortes bzw. Ihrer Region.

*Psychosoziale Beratung*

**Schwangerenberatungsstellen** und Familienberatungsstellen von kommunalen und kirchlichen Trägern bieten psychosoziale Beratung zu allen Themen rund um Schwangerschaft und Geburt an.

**Schatten & Licht e. V.**
Selbsthilfeorganisation zu peripartalen psychischen Störungen
Dort findet man u. a. Selbstbeurteilungsfragebogen EPDS (zu depressiven Symptomen nach der Geburt) zum Download, Informationen zu Behandlungseinrichtungen sowie zum Austausch mit anderen Betroffene.
https://schatten-und-licht.de

*Stillberatung*

Über die **La Leche Liga Deutschland e. V.** ist eine individuelle Stillberatung durch ehrenamtliche Stillberaterinnen möglich sowie die Vermittlung von Stillgruppen (vor Ort und online).
https://www.lalecheliga.de

*Wellcome – Praktische Hilfe nach der Geburt*

Bundesweit agierendes Sozialunternehmen. Unterstützung von Eltern, um diese zu entlasten, und Entwicklung von Angeboten für Familien.
https://www.wellcome-online.de

# Besondere Situationen

*Abhängigkeiten, Sucht*

Nikotin, Alkohol und Drogen in der Schwangerschaft
Bei der Deutschen Hauptstelle für Suchtfragen (**DHS**) gibt es im Teil »Informationsmaterial« Flyer zum Download.
https://www.dhs.de

*Frühgeburt*

**BZgA** (Bundeszentrale für gesundheitliche Aufklärung)
Informationen über Risiken und Ursachen von Frühgeburten sowie Unterstützungsmöglichkeiten.
https://www.familienplanung.de/schwangerschaft/fruehgeburt/

## Mehrlinge

**ABC-Club e. V.**
Die Infoplattform für Drillinge und höhergradige Mehrlinge.
http://www.abc-club.de/

**BZgA** (Bundeszentrale für gesundheitliche Aufklärung)
https://www.familienplanung.de, Stichwort Zwillinge bzw. Mehrlinge

## Traumatisches Geburtserleben

Bloemeke VJ (2015) **Es war eine schwere Geburt: Wie schmerzliche Erfahrungen heilen.** München: Kösel-Verlag.

**Schatten & Licht e. V.**
Selbsthilfeorganisation zu peripartalen psychischen Störungen
Dort findet man den Selbstbeurteilungsfragebogen »BFAG« (Berliner Fragebogen zu Auswirkungen von Traumatisierungen während der Geburt) zum Download, Informationen über Behandlungsmöglichkeiten und Beratungsangebote.
https://schatten-und-licht.de

## Hilfetelefon schwierige Geburt

Ein Projekt der **Bundeselterninitiative Mother Hood e. V.**
Das Hilfetelefon bietet erste Unterstützung und eine Anlaufstelle für Mütter, die über ihre Entbindung sprechen möchten. Telefonische Beratung durch ausgebildete Therapeutinnen oder Sexualpädagoginnen.
https://hilfetelefon-schwierige-geburt.de

## Kinderwunschbehandlung, ungewollte Kinderlosigkeit

Wischmann T, Stammer H (2016) **Der Traum vom eigenen Kind: Psychologische Hilfen bei unerfülltem Kinderwunsch.** Stuttgart: Kohlhammer.

**BKiD**
Deutsche Gesellschaft für Kinderwunschberatung. Beratungsnetzwerk Kinderwunsch Deutschland
U. a. Informationen zu Beratungsfachkräften und weiterführender Literatur.
https://www.bkid.de/

## Verlust eines Kindes

Lothrop H (2016) **Gute Hoffnung – jähes Ende. Fehlgeburt, Totgeburt und Verluste in der frühen Lebenszeit. Begleitung und neue Hoffnung für Eltern.** Vollständig überarbeitet von E. Edlinger. München: Kösel-Verlag.

**BZgA** (Bundeszentrale für gesundheitliche Aufklärung)
Informationen zu pränataldiagnostischen Untersuchungen, Verlust eines Kindes und allen Aspekten der Schwangerschaft und Familienplanung.
https://www.familienplanung.de

**Initiative Regenbogen Glücklose Schwangerschaft e.V.**
Ein Kreis von betroffenen Eltern, die ein oder mehrere Kinder vor oder kurz nach der Geburt verloren haben. Informationen, Kontaktvermittlung, Gesprächsgruppen.
http://www.initiative-regenbogen.de

Unter dem Stichwort »**Sternenkinder**« finden sich darüber hinaus eine Vielzahl von Internetforen und Ratgebern mit unterschiedlichen Schwerpunkten.

*Vertrauliche Geburt*

**Schwanger und keiner darf es erfahren?**
Beratung und Geburt vertraulich (Beratungsinitiative des Bundesministeriums für Familie, Senioren, Frauen und Jugend). Informationen zu anonymer Beratung bei ungewollter Schwangerschaft.
https://www.hilfetelefon-schwangere.de/

# Psychische Erkrankungen allgemein

*Kinder psychisch erkrankter Eltern*

Die Bundesarbeitsgemeinschaft Kinder psychisch erkrankter Eltern (**BAG KIPE**) stellt auf ihrer Homepage Mitgliedseinrichtungen und -projekte vor, die sich besonders engagieren für Familien mit einem psychisch erkrankten Elternteil.
http://bag-kipe.de/

*Angehörige*

Der Bundesverband der Angehörigen psychisch Kranker e. V. (**BApK e. V.**) kümmert sich in regionalen Verbänden um die Belange der Angehörigen von psychisch Kranken und stellt Informationen sowie Beratungsangebote zur Verfügung.
https://www.bapk.de/

*Ängste*

Auch für die Bewältigung von Ängsten gibt es eine Vielzahl von **Ratgebern.** Wir empfehlen die persönliche Recherche, wenn Sie über die in diesem Buch aufgezeigten Selbsthilfe- und Hilfsstrategien hinaus Literatur wünschen.

### DASH – Deutsche Angst-Hilfe e. V.

Informationsvermittlung über Ängste, Kontaktvermittlung, Selbsthilfeberatung (auch anonym).
https://www.angstselbsthilfe.de/

### ADHS, ADS

Das zentrale **ADHS-Netz** informiert über das Erkrankungsbild von der Kindheit bis in das Erwachsenenalter.
https://www.zentrales-adhs-netz.de

### Bipolare Erkrankungen

Auf der Homepage der **Deutschen Gesellschaft für Bipolare Störungen e. V.** gibt es eine Vielzahl an Informationen und Beratungsangeboten zu diesem Krankheitsbild.
https://dgbs.de

### Depressionen

Für die Bewältigung von **Depressionen allgemein** gibt es eine Vielzahl von Ratgebern, die auf die unterschiedlichen Bedürfnisse der Leserinnen und Leser abzielen. Wenn Sie über die in diesem Buch aufgezeigten Selbsthilfestrategien und Unterstützungsmöglichkeiten hinaus Literatur wünschen, empfiehlt sich eine persönliche Recherche, um das für Sie richtige Buch zu finden.

**Stiftung Deutsche Depressionshilfe**
Hilfe und Information zum Umgang mit der Erkrankung.
https://www.deutsche-depressionshilfe.de/

## Digitale Gesundheitsanwendungen (DiGa)

Das Bundesinstitut für Arzneimittel und Medizinprodukte (= **BfArM**) stellt Informationen über zertifizierte DiGa als Webanwendung oder App-basiert zur Verfügung.
https://www.bfarm.de/DE/Medizinprodukte/Aufgaben/DiGA-und-DiPA/DiGA/_node.html

## Kinder psychisch erkrankter Eltern

Die Bundesarbeitsgemeinschaft Kinder psychisch erkrankter Eltern (**BAG KIPE**) stellt auf ihrer Homepage Mitgliedseinrichtungen und -projekte vor, die sich besonders engagieren für Familien mit einem psychisch erkrankten Elternteil.
http://bag-kipe.de/

## Prämenstruelle Dysphorische Störung

Dorn A, Schwenkhagen A, Rohde A (2022) **PMDS als Herausforderung: Die Prämenstruelle Dysphorische Störung als schwerste Form des PMS.** Kohlhammer: Stuttgart.

Webseite zum Thema (dort auch Download des Zyklustagebuches):
https://pmds.team

## Psychotherapiesuche

**Informationen zur Psychotherapiesuche**
Informationsseite der Bundespsychotherapeutenkammer: allgemein, zu den Therapieverfahren und zur Kostenübernahme.
https://www.wege-zur-psychotherapie.org/

## 11 Weiterführende Literatur und Links

**Bundesweiter Psychotherapie-Informations-Dienst (PID)**
Suche nach einem Psychotherapieplatz.
https://www.psychotherapiesuche.de

*Selbsthilfegruppen*

Bei der Bundesarbeitsgemeinschaft Selbsthilfe und Nationale Kontakt- und Informationsstelle zur Anregung und Unterstützung von Selbsthilfegruppen findet man Kontaktstellen für gesundheitsbezogene Selbsthilfegruppen vor Ort und Unterstützung, wenn man selbst eine Selbsthilfegruppe gründen möchte.
https://www.bag-selbsthilfe.de

*Traumatisierung*

Morgan S (2022) **Wenn das Unfassbare geschieht – vom Umgang mit seelischen Traumatisierungen. Ein Ratgeber für Betroffene, Angehörige und ihr soziales Umfeld.** Kohlhammer: Stuttgart.

*Zwänge*

Die **Deutsche Gesellschaft Zwangserkrankungen e. V.** vermittelt u. a. Informationen über Zwangsstörungen und über Selbsthilfegruppen für Betroffene und Angehörige.
https://www.zwaenge.de